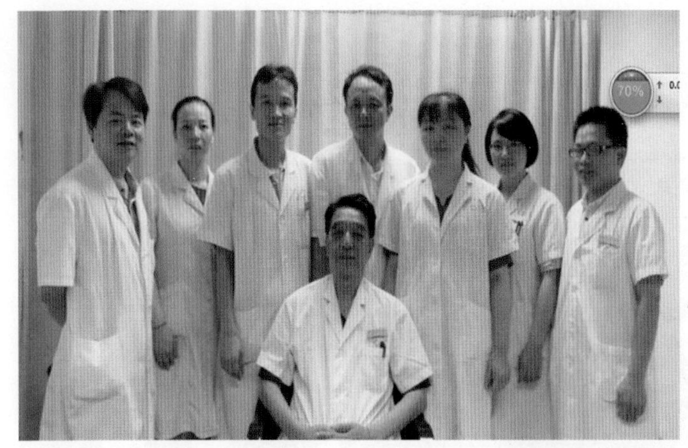

肖定远教授与名家工作室团队合影

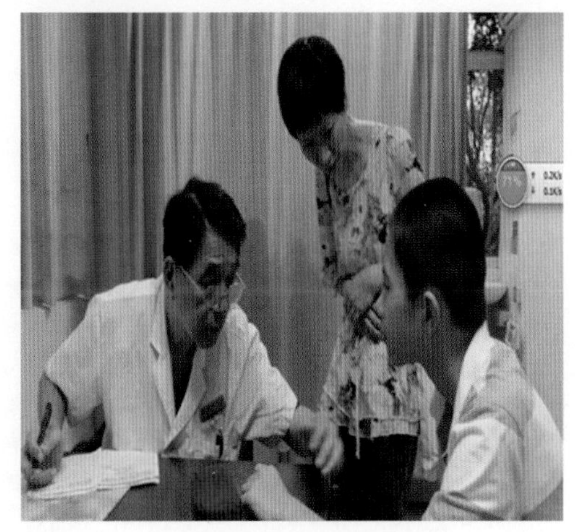

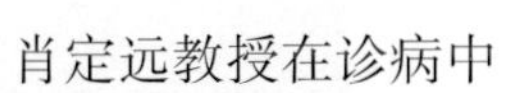

肖定远教授在诊病中

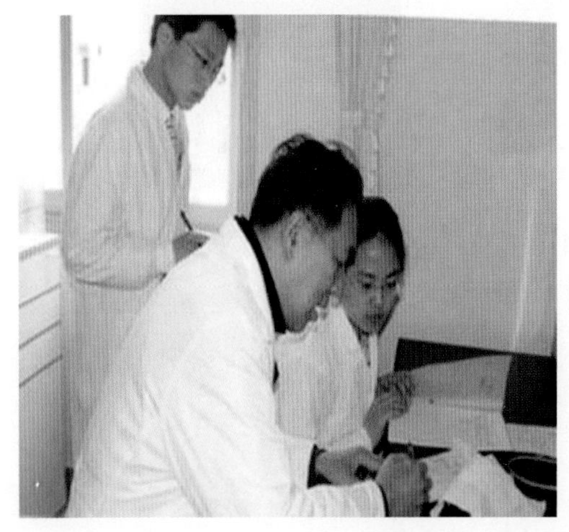

肖定远教授在带教中

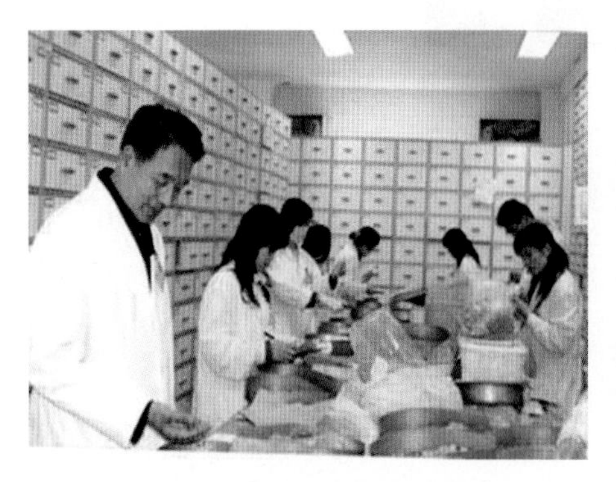

肖定远教授亲自检查中药质量

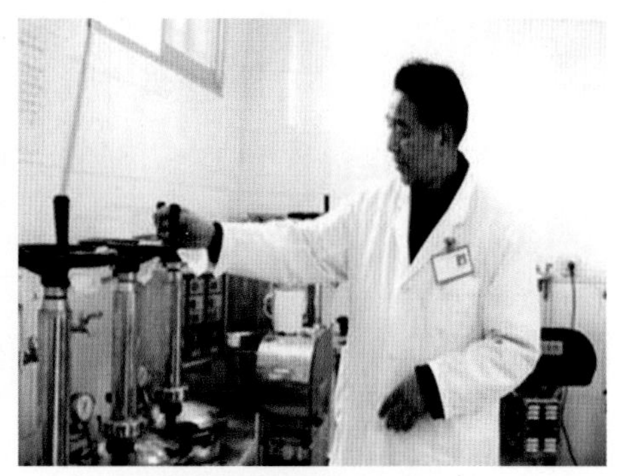

肖定远教授亲自配制外用药

肖定远教授：您好！

您的先祖父肖治安先生是我在儿时就耳熟能详、家喻户晓的名医，他高尚的医德和在治病救人、中医传承创新上取得的重要成就为世人传颂。作为中医世家，您的祖辈父辈和您以执着的精神、精湛的医术和“把病人当作自己亲人”的爱民情怀，为我省中医事业作出了重要贡献。在您亲自撰写的“当代中医皮肤病临床经验丛书”的书作中，将百年中医世家“悬壶济世”的生活呈现在众人面前，令人十分敬佩。

借此机会，仅以寥寥数笔表达我的敬重和感谢。

祝愿您及家人身体健康、合家幸福、事业兴旺！

陈桦

2015年6月30日

福建省人大陈桦副主任为本书题词

悬壶济世

建省委叶双瑜秘书长为本书题词

当代中医皮肤科临床家丛书（第二辑）

肖定远

主编　黄　宁

中国医药科技出版社

内容提要

肖定远教授是福建肖氏外科七代中医世家传人，本书是对其临床经验的系统整理，共分七部分，包括：医家小传、学术思想、方药心得、特色疗法、临床经验撷英、医理医话、年谱，全面展示了肖定远教授的学术思想和临床辨证特色，同时也是对闽医肖氏外科皮肤病诊疗经验的总结。本书内容丰富，资料详实，可供中医临床工作者、中医理论研究者及中医爱好者参考学习。

图书在版编目（CIP）数据

当代中医皮肤科临床家丛书．第2辑．肖定远/黄宁主编．—北京：中国医药科技出版社，2015.9

ISBN 978-7-5067-7776-6

Ⅰ.①当…　Ⅱ.①黄…　Ⅲ.①皮肤病-中医治疗法　Ⅳ.①R275

中国版本图书馆CIP数据核字（2015）第208516号

美术编辑　陈君杞

版式设计　郭小平

出版　中国医药科技出版社

地址　北京市海淀区文慧园北路甲22号

邮编　100082

电话　发行：010-62227427　邮购：010-62236938

网址　www.cmstp.com

规格　710×1000mm 1/16

印张　20 1/2

插页　1

字数　312千字

版次　2015年9月第1版

印次　2015年9月第1次印刷

印刷　三河市百盛印装有限公司

经销　全国各地新华书店

书号　ISBN 978-7-5067-7776-6

定价　43.00元

当代中医皮肤科临床家丛书

总编委会

本书编委会

主　编　黄　宁

副主编　肖达夫　肖明晖　陈美华

编　委　（按姓氏笔画排序）

马　玲　林　晶　肖凯峰

何银香　易东木　翁慧兰

曾广铨

主　审　肖定远

丛书前言

近年来，中医皮肤科临床蓬勃发展，取得了令人瞩目的成就，但中医皮肤科理论则面临着继承与创新的瓶颈。皮肤科名老中医长期从事临床实践，名誉四方，中青年医师的成才之路在于在学习、传承前辈们的理论、经验基础之上，结合临床所得，不断创新。因此，整理、挖掘、学习皮肤科名老中医临床经验、学术思想是创新中医皮肤科理论，促进中医皮肤科事业发展的重要途径。

《当代中医皮肤科临床家丛书》第一辑出版已一年时间，一路赞誉，一路鞭策，一路呼唤，为此，中华中医药学会皮肤科分会在中国医药科技出版社的支持下，组织了部分国家中医药管理局皮肤科名老中医传承工作室传承人、中医皮肤科临床名家弟子，撰写了《当代中医皮肤科临床家丛书》第二辑。本辑与第一辑一脉相承，其本意为汇集当代皮肤科名家临床精粹，打造皮肤科临证诊治巅峰之作，若事与愿违，敬请同道见谅。

本辑在编撰、出版过程中得到了中华中医药学会的关心和指导，得到了中国医药科技出版社的大力支持，借此，表示衷心的感谢！对李斌教授、曹毅教授、段行武教授、黄宁教授、闫小宁教授、欧阳晓勇教授、刘学伟教授、宋群先教授、李明教授、史传奎教授、范玉教授、孙丽蕴教授、姜春燕教授及团队为本辑出版所作出的努力表示诚挚的谢意！对各位皮肤科名老中医为中医皮肤科事业所作出的贡献表示由衷的钦佩！

杨志波

2015 年 8 月于长沙

编写说明

中医皮肤外科学是中国医药瑰宝中的一颗明珠，中医对皮肤病的记载历史久远，早在公元前14世纪的殷墟甲骨文中就有皮肤病的记载，近3000年来，经历代中医外科名家的百家争鸣、总结创新，逐渐形成各大中医外科流派，建立了完整的理论体系及独特疗法。

福建，简称“闽”，地处祖国东南沿海，早在原始社会，古越族的一支——东越人，就在这块土地上生息繁衍，创造了昙石山文化。春秋起属越国，南朝时在晋安郡设闽州（治所即今福州），这是福建历史上第一个省级建制。与福建悠久的历史一样，福建中医药文化源远流长，如在1800年前的三国时期，就有了“建安三神医”之美称的董奉，留下“杏林春暖”、“誉满杏林”的医德佳话。还有如宋朝的何希彭（著《圣惠选方》）、吴禔（著《宋徽宗圣济经》）、苏颂（著《本草图经》）、宋慈（著《洗冤集录》），明代的熊宗立（著《名医类证医书大全》），清代的陈梦雷（主撰《古今图书集成·医部全录》）、陈修园（著《南雅堂医学》）等，从汉代到清代有史可查名医634人。史上闽医中医外科亦名家辈出，如宋朝李迅（著《集验背疽方》）、元代四世疡医郭微言、明代名医周用文、清代名医林秋香等，近代有陈作椒、肖治安、林为霖、林扶东、林孝德、陈耕园等。

恩师肖定远教授系福州近代中医外科名医肖治安的长孙，七代中医世家，资质聪颖，承传家学，博览群书，经福建中医学院系统培养，结合近60年的临床实践，形成倡导整体和局部辨证相结合、审视阴阳、调和气血、内外兼治、重视脾胃与疾病的关系等的学术思想及独特的理法用药。肖老为人谦和淡定、意志坚强，以身作则、严于律己，慈爱患者，虽近80岁高龄，仍每周出门诊6个半天，带教2个半天，随时指导临床工作。他高尚的医德、精湛的医术、严谨的治学、情系中医的情怀，实乃我辈学习之楷模。

本书系肖老理论、临床经验集成，亦系闽医肖氏外科之皮肤病诊疗经验总结。受肖老委托，由我辈负责整理、编撰。本书共分七部分，即医家小传、学术思想、方药心得、特色疗法、临床验案撷英、医理医话、年谱，其中医理医话部分为肖老本人所撰，我辈加以整理。因跟师时短，才疏学浅，难以深刻理会、表述恩师学术之精要，疏漏错误之处，敬请谅解、斧正。

黄　宁

2015年6月

目录

第一章　医家小传

肖定远，男，汉，1938 年 6 月出生。福建中医药大学附属第二人民医院皮肤科主任医师、福建中医药大学教授、福建中医药大学首届名老中医、福建省名中医、国家中医药管理局审定为国家级名老中医、国家中医药管理局第五批国家级中医药学术专家师承指导老师、福建省中医外科专业委员会创建人之一；曾受聘为中国民族医药学会皮肤科分会顾问委员会顾问、福建省中医药学会理事、中国中医药学会中医外科学会委员，福建省中医药学会中医外科专业委员会副主任委员（现在名誉主任委员）、福州市中医药学会理事，马来西亚首都中医学院客座教授，福建省中医高级职称评审委员会成员，福建省师带徒老师，福建省公费医疗药品专业评审组成员，福建省执业医师考试中医专家组成员，福建中医学院医师中级职称评审委员会副主任委员，福建省高等院校卫生系统中级职称评审委员会主任委员，福建中医药杂志副主编，福建中医学院学报编委，福建省中医院管理研讨委员会第一届、第二届副主任委员。教师节颁布后，被福建中医学院评为 1985 年、1986 年优秀教师，1989 年被福建中医学院党委评为优秀共产党员，1994 年被福建中医学院附属第二人民医院党委评为优秀共产党员。1990 年 12 月、1995 年 12 月分别被选为福州市鼓楼区第十一届、第十二届人大代表，并被评为两届优秀人大代表。1995 年 8 月被福建省卫生厅评为“学习白求恩省属卫生单位 1994 年年度双十佳”先进工作者。

一、中医世家，一脉传承

从肖老这一辈人算起，祖上七代都是中医，这在福州城算是很少见的。肖老祖居福建福州东门外横屿乡东头村，世代以行医为业，为乡村草药医生。其家史可追溯到清朝太曾祖立乔公，曾高祖昌文公，高祖功岫公，曾祖隆荣公，诸公行医皆在当地名噪一时，尤其功岫公娶福州壶山林作建（清代福州名医）之妹为妻后，他与林作建时相来往，彼此取长补短，交流医治经验，颇传盛事，功岫公积累数十年治验，并与其子隆荣合写汇集传家治验《横屿肖氏家传秘方》，子孙相传，视为传家至宝。

肖老先祖父肖治安（族谱称宗藩）生于公元1884年，卒于公元1964年，字玉成。生前系福建省卫生厅首批审核批准的省名老中医，被定为福建省近代四大名医之一。1985年9月4日在振兴福建中医大会上，当时省委领导人范式人在大会讲话中曾说："在历史上福建出现过如苏颂、宋慈、杨士瀛、陈修园等杰出的中医药学家，在近代也产生过如吴瑞甫、包识生、林达年、肖治安等著名的中医教育家和临床家。"（引自一九八五年九月五日福建日报《为振兴福建中医办实事》）。治安公资质聪颖，幼随父边学医、边种植，采集草药，承传家训，勤习医学，尽得所传，读书过目不忘，许多重要医籍能背诵不误，并探研祖传医疗验方。21岁就走出横屿乡村到鼓楼城区，设诊于澳桥（现位于五四路口省立医院斜对面）悬壶济世，在行医中深研中医名著，与祖传治验相结合，积累了不少宝贵的临床经验，同时广采众长，进步极快，不久便名声远播。《福州市郊区志》上曾记载，他当时的诊所，简直是门庭若市，他也被老百姓尊称为"神医"。其主张外科疾患小病、轻病从外治解决，慢、长及危重外科疾患宜从整体治疗，内治为主、外治为辅，擅长汤药亦精于丸、散、丹、膏。其学术成就归纳总结为：①重视临床；②治疗阳证，注重调理气血；③善治阴证，强调滋补肝肾；④外治用药，不离辨证运用；⑤清楚地阐明肿疡初起、肿疡成脓、久不愈合等病情外用药原则及注意点。此外，用淋洗、灸法、拔火罐来达到消散和营、散风活血，提毒外出等外治法也是治安公临床常用之法。

据说，当时北郊有一位打铁工人，左脚拇趾被铁件砸破，伤口发炎化脓，病人又4、5日大便不通，烦躁不安，并伴一会儿发冷一会儿发热，发冷时甚至牙齿发抖、角弓反张，把舌头都咬破了。其他医生看过后，摇摇头说："是破伤风，无法救治了，只好准备其后事吧！"情急之下，病人家属请来了治安公。治安公生观察了病况后，只给了江鳔巴丸及江鳔珠18粒，嘱咐先将巴丸研碎冲汤灌服半小时后，再给珠丸研碎灌服，待药后情况如何再说。服药后，当晚病人泻下一脚盆污秽臭黑的粪便，第二天病情大有改观，接着又经内服外治半个月调治后一切恢复正常，还照样上工打铁。（这个故事载于《福州市郊区志》）。

治安公自奉甚俭，在行医过程中，不知接触过多少上层达官显贵之人及广大贫苦民众，但他对患者不分贵贱，一视同仁，在自己开业时，除收应得的诊金、药费外，从不猎取份外之款。对贫苦的患者除免收诊金外，对特困者还赠送医药，并时常教导子孙要做一名好医生，就得把病人当作自己的亲人。

新中国成立后，在党的中医政策关照下，诊所越干越好，肖老父亲肖拯和他的弟妹等人商量将澳桥旁中医外科诊所进一步扩展为医院，后因1958年城市实行公社化，也随着医疗行业公私合营的浪潮搁浅了。治安公和他的子女也遍地开花调配到市、区等各级医疗部门中医外科去工作，治安公和肖老三叔肖泽梁一道安排在东街联合诊所，他将家藏全部药物及医疗设备加入联合诊所，虽年事已高，仍应诊施治于民，著有《民间草药单验方选》《澳桥山馆医话》。治安公曾历任福州市政协委员、市科协主席团成员，为闽一代中医外科宗师。为纪念治安公对中医外科学术和治病于民的贡献，省市有关部门于1985年8月28日在福州他生前工作过的地址（福州东街）成立了一个以治安公命名的"福州肖治安中医外科医院"，实现了上一辈的夙愿。其子女一门十余人，皆遍布在福州省、市、区各级医院传承并发扬祖上中医外科皮肤科医业。

肖老父亲肖拯生于公元1909年，卒于1968年，系福州市立第一医院中医外科副主任医师，福建省卫生厅审定的省名老中医。因肖拯老先生是肖家第六代长子，在三十岁那年，就掌管起肖家一切事物，所以在诊疗空闲时他就在家里请来药工加工研细的药粉，自己进一步配制成丸、散、丹、膏为来诊的病人内服与外治服务。肖拯老先生长期劳心劳力过度，身体长期超负荷，所以最后积劳成疾，成为他早逝之主因。

在党的中医政策颁布后，肖拯老先生热心参与医学事业发展，先后加入福州市中医学会、中国红十字学会、全国科普学会、中华医学会。曾代表福建中医学院，参加教育部组织的高等院校中医学院中医外科教材第一辑编审定稿会，参与福建中医学院中医外科部分疾病讲学活动。拥护共产党领导和社会主义事业，在公立医院工作期间还被推选为市政协委员，多次评为市卫生局和医院工作积极分子或先进工作者。

肖拯老先生为人敦厚周慎，讷讷寡言，虽负大才，不自矜夸，一生忙于诊务，门诊日以百计。肖拯老先生常教导为医的儿子，作为一名好医生，"医者德为本"，有技术重要，有医德更重要。有技术但缺医德的医生，遇到本来可以很容易治好的病却不积极治疗；本来可以用很少的钱就可治愈的病，病人可能要用更多的钱才能治好。一个有高尚医德的医生，一定会急病人所急，痛病人所痛，把病人当作自己的亲人。尽管晚年身患严重膈食之患，肖拯老先生仍坚持为四方前来求诊的病人解除疾苦，直至1968年病逝。当时省市不少干部和群众以及医务界同仁惊悉他与世长辞，万分痛惜，纷纷前往悼念。他的生前好友学弟陈桐雨（系福州中医儿科名医）流淌着悲痛的眼泪跪奠，并特赠大幅挽联“着手活三南，有德堪为后起范；投方警二竖，予心无愧此生虚”。由此可见肖拯老先生突出的医术医德。另有海归患者前来悼念时亦特赠挽联一幅曰：“本医国以医人，晚节益宏胞与量；等望君如望岁，遗徽怆断老成型”。其深切哀悼，于此可见一斑。另外，肖拯老先生更加可贵的是，在党的中医政策感召下，他打破“肖家饭碗不可为外人传”的祖训家规，把家传方药从治安公传男也传女进一步向国家卫生主管部门贡献出来，还带了外姓男女学徒，将其毕生临床经验传授给他（她）们。

肖老为肖拯老先生次子，系肖氏外科第七代传承人之一。肖老幼承庭训，在其祖父、父亲的熏陶指点下，从小立志向医，勤求博采，孜孜不倦，继承并发扬了肖氏外科的高超医术和高尚医德。

二、立志学医　刻苦求学

肖老出生于七代中医外科世家，从小就跟中医外科皮肤科疾病的患者经常接触，使自己喜爱祖上医业，把中医当作自己终生奋斗的目标。然而，立志容易践诺却难，当别的孩子闲暇了便玩弹珠、捉迷藏、不识愁滋味的时候，幼年的肖老却丝毫不敢有一点玩心。每日放学以后都会自觉自愿地来到肖老祖父的诊所里，给祖父和父亲做助手，学习分辨中药材，帮忙为病人抓药，甚至有的时候还要忍住对病人败坏皮肤清洗时的恶心和恐惧，为其换上新药。功夫不负有心人，如此春去秋来，被中医文化深深吸引的肖老，对中医学有了初步的了解。所以在1954年6月初中毕业后，肖老祖父叫肖老到他身旁当学徒、专心学习中医外科时，肖老二话没说就答应了。1954年7月份，经福州市卫生局备案后就正式，肖老成了祖父的学徒了，祖父毫无保留的教导加上肖老自己的勤学，耳濡目染祖父临证之时对每个患者审证求因、审因辨治立法用药之独特之处，肖老进步很快。1956年7月出师考试时，肖老已基本上掌握了中医外科、皮肤科、临床常见病、多发病的诊治方法。1959年6月肖老高中毕业后，在其父亲直接指导下，独立诊治中医外科、皮肤科患者1年，又进一步从中积累了许多中医临床工作的宝贵经验。尽管如此，肖老依然没有因此感到满足，因为他知道对于一个好医生来说，仅仅基本掌握了常见病、多发病的诊治方法是远远不够的，自己仍学识有限，与成为一代名医距离尚远。恰好1960年3月初，省委分管文教卫生的林一心书记和管理高考工作的省委林修德副书记都先后到肖家，在他们的建议下，肖老参加高考，并考入福建中医学院本科三班。经过6年全面系统地学习中医基础理论、各家学说、中医经典著作及西医基础与相关西医临床学科知识等，肖老为先前的实践经验找到更完善的理论依据，使自己在后来的中医外科、皮肤科专业学习、工作中的受益匪浅。

三、矢志中医　无怨无悔

肖老于1968年8月被分配到福建闽东最偏僻的山区贫困县寿宁犀溪卫生院当乡村医生，在此工作近10年之久。犀溪乡是个偏远山区，层峦叠嶂，峰回路转，医疗条件十分落后，在医护人员严重缺乏的情况下，肖老不得不成了一个多面手的全科医生，内科、外科、妇科、儿科甚至产妇难产都要顾及，中西医两手诊治都得上，且多是独当一面。遇到自然村病人求救，总是有诊必出。虽然山区难行的道路使每次出诊都成为极大的考验，但其并未因此就放弃了对病人的治疗，哪怕再苦再累，也要出行几十里山地去医治病人。

1969年1月18号天上下着雪，气温在－2℃。傍晚时候从六十里外来了一位病人家属，要求肖老立即赶往他家为其老婆治病，并介绍患者于四天前，唇中起一粟粒样小丘疹，上复白痂，起初不以为意，自加挤压，前一日起逐渐严重，麻痒坚硬，伴有寒热。今日中午肿势益剧，发热恶寒频频。根据患者家属所述的病情，肖老判断可能是颜面疔疮走黄，毒向内攻，就带上有关内服外敷药赶赴病家，经过两个小时急行盘山小道于晚上7点钟左右才到达。肖老不顾行途劳累，急忙察看病人，此时病人昏愦无神，恶寒发热，无汗呕吐，舌红苔白，脉浮紧。病变局部上唇中疔疮化脓，疮顶凹陷，干枯无脓，色紫滞漫肿，头面目颈俱肿钝痛。急用蟾酥丸10粒，取少许开水溶化成汁送服，并用油浸的苍耳虫敷于疮口，四周漫肿处以金黄散调蜜水成糊状敷之，接着根据患者正气未衰、恶寒、无汗、脉浮紧苔白的病情选用有一透一解作用的方剂七星剑汤加减来透表发汗、解毒清热。第2天早上疮口有分泌物溢出，肿势未曾扩大，神识稍清，上方继服。第3天早上，患处疮口有稠水外渗，脓栓与健康肌肉出现“分界”，坚硬稍稍柔和，疮口略有收缩性阵痛，四周肿势颇有减退，上夜睡眠安宁，神志渐告清晰，舌红苔薄黄，脉弦近数。体温降至37.8℃。第四天疮口脓疮全部脱离健康组织，疮口底部尚有白色瘀腐未尽，肿红渐次消退，胃纳已甦，症状大有改善，舌红苔薄黄，脉弦细数。体温37.2℃。内服处方以益气养阴、清热解毒药物继服3剂，外敷改用大成散膏，1周后（1969年元月25日）全身症状消失，局部疮口全部愈合，恢复正常。

下乡期间，肖老把祖传医业治验和大学学到的中西医理论相结合，边诊疗、边学习、边提高、边总结经验与失败教训，努力提高医技，磨练坚强意志，挽救了许多人的宝贵生命（包括好几个难产的妇女），在当地颇得广大贫下中农的信赖与爱戴，名声远播，吸引邻省浙江了不少病人慕名前来求治。

1970年初，福建医科大学曾多次要调肖老返校工作，均被寿宁县婉转拒绝。直到1977年3月初，当时省领导找寿宁县委书记和县长谈话后，寿宁县才决定放行。1977年4月中旬，肖老接到调回福建医科大学工作的调令，悄然离开很有感情的第二个故乡——寿宁犀溪。如今，肖老离开犀溪已达38年，那里的民众未把肖老忘却，肖老也没有把他（她）们忘了。乡里有事到福州时，肖老都会尽力热情帮助解决，如乡村要修桥建公路、扩建新的卫生院、学校等等公益事业，肖老都会积极帮他们向上级领导反映，争取到钱款或立项，对专程来诊病的患者亦是关爱倍加。

四、淡泊名利　悉心传教

肖老调回福建医科大学中医系负责教授中医外科，并在附属医院兼任临床工作。1979年8月福建中医学院与福建医学院分开复办时，肖老就职福建中医学院，仍在中医外科教研室当教师和临床医师，除承担教研室安排的中医外科课程外，还被学院派到当时刚从协和医院分离出的中医学院附属福建省人民医院参加筹建科室及诊疗患者疾病等事务。此外，肖老于1982年4月在南京参加了教育部组织的高等医学院校中医学院第三版教材编审会。肖老在中医学院复办后这几年工作期间，因专业定位方向明确，所以中医外科皮肤科专业知识又进一步得到加深。

历史上中医外科分有三大学派（即外科正宗派、外科全生派、外科心得派），各派各有千秋，肖老熟练掌握各派的辨证、立法、用药的精髓，活学活用于临床和加入教学中，丰富了临床治疗方法，因人、因地、因时的辨证施治，常常取得好效果。肖老在教学上讲授每个病种时，把本病种近代国内外动态及检查鉴别、治法和祖传治验、民间有效的单验方都结合教材进行讲解，并把中医的辨证与西医的辨病有机结合起来，深受学生喜欢。

1990年4月，学院党政领导认为肖老为人谦和淡定、意志坚强、能以身作则，严于律已，故任命到新开办的福建省第二人民医院（又名福建中医学院附属第二人民医院）任第一任法人代表，主持日常院务工作，任常务副院长（开办初院长由中医学院院长兼任）。肖老注重加强医院内涵建设，积极引进德才兼备的专家为学科学术带头人，努力培养一批中青年医生为后备军。肖老常常利用晚上加班及时总结临床治疗经验，前后共撰写30多篇论文（其中14篇论文是在调到医院工作后完成的）。10篇论文发表在全国或省级医学杂志上，余下的论文均参加中医外科全国或省级医学学术交流会大会宣读。

在此期间，肖老还参加四本书的审定稿工作：①《中医外科学》（供全国中医学院课堂教材中医外科专业专用），1982年4月在南京参加教育部组织的第三版审定稿工作会；②《外科学》（供高等医学院校中西医结合临床专业专用），负责外科感染篇章的编写，于1991年出版在福建科技出版社；③《福州近代中医流派经验荟萃》，负责中医外科篇章的编写于1994年出版在福建科技出版社；④《中医新药皮肤科、眼科、耳鼻咽喉科临床指导原则第三辑》，1995年10月在成都参加卫生部组织的编审定稿会。

同时，肖老还参加和负责省卫生厅或省科委中标的数个中医外科疾病药物应用和剂型改制课题研究工作，承担外省中医外科、皮肤科硕士、博士研究生毕业论文评审工作。2004年福建中医学院成立中医传统师承班，至今已培养了易东木、何银香、曾广铨、吕优兰、黄发根、黄志榕、陈娜贞等学徒，目前在带国家级第5批中医药专家学术经验继承人林晶、肖明晖。

五、挑战自我　技臻完善

肖老热爱中医外科皮肤科事业，专业思想牢固，经过多年的潜心研究，结合现代医学的理论体系和各种现代科学检查方法，深入思考，勤于总结，不断提高学术理论水平及优化临床诊疗方案，尤其是对疮疡病种：疔、疖、痈疽、丹毒、乳房疾病、周围血管病、男性疾病，皮肤病种、藓、疹、疱、疥、疮等外科疾患的诊断、鉴别、治疗等方面总结出自己的诊治思路，积累了较丰富的临床经验。

肖老以独特的治疗方法从整体治疗着手，内服外敷处理疑难复杂的病症，常奏奇效。如一名来自日本早稻田大学的教授患上白疕风（西医为银屑病），经多方求医诊治无法得到改善病情。2003年3月初到福州做学术访问时，经介绍前来求治，经过认真的检查后进行辨证分析，拟凉血化瘀、清营解毒法，中药熬制并配以中医外用药，如此连续治疗5个月后，这位日本教授终于告别了十几年治不好的白疕风。又如2001年应邀前往马来西亚首都中医学院授课并到临床诊治疾病时，治疗一个中年妇女红斑狼疮病，采取“攻补兼施”的治法，以既能清热解毒、活血化瘀、通络除痹，又扶正固本、益气养阴的双向作用的纯中药配方治疗，迅速有效地改善病人皮肤斑疹、发热、关节疼痛、黏膜溃疡等临床症状，恢复病人的五脏六腑及气血阴阳损伤，防止病情进一步扩散和恶化，调节免疫功能，减轻激素、免疫抑制剂等药物的毒副作用及不良反应。经过近半年的诊治，挽救了患者容貌，消除新鲜的红斑和陈旧性斑块及增生性斑状，并且皮肤损伤的斑痕及色素沉着也得到消退。经马来西亚媒体报道后，引起当地社会各界关注。通过这个报道，肖老的中医学术和诊治成就渐渐地在吉隆坡、怡宝等地传开了。

肖老注重医德教育，常告诫学生，要遵古代医贤对于医德的要求，《千金方·大医精诚》有云：凡大医治病，必当安神定志，无欲无求，先发大慈恻隐之心，誓愿普救含灵之苦，若有疾厄来求救者，不得问其贵贱贫富……皆如至亲之想，亦不得瞻前顾后……一心赴救，无作功夫形迹之心，如此可为苍生大医，反此则是含灵巨贼。”陈实功在《外科正宗》中也提出了医家之五戒十要，其中五戒中有云：凡病家大小贫富人等请视者，便可往之，不得迟延、厌弃，欲往而不往不为平易，药金毋论轻重有无，当尽力一例施予，自然生意日增，毋伤方寸……”自古以来，凡为医者，医德为首，皆当修身养性，古有董奉杏林成山而为世人所敬仰，现代仍处处可见当代中医名家常常延长门诊时间诊治病人，真正做到德艺双馨，这些都是学习的榜样。此外，肖老认为作为外科、皮肤科医生，在诊治病患时，务必亲察患处之皮疹或痈肿，遵法以手按肿处以定成脓与否，切不可走马观花以误诊疗，且强调整体问诊，对老年病患或表达不甚清晰者切勿急躁而粗粗问过，耐心听其口述病症。作为医生，当以解除患者痛楚为己任，努力提高医术，同时加强人文、道德修养，真正做到医者仁心。

2006 年 3 月在北京召开两会期间，福建省领导向朱镕基总理汇报工作，偶然发现总理患有一种困扰多年的皮肤疾患，与原福建省政协梁绮萍主席患皮肤疾病相类似。梁经过多年中西医药物内服外治，效果并不理想的情况下，找肖老诊治治一段时间后告愈，所以建议总理到福建检察、视察工作时，不妨找肖老诊治。2006 年 3 月 27 日，肖老在福州国宾馆受邀为总理诊疗皮肤疾患，经过一番中医药物内服外敷调治，总理的皮肤疾患也被治愈了。总理得知肖老出生在七代从医的中医世家，祖上救治的病人无数后，鼓励说：“你们肖家的医学经验取之于民，也应该用之于民”。

第二章　学术思想

肖老从事中医外科临床诊疗60多年，从小就受到中医世家文化的熏陶，继承了肖氏中医在外科疾病方面的独特疗法，还把学社三年学习期间学到的中医经典著作、各名家学说与临床有机地结合起来治疗中医外科疾病，对中医外科疾病造诣很深，特别是对疮疡、乳房疾病、皮肤病治疗有独特之处。其学术成就归纳总结：①重视基础，博采众长，把握中医学精髓，尤其是中医外科三大学派的主张和辨治能很好地运用于临床诊疗，遵古法而不泥于古；②谨守病机，治病求本；③重视辨证，审别阴阳；④顾护脾胃，调和气血；⑤因时因地因人制宜，强调“天人合一”；⑥内外兼治，重视外治；⑦用药灵活，重视调护。

一、重视基础，博采众长

1. 重视基础，熟读经典

肖老自临床以来，勤学古训，积极思考，吸取前人经验，融会贯通，然后多经临证，使理论联系实际，于实践中不断创新，所谓“师古而不泥古”。他重视基础，熟读中医四部经典，潜心研读外科专著，如《医宗金鉴·外科心法》《外科正宗》《疡科心得集》《外科精义》《外科理例》《刘涓子鬼遗方》等，学习历代医家之精华，并吸取现代医学知识来证实和补充其医疗之道。他常教育我们：“想要成为一名好的中医，不可贪图捷径，以为只读一些方书，便可行医。必须要认真学习古医籍，这些医书中记载着前人的宝贵经验，对于临床指导意义重大，我们要继承中医的学术体系，练好基本功，充实理论基础。对于各家之说，要识其真要，吸其精华，收为己所用，多开卷，多思考，活学活用。”对于古医籍中的条文要重点记忆，全面理解，融会贯通，才能灵活应用。医学知识博大精深，开卷不足则难以拓宽思路，动脑不足则难于归纳总结，精读不足难以灵活运用。作为一名医者，我们既不能离开书本，也不能死啃书本，既要依靠丰富的阅历和诊治经验，也要在谨记古医籍要文的基础上不断创新，只有坚持不懈，诊疗功夫才能达到炉火纯青的程度。顾世澄在《疡医大全》中亦提到：“司医者，平时宜多读书则见识广。

如临万难医治之证，色脉相参，其证尚有一线可生之机，便须竭其心力，旁求可生之法救之。”

《外科正宗》中论述疾病140余种，共载方剂446篇，集明以前外科专著之长，肖老认为其个人见解突出，适合临证学习，值得钻研。清代名医徐灵胎亦评道：“所以凡有学外科者，问余当读何书，则要令其先读此书，以为入门之地，然后再求良法。”可见其学术价值和对后世的影响是其他著作所不能替代的。陈实功认为外科病因有三：“三因者，内因、外因、不内外因”，所以其治病先审证求因，后内外兼治。他强调“痈疽虽属外科，用药却同内伤”“业外科者，不可不兼明内科也”“医之别内外也，治外较难于治内”，提出各种外治疗法、手术与药物相合。陈实功提出了经络凝滞为外科疾病的重要病机，主张在治疗上内外并重，重视外治。例如在疾病初中期配合针灸、外敷等，可使脓毒外泄，主张“开户逐贼”“使毒外出第一”；在痈疽初期宜消，成脓宜内消和箍肿散，内脓已成时，配合刀针或药线等方法使脓毒泻出。

《外科证治全生集》提出以阴阳为纲，把外科疾病分为阳证门、阴证门及有阴有阳门；创立开腠散寒，温通气血的治疗大法；创制阳和汤、犀黄丸、小金丹等名方，弥补了外科阴证理法方药的不足；重视望诊和触诊的痈疽辨证方法，提出以患处皮色红白来辨别阴阳，以疼痛软硬辨虚实等。“红痈乃阳实之症，气血热而毒滞，白疽乃阴虚之症，气血寒而毒凝”“阴毒之证，皮色皆同，然有肿有不肿，有痛有不痛，有坚硬难移，有柔软如绵，不可不为之辨。夫肿而不坚，痛而难忍，流注也。肿而坚硬微痛，贴骨、鹤膝、横痃、骨槽等类是也……无论平塌大小，毒发五脏，皆曰阴疽”。王维德强调外科内治，“以消为贵，以托为畏”，反对滥用刀针，并禁用蚀药。他的思想理论在清代中晚期被中医外科界广泛接受。吴仲英云：“王氏《全生集》一书，近时业疡科者奉为枕秘。”

《疡科心得集》提出了关于外科病因与发病部位的联系和规律，它确立了“疡科三部病机论”：“疡科之证，在上部者，俱属风温风热，风性上行故也；在中部者，多属气郁火郁，以气火多发于中也；在下部者，俱属湿火湿热，湿性下趋故也。”同时也将温病学说用于临床治疗中，主张卫气营血辨证。

2. 博彩众长，中西结合

肖老在临证中注重辨证，顾护脾胃，赞同薛己《外科发挥》中主张善用温补、治疗外科疾病过程中要顾护脾胃的思想。在诊断上重视四诊合参，尤其是望诊和脉诊，“凡势下陷者，皆曰乳岩，盖其形岩凸，似岩穴也，最毒，慎之!”《外科发挥·乳痈》，他说“脉者，人身之造化，病机之外见，医家之准绳，不可不精究而熟察”；临证时善用补中益气汤等加减化裁温补脾胃。

治疗外科疾病，要有扎实的中医基础理论功底，而汪机《外科理例》中也强调外科医家必须掌握内科理论知识，来指导外科疾病的辨证论治，指出化脓性感染若已化脓，必须早诊断，早切开引流。他提出“治外必本诸内”，在其书的序言中说：“外科者，以其痈疽疮疡皆见于外，故以外科名之。然外科必本于内，知乎内，以求乎外，其如视诸掌乎……”“治外遗内，所谓不揣其本而齐其末”。

肖老认为学习医学，来不得半点马虎，不能以为翻翻几本方书，就能临证处方，而是博览群书，领会古籍中的理法，在实践中不断验证其疗效，并加以揣摩。在诊疗过程中，我们要懂得疾病发生的原因及发展规律，将理论联系实际，将中医的辨证理念与现代医学的辨病理论有机地结合在一起，中医的内科治疗也应与外治方法相结合，做到胸中有数，才能药到病除，切忌盲目投药延误病情。他还善于学习现代医学知识，吸取其长处，运用其理论来认识中医学的生理功能和病理变化，倡导中西医汇通。2001年，肖老曾去马来西亚讲课看病，遇见一位系统性红斑狼疮的病人，该患者接受西医的激素和免疫抑制剂疗法，效果不佳。肖老了解该病情和治疗经过后，在借鉴西医病理机制的基础上用中医疗法治愈了红斑狼疮。

二、谨守病机，治病求本

1. 探求病机，审证求因

在临床诊治疾病过程中，我们要积极探索疾病的根本原因，即所谓“谨守病机，治病求本”，善于发现临床表现与脏腑之间的联系，辨证论治外科疾病。然而，何为本?《类经·阴阳类》：“人之疾病，……必有所本，故或本于阴，或本于阳，病变虽多，其本则一”。在《内经》时期，中医即认为阴阳失调是疾病发生的根本原因。阴阳为本，阴阳是一切事物变化的根本规律，任何疾病的发生，都会导致阴阳偏盛偏衰，疾病中所出现的各种不同情况的阴阳失衡，必然会反映其病证的本质，求本就是求得阴阳平衡。而就当今的临床诊治来说，本主要是指病机、病位、病性。病机包括了疾病发生发展的原因及其病理形成的机制，例如瘙痒有因风胜、有因湿胜、有因热胜、有因虫淫、有因血虚。病位即指病变的根本所在，如黧黑斑病，病虽表现在上，其发病与肝、脾、肾三脏密切相关。病性包含了寒、热、虚、实、阴、阳，在辨别病性时要透过现象找本质，辨清真假寒热虚实，不要忽略细节，观察病人的脉、舌、神色等。

外科疾病的基本病机是局部经络阻塞，气血凝滞。《灵枢·痈疽》篇曰："营卫稽留于经脉之中，则血泣而不行，不行则卫气从之而不通，壅遏而不得行。""邪客于经络之中则血泣，血泣则不通。不通则卫气归之，不得复反，故痈肿。"而《内经》中又提到"邪之所凑，其气必虚"，邪气侵入人体，根本还是因为正气不足。正气的盛与衰，体现了脏腑功能的强弱，脏腑功能强盛，则气血充足，经络之气满溢，邪无所乘。反之脏腑功能虚弱，气血不足，经络空虚，腠理不固，邪必客于肌肤腠理之间蕴而化热，而生疮痈。"本"与"标"相对，就正气与邪气而言，正气为"本"，邪气为"标"；就临床表现与疾病本质而言，临床表现为"标"，疾病本质为"本"；就病因和症状来说，病因为"本"，症状为"标"。

2. 治病求本，标本兼治

在疾病发展过程中，我们还必须掌握"急则治其标，缓则治其本"和"标本同治"的原则。如蛇串疮后遗神经痛（西医称"带状疱疹后遗神经痛"），疼痛只是其外在表象，求本即要找到引起疼痛的根源，解除疼痛为最终目的。多数医家认为其病机是瘀阻经络、经脉失养，用活血化瘀、通络止痛的方法来治疗本病。而事实上，单纯的活血化瘀只能暂时缓解疼痛，要针对瘀阻的原因制定治则才能根除疼痛。属于湿热与血相搏结、蕴于皮肤者，疼痛往往来势急骤，痛如火燎，全身热象明显，在治疗时则需要配伍清热利湿药。若在疾病初期，邪毒损伤人体正气，正气不足，在治疗过程中又用苦寒药物耗伤阴液，导致气阴两伤，气阴不足则筋脉失于濡养、不荣则痛，尤其是在疾病后期或者是年老体虚患者，尤为明显，神经痛可持续长达数年，年龄越大痛感越强。

《素问·阴阳应象大论》曰："治病必求于本……知标本者，万事万举，不知标本是为妄行。"经络阻塞、气血凝滞是为标，正气不足是为本。汪机提出"治外必本诸内"的思想，在其书的序言中说："外科者，以其痈疽疮疡皆见于外，故以外科名之。然外科必本于内，知乎内，以求乎外，其如视诸掌乎……""治外遗内，所谓不揣其本而齐其末"。中医外科之治病求本，首先要认清整体和局部的辩证关系，无论是急性病还是慢性病，都要寻其本质，将四诊所得的材料信息，找到病因，再加以辨证施治。例如血热证，治疗时一般采用清热凉血法，但若患者病程日久，且伴有皮疹焮热、面红潮热、口干、五心烦热时，要考虑热证日久伤阴，酌情配伍知母、熟地等滋阴药。

肖老告诫我们，为医之道，忌人云亦云，要“谨守病机，治病求本”，明白邪在何处，为何而虚，调整阴阳、寒热、虚实等。在治疗时要抓住疾病本质，认清不同阶段的主要病机，掌握病证的标本、轻重、缓急，标本兼顾，将治标与治本相结合，才能正确施治，提高临床疗效。

三、重视辨证，审别阴阳

1. 重视辨证，整体辨证与局部辨证相结合

中医的特色是整体观念和辨证论治。中医学的整体观念把人体看成是一个有机整体，一是体现在人体自身的完整统一，二是体现在人与自然、社会环境的统一性，是对机体生命活动及相关事务的具体认知，对人的生物性及社会性的全面把握。构成人体的各个部分之间，在结构上不可分割，功能上相互协调、相互为用，病理上相互影响。体内各脏腑、经络有机联系，使气血津液正常流通，脏腑之气宣通顺达，并与外界之气协调平衡，保持机体正常的生理状态，反之则为病理现象。阴阳和调，则血气淖泽滑利，故在临证时要注意调理气血，阴无气不生，血无气不行，湿无气不化，在养阴补血时配伍适量行气药，淡渗利湿时加少量芳香辛味药。

辨证论治，是运用中医学理论分析疾病有关资料确立证候、论证治则、治法方药，使治疗方案个体化。中医学在认识和处理疾病的过程中，既强调辨证论治，又讲究辨病和辨证相结合，辨病以了解疾病的发生发展，辨证以把握疾病现阶段的主要矛盾，利于遣方用药。不少人认为“西医辨病，中医辨证”，而事实上，学术无中西门户之间，辨病是中医辨证求本的重要环节，只是大多数中医病名不以现代医学的解剖、病理等为依据。中西医在病名上是可以统一的，但要重视辨证，辨证突出了个体的差异性、特殊性，也体现了疾病的本质，所以中医说“同病异治，异病同治”。例如同为瘾疹（西医称“荨麻疹”）患者，周身散在皮疹红而起丘作痒，此愈彼起，一个皮疹焮热而痒，遇热明显，另一个则在受风遇冷时瘙痒加重，这是热证和寒证的不同，治疗之法相异。又如乳癖（西医称“乳腺增生病”）和乳核（西医称“乳腺纤维腺瘤”）的患者，都可用逍遥散加减治疗而有效，二者病虽不同，而综合辨证的结果都是肝气郁结证，故用同法治疗。所以，中医外科临床重视整体辨证与局部辨证相结合，要正确认识人体整体和局部的关系，通过辨证把握疾病现阶段的主要矛盾，使诊断及治疗更精确。

肖老治疗皮肤病很重视整体与局部辨证，认为机体的外在表现与内在脏腑的病变相关。他常说，外科疾病，因其病变局部表现明显，使医生很容易忽略整体。顾世澄在《疡医大全》中亦强调要用“有诸内，必形诸外”，用内外统一的整体观念去认识疾病的发生发展。外科病局部病灶主要表现为红、肿、热、痛、麻木、结节、瘙痒、成脓等，具有直观性，可为辨病提供依据。例如，局部表现为红肿热痛，是阳证疮疡的共同特点，痈表现为病灶光软无头，易脓、易溃、易敛；而有头疽初起即有粟米样脓头，易向深部和周围扩散，溃破后状如蜂窝，难以化脓，难于脱腐，难于收口，容易合并内陷。《中医外科证治经验》中指出“外治法与内治法相同，亦须按八法立方用药……不外以热治寒，以寒治热，有风散风，有湿除湿。”高锦庭《疡科心得集·疡证总论》中提到：“凡治痈肿，先辨虚实阴阳。经曰：诸痛为实，诸痒为虚，诸痈为阳，诸疽为阴。又当辨其是疖、是痈、是疽、是发、是疔等证”。

（二）审别阴阳，洞察病机

一切疾病的发生，都会导致阴阳偏盛偏衰。古代医家陈实功、王维德、薛己等均以阴阳为辨证规则，把疮疡分为阴证和阳证，将阴阳学说贯穿到整个外科疾病的诊疗过程中。阴阳是八纲辨证的总纲，阴阳学说是外科疾病辨证施治的指导原则。《素问·阴阳应象大论》：“善诊者，察色按脉，先别阴阳”，《洞天奥旨》曰：“疮疡最要分别阴阳，阴阳不明，动手即错”；《疡医大全·论阴阳法》曰：“凡诊视痈疽施治，必须先审阴阳，乃医道之纲领，阴阳无谬，治焉有差，医道虽繁，而可以一言蔽之者，曰阴阳而已”。所以说外科疾病的症候变化虽多，但总脱不开阴阳的范畴。

《疡医大全》中亦指出，“凡病变局部高耸为阳，平塌下陷为阴；焮红肿胀为阳，灰白为阴；根脚收束为阳，根盘散漫为阴：疼痛为阳，麻木为阴；有脓为阳，无脓为阴。《疡科纲要》中提到“有可以病势之迟速分阴阳者，其来也疾，三五日而其形已巨者，皆阳证；其来也缓，旬日匝月而无变迁者，多阴证是也。有可以病形之深浅分阴阳者，发于皮肤之间，不着筋骨，而身体之动作自如者，皆阳证；发于肌肉之里，推筋著骨，而身体之动作不便者，皆阴证是也。有可以肿势之软坚分阴阳者，如其肿坚凝，按之如石者，多为阴证；其肿虽巨，按之犹和者，多阳证。有可以痛势之缓急分阴阳者，如暴戾迅速，掣痛猛烈者，多阳证；麻木不仁，痛反和缓，或但觉酸楚牵强意不作痛者，为阴证。又或以掀赤高肿为阳，漫肿不红为阴”。

通过观察局部病变的特点，如皮肤颜色、部位、疼痛、形势、脓液、肉芽、病灶深浅等，可辨别是阴证还是阳证。①皮肤红赤，局部灼热者，为阳证，如痈、疖、有头疽等急性化脓性疾病；色白，或青黯，局部温度或低于常温者，为阴证，如鹤膝风、附骨疽等。②根脚收束，疮形高起肿硬，疼痛剧烈，化脓迅速，脓液稠厚者为阳证；反之，根脚散漫，疮形平塌软陷，隐痛酸楚，化脓迟缓，脓液稀薄者为阴证。③还有介于阴阳之间的半阴半阳证，如漫肿而不高突，微红而色淡，微焮而不热，微痛而不甚，微软而不坚等。“外科之难治，在内伤阴证。然亦不外表里阴阳虚实寒热八字。能明此八字，生死难易，胸中自然了”。可见辨证的重要性，以此为依据合理选用药物方剂和外治方法，重新建立“阴阳自和”的状态。

当然，外科疾病的阴阳属性在一定的条件下可以互相转化。《洞天奥旨》提出：“盖阴阳是随着属情发展、变化而转化的”“有先阳变阴，有先阴变阳，各个不同也”。比如《医宗金鉴·外科心法要诀》中记载“……初觉寒热往来，如感冒风邪，随着筋骨疼痛，不红不热，甚则痛如锥刺，筋骨不能屈伸转动，经久阴极生阳，寒郁化热，热甚则肉腐为脓，外形漫肿无头，皮色如常，渐透红亮一点，系内脓已成。”这说的是“附骨疽”在疾病发展过程中，由寒化热，由阴证转为阳证。在临床上，阴阳的转化也是常见到的，例如病情自身的发展变化、经药物治疗后阴阳之间的转化。

总体来说，阴阳错杂转化，或阴从阳化，或阳从阴化，我们在治疗上也要随着阴阳的转化而灵活变通。外科之病，发病急，变化多，在临证中强调洞察病机，详细辨证，审视阴阳，既要分清阴阳之常，也要明白阴阳之所变，辨别寒热虚实，把握疾病发展过程中的相互兼杂和转化。

四、顾护脾胃，调和气血

1. 顾护脾胃，调理脏腑

历代医家均重视培补脾胃之气，如李东垣指出脾胃的盛衰直接决定着元气的盛衰，脾胃为元气之本。李东垣说：“百病皆由脾胃衰而生也。”《灵枢》：“人受气于谷，谷入于胃，以传于肺，五脏六腑，皆以受气。”饮食物中的水谷精微，被人体吸收布散全身脏腑经脉，成为人体之气的主要来源，即脾胃为生气之源。若脾胃受纳腐熟及运化转输功能失常，则水谷之气来源匮乏，影响气的生成。《灵枢·五味》说：“故谷不入，半日则气衰，一日则气少矣。”《医宗必读》曰：“一有此身，必资谷气，谷入于胃，洒陈于六腑而气至，和调于五脏而血生，而人资之以为生者也，故曰后天之本在脾。”明代申斗垣也曾提出凡疮疡，均由五脏不和、六腑堕滞，则令经脉阻滞不通而产生。

脾胃为后天之本，气血生化之源，气机升降之枢纽，脾胃强健才能使气血充足，调和脏腑，使邪无所客之地，即所谓“正气内存，邪不可干”，可见脾胃功能与疾病的密切关系。陈实功指出，一切疮疡病的发生，全赖脾胃，“调理必须端详”，治疗时必须要重视脾胃。薛己对疮疡各期（即初期、成脓期、溃后期）的诊治，始终将“胃气”放在首位，强调保护胃气。“疮疡之作，由胃气不调；疮疡之溃，由胃气腐化；疮疡之敛，由胃气荣养”（《外科枢要·论疮疡用生肌之药》）。疮疡的发生、发展、转归预后与胃气强弱密切相关。《外科枢要》中提到胃强则“气血凝结者自散，脓瘀已成者自溃，肌肉欲死者自生，肌肉已死者自腐，死肉已溃者自敛”。在治疗上提出治疗疮疡，应当助胃壮气，“使根本坚固”，反复强调要以胃气为本。我们常说，有胃气则生，无胃气则死。人体一旦生病，胃气往往会受到影响，削弱了正气的力量，降低了机体的抗病能力。

肖老认为，人体的生机，全赖于脾胃之气的滋养，脾胃为人体生命活动之本，即为后天之本，而相对于先天而言，后天水谷资养先天之气，先天之气盛，则胃气自充。因此，在临床中要注重顾护脾胃之气。先天之气需要后天之气的滋补，而后天之气的充盛又依赖于脾胃运化水谷精微来补充。元气充实，则胃气强盛，营气充盛，宗气健旺，卫气固密，内之脉气，外之形气，无一不实。若脾胃虚弱，则无力运化水湿，内生湿热，循经外溢于肌肤腠理，导致经络阻塞不通，气血凝滞而生疮疡，如痈、疽、疖等；若湿热下注于阴部则生阴痒、肾囊风等；下迫大肠可生痔瘘；脾胃之气弱，中气不足亦可致脱肛……总之，脾胃功能是否强健，与疮疡的发生关系密切。

肖老指出，人体患疮疡病易耗伤气血，脾胃功能不足，则无以化生气血，使肿疡难以化脓，溃疡难于收口，正不胜邪，毒气郁积体内。再者，世人用药善投五味消毒饮、犀角地黄汤、银翘散、消风散等寒凉之品，致使脾胃虚弱，如《外科精要》中警示：“疮疡用药，当审其经络受症，标本虚实以治之。不可……专用寒凉克伐之剂，亏损脾胃气血，多致有误。”故重视脾胃的作用，调节脏腑功能，在疾病的防治方面具有重要意义。在治疗时，应顾护脾胃之气，在疮疡初中期，用苦寒之品时要注意中病即止。若因病情需要，可酌情配伍健脾益胃之品，以免损伤脾胃。疮疡后期或体弱者，应着重增补脾胃，复元益气。在调补气血同时适当配伍芳香理气健脾之药物，以助脾运化。

（二）调和气血，注意配伍

气血是维持人体生命活动的基础物质，脏腑病变可影响气血变化。而气血的失常也必然引起脏腑功能的紊乱，气血在生理病理上均相互影响。气推动人体血液的运行，血行于脉中，周流不息，为脏腑器官提供养分。气虚则无力推动血液运行而产生血瘀，血能载气，血虚则导致气虚发生，故调理气血可使机体脏腑功能恢复正常。气血失和可引起各种皮肤病，如营血虚弱，肝所藏之血少，爪甲失养而现枯槁状，罹患甲病；血热偏盛，熏蒸肌肤则生斑疹，如过敏性紫癜；风寒湿邪阻滞经络，气滞血瘀，阻于肌肤则为硬皮病等。临证治疗外科疾病时，不能用大剂量的苦寒之剂，一味追求清热解毒而损伤了脾胃，影响气血的化生。故肖老常在清热解毒方药中酌情配伍健脾益气的药物，如党参、黄芪、白术等，重视气血在疾病病机转化中的重要作用。

重视气血，善用气血调和之药物，但不是一味的补益，而是注意配伍，补血不忘活血，养血中兼有补气，补益与祛邪相结合，根据病情来调整用量，达到气血双补、平衡协调的作用。调气药多选用芳香之木香、香附、枳壳、沉香等，此类药味辛性温，能通达气机，醒胃悦脾。但因芳香类药有化燥伤阴之弊端，故使用时要斟酌用量，在使用时可根据病情稍加天花粉、石斛、玄参等益阴之药。调血药多选用桃仁、红花、当归、丹参、赤芍药等，这些药物均能养血活血，又有行气之功能。只有气血充足，邪气则不易侵入，而调理气血恰能扶助正气。气血虚弱者，治疗重点在于先改善脾胃的受纳腐熟功能，只有在水谷精微能被利用吸收，才可考虑对症治疗。但若只是一味的温补，反而阻碍脾胃，加重负担，助阳化热。肖老曾遇一女性患者，双手皮肤干燥粗糙，夏季湿润渗液，冬季开裂作痒，伴有面色淡白，不思饮食，爪甲色淡等，肖老认为是血虚不荣，肌肤失于濡养所致，处方上重用当归为君药，配以川芎、熟地、白芍、党参、厚朴、黄芪、陈皮等，以补血为主，使患者正气得以恢复，经治半月而愈。

五、因时因地因人制宜

肖老治病，最讲究因人、因时、因地制宜。《素问》曰：“天地合气，命之曰人”“人以天地之气盛，四时之法成”。中医整体观将人与自然四时气候和地理环境的变化联系起来，认为人与大自然是一个统一整体，密不可分。根据“天人合一”的自然辩证观，我们在选择治疗方法时，要区分男女、长幼、体质差异，并结合季节、气候、地域的不同，选择最佳方案。

例如春季阳气上升，由寒转暖，万物生发，细菌病毒活跃，人们室外活动较冬季多，疾病传染的机会增加，则在基本方的基础上加清热解毒之品，如金银花、连翘、黄芩、大青叶、菊花、板蓝根等；夏季气候炎热，阳光强烈，阳气亢盛，且暑多夹湿，湿邪易碍脾，则在基本方基础上酌情加化湿醒脾之品，如藿香、苍术、佩兰、川厚朴、砂仁、荷叶等：秋季秋高气爽，气候干燥，燥邪易耗伤肺阴，可适当加养阴润肺、轻宣润燥之品，如生地黄、沙参、枸杞、玉竹、玄参、天门冬、百合，川贝等；冬季气候寒冷直接刺激皮肤，人体阴气盛而阳气敛藏于体内，畏寒肢冷，可酌情加温补肝肾、温经散寒、补养气血之品，增强机体抵抗力，如杜仲、熟地黄、何首乌、菟丝子、仙灵脾、艾叶、炮姜、阿胶（烊冲)、龟板等。

又如小儿脏腑稚嫩，气血未充，易感受邪气而生病，应忌用峻猛药，且小儿易伤于脾胃，治疗时当重视宣肺散邪，调理脾胃功能；老年人脏腑气血已衰，常表现为虚证，或虚中夹实，不用大剂量的寒凉药物，以免伤阴败胃或过寒使气血流通受阻，而要酌情配伍扶正补虚，调补肝肾类中药。

体质是个体在生长发育过程中，在先天遗传和后天获得性因素基础上形成的形态结构、生理心理状态均相对稳定的特殊个体特性。当机体阴阳平衡失调，在某些致病因素下产生气血失和，或形成痰湿、瘀血等病理性产物，使机体对某些致病因子有易感性，即某种体质易患某种疾病，如“胖人多湿，瘦人多火”，体质强弱决定着发病与否及发病情况。

对于久病不愈的患者，或是某些疾病，可能无论怎么辨证论治都治不好，若着眼于整体，侧重于优化改善病人的体质，或补气，或养血，或温阳，或滋阴，或通经，往往效果比较好。比如有瘙痒者，可不用与瘙痒有关的药物，看似药不对症，却往往能收到满意的效果。

在治疗中，①属热毒炽盛者，用药以清热解毒为主，指导其平素多进食清淡易消化的食物，如绿豆、苦瓜、菊花茶等，忌食牛肉、羊肉、狗肉等温热之品，多喝水，多食粗纤维食物以通腑泄热；②属肝肾阴虚者，用药以益肾补肝、养阴清热为主，嘱其多食鳖甲、核桃、黑芝麻、黑米等，调畅情志，忌动怒以免加重肝肾之气的损伤；③属风湿热盛者，治疗以清热利湿、疏风通络为主，其可多食薏米、木瓜、银花茶等；④属脾肾阳虚者，治疗以温肾健脾、温阳利水为主，平素低盐饮食，可食用山药黄芪黑豆粥，或将赤小豆、玉米须煎水代茶饮；⑤属气血虚弱者，治疗上以补益气血为主，多食红枣、猪肝、菠菜等。

另外，福州气候较北方潮湿，湿热之气重，易产生湿热、热毒，在用药时应适当加金银花、连翘、土茯苓、板蓝根、马齿苋、萆薢、白茅根、薏苡仁等以清热解毒，燥湿祛邪。

六、内外兼治，重视外治

1. 内外兼治，整体外治

肖老临床经验丰富，擅长治疗疮疡病、皮肤病、乳腺病、泌尿男性疾病、周围血管病等外科疾病，注重辨证，诊察分析入微，详审病因，慎重选方，同时又能根据个人临床经验，灵活化裁，治疗具有特色。治疗疾病时强调内外兼顾，内治中重视调理脾胃，积极配合药物外治，加强疗效。内服汤药从整体观念出发，辨证论治用药，而外治疗法局部用药，药效直达病所，内外同治，临床易于取效。他善用仙方活命饮，该方药组成是白芷、贝母、防风、赤芍药、当归尾、甘草、皂角刺（炒）、穿山甲（炙）、天花粉、乳香、没药、金银花、陈皮。仙方活命饮原用于治疗阳证痈疡肿毒初起。肖老在临床上灵活运用仙方活命饮治疗多种疾病。如仙方活命饮加二妙散（黄柏、苍术）治下肢溃疡；加蒲公英、紫花地丁、野菊花治粉刺灌脓者；加路路通、桃仁治疗乳痈等。

肖老在临证中坚持“急则治其标，缓则治其本”或“标本兼治”的治疗原则，权衡标本关系，选择最佳治疗方案。例如一陈氏男性患者，双足底、足背均可见皮疹，红而作痒渗液，部分挠抓后结浆液痂，反反复复已经4个月，伴有口干、严重便秘等症，舌红，苔薄腻，脉濡。肖老诊断为脚湿气，因湿热之毒下注，阻于足部熏蒸所致，治以利湿解毒、通腑泄热之法。因患者严重便秘，腑气不通，热毒积滞于体内，故首先要解决患者的排便问题，先以内疏黄连汤通腑泄热解毒，再以萆薢渗湿汤清热利湿。又有一男性患者右足食、中趾节后溃烂不合，足背肿胀，常年服用解毒苦寒药物。肖老认为此乃热毒下注，阻于足趾而致营卫失和、气血凝滞、局部经络阻隔所致，清解凉药只能暂投，而此患者常年服用苦寒，脾胃败坏，导致疮口不合，故治疗上应以益气补血健脾为主，脾气充则肌肉生，阴血旺则瘀自消。

2. 重视外治，辨证论治

外科疾病不同于内科、妇科、儿科等，为了解决体表的症状，还必须配合外治法，即所谓“外科之法，最重外治”“疡科之法，全在外治”。《疡医大全》中也提出“有诸内，必形诸外”内外统一的整体观念，要用全身治疗和局部治疗相结合的方法来防治疾病。

（1）外治法是中医外科重要治疗手段。中医外治法，是相对于内治法而言，是中医外科疾病治疗过程中的重要手段之一，通过药物、温热及机械的作用，达到调节机体功能，祛除外邪的治疗目的。与内治法相比，外治法可以直接到达病变部位，能达到内服药不能起到的效果，同时还可避免某些药物对脾胃的损伤，也避免了胃液对药物有效成分的破坏。其运用同内治法一样，要遵循辨证施治的原则，根据疾病不同的发展过程选用不同的治疗方法；对不同的证候，采用不同的处方。正如徐灵胎在《中国医学源流论》中提到：“外科之法，最重外治。”论及机制时，认为外治与内治有相通之理。吴师机在《理瀹骈文》中明确提出“治虽在外，无殊治内也”“外治之理，即内治之理。外治之药，亦即内治之药，所异者法耳。其医理药性无二，而法则神奇变幻。”

（2）常用的外治法有药物疗法，切开、引流、火针等手术方法，还有敷、熨、熏蒸、热烘、吸入、浸浴、漱涤、发泡、膏摩、点眼、灌耳、扑粉、塞、薄贴等非手术方法。而早在《周礼·天官》中就有记载“疡医下士八人，掌肿疡、溃疡之祝药副杀之齐”，叙述了外用中药的使用。药物外用，直接作用于人体，通过皮肤吸收，经络传导，增强经脉之气以疏通经络，促进人体气血的正常运行，协调各脏腑功能，提高机体免疫及抗病能力，以外治内，祛邪扶正，从而达到治愈疾病的目的。由于皮肤病的病变部位多表浅，外治药物直接与皮肤接触，更易发挥作用，同时具有应用方便、疗效显著、副作用少等特点，可以起到良好的治疗效果。

（3）外科疾病有阴证、阳证，要合理选用外治疗法和方药。如疮疡病红肿热痛，形高突者为阳，宜清热泻火，消肿解毒，外敷金黄膏、芙蓉膏、大青膏等；色暗，疮形塌陷者为阴，宜温经散寒，外敷阳和解凝膏、回阳玉龙膏等；半阴半阳证宜和营活血消肿，外敷冲和膏等。外治药物的选择具有重要意义，而适当剂型的选择同样起关键作用。常见有油膏、膏药、草药、箍围药、掺药等剂型。油膏是将药物与油类煎熬或捣匀成膏的制剂，主要用于肿疡、溃疡、糜烂结痂渗液不多者、肛门病等。膏药是用植物油或动物油加药熬成胶状物质，涂在布、纸或皮的一面，敷贴患处，主要用于治疗疮疖、消肿痛等。外治中草药是药物通过皮肤、孔窍、腧穴等部位直接吸收，入经脉血络中，输布全身而发挥其药理作用，能解毒化瘀、疏通经络、调和气血、扶正祛邪。箍围药古称敷贴，是药粉和液体调制成的糊剂，具有箍集围聚、收束疮毒的作用，用于肿疡初起时可促使其消散，疮形缩小，早日成脓和破溃；也可用于肿疡破溃后，余肿未消时解毒消肿。掺药是根据不同的处方，将药物研成细末，使用时掺布于油膏上，或直接掺布于创面上，或粘附于药线上，而插入疮内，具有消肿解毒、提脓祛腐、腐蚀平胬、生肌收口、定痛止血等作用。

（4）一般治疗疮疡类的外科疾病，初期宜表散，酿脓时宜清解，脓成则需排脓去腐，剔除死肉，脓溃后当扶助正气。若初期当散不散，或排脓时过用苦寒之品，都会导致表邪留恋不去。

曾记一李姓患者，左臂曲池下两寸生痈，脓溃后不收口已 2 个月。疮口紧束，四周硬结，色暗，有时可见渗出脓水淡黄，不臭，瘙痒，无发热，多方诊治无效，最后找至肖老。此患者病久而正气不衰，痈未愈合而未见发热，也没有自汗气短等虚象，反见疮口收束，无痛反瘙痒，说明苦寒壅遏气机，风邪未解，故脉浮且脓水渗出，拟方用荆芥、防风、葛根、当归、连翘。五日后复诊，新肉已长，疮口四周红润柔软，脓水也不外流了，改用黄芪、白术、防风、当归等。

皮肤类外科病，常用敷贴、熏蒸、浸浴、漱涤、扑粉、膏摩等方法。如化脓化腐类疾病，其脓液的形成是因邪毒壅强盛，气血壅阻，血肉腐败，疮口不敛，《外科全生集》谓：“脓之来，必由气血，气血之化，必有湿也”。故在药物选择上常用燥湿收脓生肌类，如龙骨、赤石脂、炉甘石、石膏、海螵蛸、白矾、寒水石等矿物类，煅用增强其燥湿生肌敛疮之力。亦用黄连、黄柏等加强清热解毒、燥湿排脓之功。又如蛇串疮，常表现为疱疹、红斑、糜烂面，可采用祖传经验方大成散，以清热、利湿、解毒生肌，促进疮面及早愈合。又如白斑风（西医称白癜风），是由于气血失和、脉络瘀阻所致，治疗以活血化瘀、通经活络、调和气血为主。内服益肾补气、活血通经汤药，外用补骨脂与肉桂粉加白酒调制的药水，用棉签蘸药水后甩干，从病灶中间向外涂抹，不过边界。

七、用药灵活，重视调护

（一）用药灵活，据法立方

肖老治病，明察机制，选方用药紧扣病机，善于根据各种临床变化，随证而灵活加减。如气郁加香附；血瘀加川芎、当归、桃仁、红花；痰阻加半夏、白芥子；食滞加山楂、莱菔子、枳实；湿盛加五苓散等。甘温药物能补虚，助阳气生发，适合脾肾阳气衰微者。肖老喜用太子参益气清补，其味甘微苦，补而不腻，用于治疗体虚、倦怠乏力、饮食不佳者；用党参、黄芪、桂枝、地黄等温补，适用于脾胃虚弱或虚寒体质者；用黄芩、黄连、知母、石膏等清热解毒，清解气分实热，适用于实热证；善用八珍汤、六味地黄丸、六君子汤等方剂。如用六味地黄丸加益母草、桑椹、首乌治疗斑秃；八珍汤去茯苓加仙茅、仙灵脾治疗乳癖。

肖老反复强调，不能拘泥于某病用某方，某方治某病，提倡要据法立方，治疗时应根据病机变化灵活转方，切忌刻板照搬古方，领会古方之理法，加减化裁后运用于治疗现今疾病。有是证即用是方，只要病机契合，即可投药。如粉刺（西医称痤疮）属肺胃风热者，用枇杷清肺饮加减治疗；肠胃湿热者，用平胃散加减。

有一怀孕六月妇女，四肢散在皮疹，红而起丘作痒数周，自觉身热。曾就诊于他处医生，用方或辛温发散，或补养安胎，皮疹未见消退。肖老结合其脉数身热，斑疹色紫，舌红苔黄，辨证为胃火炽盛，重用石膏、黄芩清热保胎，生地清热凉血，连翘、芦根清热解毒消斑，用甘草调和诸药。三日后热退，斑疹渐退。

还曾遇见一沈姓患者，下肢散在蚕豆大小皮下结节，质坚，触压有痛感，伴皮肤瘙痒，肢体麻木重着，小便黄，舌质红苔黄腻，脉濡。他认为此患者为邪热湿毒郁滞血脉之间不得疏泄所致，用药宜宣化渗利之品，切忌重浊沉凝，使经络之气通达，湿热分消。处方中选用祛湿清热、通利肢节最妙之萆薢、晚蚕沙，配以金银花、毛冬青、泽兰、丹参、薏苡仁、川牛膝、土茯苓等药。

湿疹主要是由于湿邪蕴于肌肤，熏蒸所致。湿性重浊粘滞，病多缠绵难愈。表现为皮疹散在或集簇，干燥或有脱屑，或少量渗液，瘙痒不止。若用燥湿类药物则更损伤阴血，若单用滋阴养血法则黏腻恋湿。肖老依其丰富的临床经验，针对上述病理之复杂性，拟滋阴凉血、除湿止痒，治疗用四物汤去川芎加丹参、茯苓、泽泻、白鲜皮、蛇床子等。他认为一些顽固性的瘙痒性病证，可适量用些虫类药搜剔风邪，常用乌蛇祛风汤搜风清热，组成有乌蛇、荆芥、防风、白芷、羌活、黄连、黄芩、蝉蜕、连翘、金银花、甘草。搜风清热法主要是治疗风邪久客，郁久化热之证，虫类药可搜剔深伏之邪，且重用风药祛风逐邪。方中荆芥、防风、白芷疏风散邪，可辅助乌梢蛇、蝉蜕将久郁之邪外驱；黄芩、黄连、连翘、金银花则清热解毒，清除郁热。对于风湿热邪深伏肌腠，皮肤剧痒，经久不愈的顽固性皮肤病，如慢性荨麻疹、神经性皮炎、扁平苔藓等具有良效。

（二）重视调护，调理膳食

肖老在为患者诊治疾病的时候，十分重视后天饮食的补养，认为滋养周身脏腑经络的血液，依赖于脾胃的运化腐熟，若脾胃功能虚弱，则饮食物难以消化，不能运化水谷精微以化生血液。故其在治疗虚证时很重视饮食补给，尤其是气血不足者，在处以汤药之后，常常会指导其饮食调理方法，如建议补充一些性平、寒温不甚的牛奶等平和之品。

中医把"饮食不节"和"五味偏嗜"作为重要的致病因素，若在疾病治疗的过程中，注意对患者的饮食调护，可促进疾病向愈。饮食调护是对患者的饮食进行正确调理，以达到配合治疗、促进康复的目的。所谓"医食同源"，是指有些食物能以食代药，起到直接治疗的作用，有些食物可协同药物起到滋补强身和防病治病的作用。例如冬瓜、赤小豆能利水消肿。食物进入体内，须经过脾胃运化，故饮食调理能否达到治疗疾病、补养身体的作用，很大程度上取决于其脾胃功能的强弱。如痈疽疔疮等病在急性期时，热毒炽盛壅遏中焦，此时应予清淡或平补饮食，以免加重脾胃的负担。若进食厚味补益之品，则阻碍中土，损伤脾胃，邪毒不化，其病难复。

食物与药物一样，有寒热温凉之性和酸苦甘辛咸之味。寒证宜温热饮食，忌食寒凉生冷。热证宜寒凉性平饮食，忌温燥辛辣之品。痈疽疖肿等阳证疮疡，可适当进食清热解毒之品，如绿豆、冬瓜、黄瓜、丝瓜等。流痰、脱疽等阴证疮疡可多吃温热之生姜、羊肉等，慎食生冷瓜果。肛裂、痔瘘等肛肠病患者，当禁食葱、姜、蒜、辣椒、韭菜等辛辣刺激之品。又如白疕、瘾疹、牛皮癣等皮肤病，在疾病的整个治疗及愈后初期，在饮食上应小心谨慎，忌荤腥发物，如虾、螃蟹、无鳞鱼、干贝、淡菜、公鸡、笋、牛羊肉等，以免诱发或加重病情。

第三章　方药心得

第一节　用药心得

肖老在临床中外科疾病的治疗方法，分内治和外治两大类。如《医学源流论》说："外科之法，最重外治"。《理瀹骈文》云："外治之理，即内治之理，外治之药，即内治之药，所异者法耳"。外治在表，而作用于内，治在皮腠而内通脏腑，治在局部而调节整体。因此，治疗外科疾病，必须内外并治，标本兼顾。

外治根据就诊时的阴阳辨证，按疾病的不同时期而施药。内治之法遵从整体观念出发，同时结合外科疾病发展过程的特点，针对病邪与正气的强弱，在疾病的不同时期确立消、托、补的治疗原则。然后循此治则运用具体的治疗方法，如解毒、清热、和营等法。但用药时一定注意如下几点：

(1) 中病即止，忌单用苦寒之品治之，因过寒则易伤阴败胃，并且过寒易"冰凝肌肤"，使气血流通受阻，其肿胀更不易消散，应尽量用甘寒之清热解毒之品，如金银花、野菊花、芦根等；

(2) 在清热同时勿忘同时加入活血理气通络之品，如丹参、当归、青皮、陈皮等，以使气机得通，瘀血易化，经络通畅，此外多采用清热祛邪为本治之，热去邪除，其证当自解也。

(3) 阴证者当以扶正祛邪为主，切不可一味祛邪。因阴证者多发于年老或体弱之人，其证也多伴有虚证，故治疗时当以扶正为主，兼以祛邪，这样才能更好地提高患者的抗病力，其邪才可易解。故治疗时当首辨其何虚而补之，在此基础上再辨其邪为何，分而别之用药。

(4) 此外，在治疗外科疾病过程中，还强调脾胃与外科疾病的关系。

①肾为先天之本，脾为后天之本，在中医外科疾病中，属火毒者居多，多采用清热解毒法，临床要做到调治脾胃贯穿治疗始末，凡见食欲较差，或食不知味，或无饥饿感者，可加入化痰健脾开胃消导之品，如苔腻者加陈皮、半夏、茯苓、莱菔子、焦山楂等化痰健脾之品；恶心者加竹茹、砂仁、旋覆

花降逆止呕之属；食积者加莱菔子、鸡内金消导之药；腹胀者加大腹皮、厚朴、槟榔等理气散结之类；腹胀便溏者加白术、山药、茯苓、扁豆、黄芪等益气健脾之剂；便秘、腹胀，舌淡者加白术、火麻仁、当归等健脾补肾、益气养血润肠；肝气犯胃者加柴胡、枳壳、半夏、白芍疏肝和胃。

②在疾病后期，如溃疡期，一般疮疡化脓，脓泄后气血亦伤，疮疡溃后患者全身及局部气血必流通不畅，一般溃后患者（因前期治疗）脾胃也受创，通过调理脾胃，增进患者食欲，补其后天之源，其实也是补也，还无补药之弊病，再辅以调和气血，使气血得以流通，其病才更加易愈。

一、注重清热解毒药、养阴生津药、清热透邪药的临床应用

（一）清热解毒药的运用

《医宗金鉴》："痈疽原是火毒生"，因此，火毒、热毒是外科疾病主要的致病因素。清热解毒法是以清热解毒药为主组方，治疗各种热毒证的方法。关于热毒的成因，多由外感六淫或疫毒之邪气，或由内伤七情、五志化火，或由恣食肥甘厚味，酿生湿热。火热壅盛而成毒，热盛化火，火极为毒，令经络阻塞，气血壅滞，营卫不和。临床上通过四诊合参，辨证分析，做出正确的诊断，肖老经常强调"遣方用药，犹如调兵布阵，要精于配伍之道"。常用清热解毒药如板蓝根、大青叶、蒲公英、紫花地丁、白花蛇舌草、山豆根、金银花、连翘、虎杖、野菊花、败酱草、鱼腥草、土茯苓等。

（二）养阴生津药的运用

肖老强调正气是人体生命功能的集中体现。机体各项生理功能的正常行使，有赖正气之充沛；若正气不足，则邪气易侵，且留滞难去。因而正气的强弱，不仅与健康水平密切相关，更是决定疾病进退的重要因素。正如许叔微所云"真气完壮者易医，真气虚损者难活"。在临床的治疗中，用养阴生津法能补益养阴，滋生津液，扶助正气以祛除邪气。

1. 滋阴增液药

汗为津液所化，然热邪最易耗津劫液。对邪气在表而津液不足，无以托邪者，如《温病条辨》治"下后邪气还表之证"，吴鞠通治从因势利导，"逐邪者随其性而宣泄之，就其近而引导之，故主以银翘汤"。选用生地、麦冬养阴助汗，透邪外出。而对邪气始终在气分留连者，叶天士认为："可冀其战汗透邪"。因"战则邪正相争，汗则正逐邪出，然战汗"亦须津能浮邪，始能邪

与汗并也”，故叶氏倡立“法宜益胃”，甘寒养阴生津，增液资汗，即可使“热达腠开，邪从汗出”，“如邪渐化热，即当濡润胃腑。俾得流通，则热有出路，液不自伤，斯为善治”。而对于阳明热化，积滞内结，大便不通，他治从养阴生津，“作增水行舟之计”，用滋阴润燥之品通下热结，如增液汤等。而在耗伤津液时，形成津枯血燥，津不足以载血，血行凝滞而成瘀的病理改变。

2. 化瘀行血，养阴生津药

用养阴生津法治疗瘀热证，既有补充津液、恢复正常血容量等增液行血之效，亦有直接消散瘀血之能。若热耗津液，脉络失于濡养而受损。脉络受损，或运行失司，血行涩滞而致瘀，或血溢脉外，留著不行而成瘀。用养阴生津方药既能养阴生津、濡润脉道以行血，亦能通畅血行、消散瘀血以祛瘀。《温病条辨》治温病中血溢于肠间，“大便黑而易者”，吴鞠通认为此“有瘀血也，犀角地黄汤主之”，重用“地黄祛积聚而补阴”，使“蓄血自得其下行”。临床灵活采用清热解毒与养阴生津相结合，达到理想的临床疗效。

（三）清热透邪药的运用

疾病初起，发于表，传变趋向由表入里，故疾病初起多采用解表透邪，使外感之邪透达于外，防止病邪传里，达到早期治疗的目的，正如叶天士所说“在表初用辛凉轻剂……透风于热外”。伏邪发于里，热郁化火，以里热证候为基本特点，治疗时除苦寒直折以外，还应当佐以清透，使里郁之邪向外透解，以免进一步内陷为患。

1. 卫分——宣表透邪药

在病邪的传变过程中，卫分阶段应宣表透邪，用辛凉芳香、轻清宣透之品疏泄腠理，轻宣肺卫，透邪外出；如多采用银翘散、桑菊饮，药用银花、连翘、桑叶、菊花、竹叶、薄荷清宣疏散以泄风热，用豆豉、荆芥辛散解表透邪。多用于流行性腮腺炎、痤疮、风疹疾病。

2. 气分——清热透邪药

气分阶段应清热透邪，用辛寒透热之品清透气分邪热，使气分之邪热向外透达，从表而解；热邪进入气分，郁阻气机，病位在肺、胃、胆、胸膈。邪热进入气分，犹有外透之机，仍需清透，使气分邪热向外透达，从表而解。常用凉膈散、白虎汤、黄芩汤，常用于风湿热疹、麻疹等。

3. 营分——清营透邪药

营分阶段应清营透邪，用轻清凉透之品，配以清营凉血之药，使郁闭营血之邪热透出气分而解。使邪气在传变的过程中具有向浅表透达的趋势，即由里达外、由深出浅，从而达到驱邪外出的目的。多用轻清凉透之品，配以清营凉血之药，使郁闭营血之邪热透出气分而解，或使郁热分散。常用于邪热入营，或邪热瘀阻血分。叶天士在《温热论》中对热入营分证的治法明确指出："入营犹可透热转气"，使邪热有转出气分而解之机。

4. 血分——凉血散血透邪药

邪结血分，热为血滞，瘀热互结，阻滞气机，邪无出路，可见斑疹和各种出血症。治疗当在清热解毒凉血之中配以散血透邪之品，达到瘀热分解而去、血凉瘀散热透之目的。如治疗斑疹，如柳宝诒说："邪热郁于血络，不得外运，其在于肺……则为疹，在于胃……则为斑。"正因为斑疹乃血分热郁而成，故斑疹也被作为血热外出的一个标志。其治法有清营凉血化斑、疏郁通络透疹等，但总应配以清气泄热之品。常用方清营汤常用于各种皮肤病的治疗，如白疕、水痘、猩红热、过敏性紫癜、药疹、系统性红斑狼疮等。

5. 后期——养阴透邪药

疾病后期正虚邪恋，虚实夹杂，应邪正兼顾，在益气养阴的同时加入透邪之药，使扶正不恋邪，祛邪不伤正。如邪留阴分证，此时阴液虽虚而未致欲竭，虽有邪热而不过甚，属余邪留伏营分血络之中，用青蒿滋阴凉营、搜邪透络、芳香透络、从少阳领邪外出，鳖甲入肝经至阴之分，既能养阴，又能入络搜邪。如余热未清，气阴两伤证，用竹叶、石膏清透余邪，祛除烦热，人参、麦冬益气养阴，粳米、甘草和中益胃，邪正兼顾，益气养阴并透邪外出。

二、注重下法的临床应用

下法是用泄下药物，疏通消除脏腑内之毒邪，使蕴结于脏腑内之毒邪疏通排出，达到除积导滞、逐瘀散结、泄热止痛、邪去毒消目的之法则。是依"六腑以通为用""不通则痛，通则不痛""邪在内，先疏其内，以下之"的原则而立之法。肖老常言：一日不排便，如抽三包香烟所吸收的毒素，故在临床上多用寒下、润下法、温下、峻下法。下法若运用及时而得当，可收立竿见影之效，故被历代医家所重视。

1. 把握下注时机

在临床上，肖老指出首先要把握下法运用时机，汉末医家张仲景在《伤寒论》中使用攻下法，甚为谨慎，强调"外证未解，不可下也，下之为逆"

"其热不潮，未可与承气汤""胃中有燥屎者，可攻。腹微满，初头硬，后必溏，不可攻之"……吴又可在《温疫论》中指出："大凡客邪贵乎早逐，乘人气血未乱，肌肉未消，津液未耗，病人不至危殆，投剂不至掣肘，愈后亦易平复。"故下法是最主要的逐邪之法，强调"注意逐邪，勿拘结粪"，强调下法应用贵在适时，"实证未剧，不可下"。

2. 辨证定攻补

肖老强调外邪传至阳明，导致大便秘结，腑气不通，邪无出路，固宜下之，但必须分辨热结之轻重，津气之盛衰，证候之虚实，以决定宜攻宜补、抑或攻补兼施。如邪盛热结，正气不衰之阳明腑实证，则分轻重而选用三承气之类苦寒攻下；邪少虚多，无水舟停之便秘者，则不宜轻用承气攻下，而宜重用增液汤，大补阴液，增水行舟以润下之；若腑实阴虚，虚实参半之证，则用增液承气汤，滋阴与攻下并用；腑实兼气阴两伤之证，则用新加黄龙汤，滋阴益气与攻下兼施。

3. 攻补当有度

另外，无论是攻是补，均应根据病情变化而适当进退，病增则药进，病减则药减，病退则药退，随证施治，加减得当。下法，用之得当，可收釜底抽薪、立竿见影之效，但在攻下逐邪的同时，也易损伤人体津气。故自张仲景创承气攻下之时，即强调用之切须慎重，不仅不可用之过早，而且还须适可而止。如《伤寒论》用大、小承气汤，每剂药煎成之后，一般分二次服用，强调"若一服利，则止后服""不尔者尽饮之"。由此可见，下法逐邪，仅适用于有形实邪内结而大便秘结之时，若一服而大便得下，即当断然停止后服，切不可因邪热未退或恐造成浪费而继续服用，以免攻伐太过，损伤津气，酿成祸患。

在临床上，对有些患者由于素体阴虚，复感外邪，结于阳明，或阳明腑实，应下失下，迁延日久，阴液大伤，均可导致腑实阴虚之证。临床表现除见潮热便秘之外，常伴有形体消瘦、皮肤干燥、口燥咽干、舌红绛干瘦、脉沉细无力等症。对于此类往往先用增液汤，大补阴液，以求润下。若用后一昼夜，大便仍不下者，则配合调味承气汤，或用增液承气汤，滋阴与攻下并施。对于阳明腑实而兼阴虚，或兼气阴两虚，多用滋阴、益气等补药，轻用大黄、芒硝等泻药。如治疗腑实兼气阴两虚多使用生地、玄参、麦冬、当归、人参、甘草等滋阴益气之品，而少量使用攻下药大黄，体现了多补少攻之策略，以期通腑逐邪而不伤津气。

三、注重虫类药物的临床应用

虫类药是动物药中的一部分，包括一些昆虫、软体动物、环节动物、节肢动物以及小的爬行类脊椎动物等。其临床使用历史悠久，《山海经》中已有虫类药使用的记载。我国现存最早的药学专著《神农本草经》载药365种，其中列载虫类药28种，占7.7%。张仲景创立了以虫类药为主的抵当丸、鳖甲煎丸等著名方剂。李时珍的《本草纲目》收载虫类药126种。历代医家对虫类药的临床应用积累了丰富经验，虫类药被广泛应用于内外妇儿各科。在中医外科各类疾病的治疗中，虫类药独具特色，很多组方、单药更是历经千年而未泯，至今仍在临床上发挥十分重要的作用。肖老在临床治疗上亦多应用虫类药。

1. 以毒攻毒治顽疾

一些虫类药物本身具有一定毒性，肖老在临床上常利用其以毒攻毒的特点治疗相应疾患。叶天士所说"初病胀痛无形，久则形坚似梗"的癖积癥瘕，非一般药物所能攻逐，只有虫类药才能达到搜剔攻逐、缓攻渐消的作用。如水蛭、全蝎、蜈蚣等药物，肖老常用来治疗外科难治性疾患，如恶性肿瘤、难愈性溃疡、乳房肿块等。

对于临床某些慢性疾病，疾患迁延日久，病邪深入，血络受病。如叶天士云："初病湿热在经，久则瘀热入络"。在治疗用药上，叶天士指出："病久则邪正混处其间，草木不能见效，当以虫蚁疏逐，以搜剔络中之邪"。邪气一旦入络，就会形成络脉瘀阻。治疗多以通血脉为主要方法，用药与一般的活血化瘀药有所不同，须借助虫蚁搜剔，如水蛭、土鳖虫、蜈蚣、穿山甲、露蜂房、地龙、全蝎等。

2. 通络解毒散结疗疮疡

疮疡疾患是中医治疗很有特色的一大类疾患，《医学衷中参西录》谓："穿山甲，味淡性平，气腥而窜，其走窜之性，无微不至，故能宣通脏腑，贯彻经络，透达关窍，凡血凝血聚为病，皆能开之。以治疗痈，放胆用之，立见功效"。《本草纲目》云："露蜂房阳明药也。外科齿科及他病用之者，亦皆取其以毒攻毒，兼杀虫之功耳"，《医学衷中参西录》谓"蜈蚣，走窜之力最速，内而脏腑，外而经络，凡气血凝聚之处皆能开之。性有微毒，而专善解毒，凡一切疮疡诸毒皆能消之……为其性能制蛇，故又治蛇症及蛇咬中毒"，张锡纯在《医学衷中参西录》中曾曰："蝎子，……专善解毒，消除一切疮疡。”《名医别录》记载露蜂房“治恶疽、附骨疽”。临床常用全蝎、蜈蚣治疗淋巴结核及其他难愈性溃疡，穿山甲、露蜂房、蜈蚣治疗疮疡。

3. 虫类药物在其他疾病中运用

此外，治疗乳腺增生症，患者常有乳房肿块，病程长者甚至有一定癌变风险，在结合患者自身病机，使用化痰散结及调摄冲任药物的基础上，配合用蜈蚣、全蝎、露蜂房以通络解毒散结。

脱疽是周围血管科常见疾病之一，血瘀为其基本病机，贯穿于脱疽病始终，既是病理产物，又作为致病因素而存在，可影响机体，加重脏腑功能失调，导致脉道闭塞、瘀血停滞，故治疗关键在于祛瘀通经。非破瘀重剂或峻破之虫类不足以消除瘀结、畅通经络气血，临床常采用水蛭祛瘀血而不伤新血。古人早有“虫类搜风”之说，虫类药物，或善飞行、或善疏土、或善游水、或善爬行，对风邪致病经久不愈者，唯虫类能达病所。叶天士曰“风邪留于经络，须以虫蚁搜剔”，虫性善行走攻窜、通达经络、搜风剔骨，远胜草木之性，如治疗反复发作的荨麻疹患者，可在养血祛风基础上选用僵蚕、蝉蜕、地龙等荡涤诸邪、搜风止痒。

四、注重风药的临床应用

（一）风药的特点

风药是一类具有升发、疏散特性的药物，如：升麻、柴胡、羌活、防风、藁本、葛根、川芎、独活、白芷、荆芥等。中医外科疾病的致病因素很多，风邪重要致病因素之一，且常是其他外邪致病的先导，故有“风为百病之长”之说。

风为阳邪，善行而速变，故发病迅速，多为阳证；风性燥烈，风性上行，多侵犯人体上部，如颈痈、头面丹毒等病。

风邪致病特点，其肿宣浮，患部皮色或红或不变，痛无定处，走注甚速，伴恶风、头痛等全身症状。中医外科疾病的基本病机是经络阻塞、气血凝滞和脏腑失和。

风药的基本作用是疏风发散，其性多辛，轻清上扬，向外趋表，具有升、托、发、散、化、达、窜、通等作用。风药不仅能行气、升气、降气、益气，而且能活血、止血、补血。用风药行散血瘀，可止血而不留瘀，对有瘀滞者，又可行气活血而止血。如血虚有寒，用四物汤加炮干姜、升麻。李东垣谓：

“参术补脾，非防风、白芷以引导之，则补药之力不能到”，风药能振脾益气而能摄血，故在临床上治疗外科疾病时多加用防风、白芷以调畅气机，消除气血凝滞。风药多具有温通走散之功，可以温通经络。局部经络阻塞是外科疾病的主要发病机制，各种致病因素作用于人体，引起经络阻塞不通，进而产生气血瘀滞，肿痛结块或化热腐肉成脓，毒邪由外传里或由里出表也都是通过经络的传导而实现的。风药的走散温通作用可以疏通经络，逆转病机，使外科疾病消散于无形，不致化热成脓。风药的宣发升散功能对脏腑有多方面的调节作用。风药不仅能疏肝，而且有升脾、燥脾、悦脾之功。另外，风药还具有固肾气助气化作用。经云：“肾肝之病同一治，为具在下焦，非风药行经则不可。”风药可助肾阳升发而布阴精。五脏真气充实，则外科疾病预后良好，《金匮要略》云“若五脏元真通畅，人即安和”。否则会出现“七恶”之象，预后不良。

风药质轻味辛，药性升浮、善行，具有开泄腠理，发散祛邪的作用，能使入侵之邪从表而解，祛除了引发血瘀的直接原因，故可恢复血行。根据邪气寒热之不同，可分别选用辛温之麻黄、桂枝、细辛，或选用辛凉之柴胡、薄荷、蝉蜕等。

（二）肖老运用经验

1. 治疗疮疡

肖老根据风药的特点，在临床上多应用于疮疡及皮肤病治疗中，疮疡为体表感染性疾病，热毒火毒是其主要致病因素，因此清热泻火解毒自然成为疮疡治疗的常法，而单纯清热解毒在很多情况下效果并不理想，甚至有可能造成某些疾病迁延，其原因是清热解毒药物多为苦寒之品，过用有寒凝气血经络之弊。疮疡疾病早期多有表证，此时适当使用风药表散，使邪毒随汗而出，可使得早期疮疡消散于无形，即内经所谓“汗之则疮已”。

如临床上治疗有头疽，在初起毒尚未聚阶段，应用羌活等表散之药温经提毒；在成脓阶段，痰湿蕴结，凝塞不通，加用羌活、桂枝等风药以开泄化瘀通络。如治疗丹毒风热化火者，在从血分清化毒邪的同时，也加用一些风药清热透表，使邪有出路。

2. 治疗皮肤病

皮肤病多以瘙痒为主要表现，《诸病源候论》曰：“凡瘙痒者，是体虚受风，风入腠理，与气血相博，而往来于皮肤之间，邪风微，不能冲击为痛，故但瘙痒也。”因此，治疗瘙痒的皮肤病，祛风药的使用也是举足轻重的。

如急性荨麻疹多为实证、熟证，慢性荨麻疹多为虚证、寒证，治疗上宜从风、湿、瘀、虚入手。风邪有寒热之分，风寒者，治宜祛风散寒，可选用荆芥、防风、羌活等祛风散寒；风热者，可选用银花、桑叶、牛蒡子、薄荷、蝉蜕等祛风清热。过敏性紫癜发病急，变化多，初起多有外感风热症状，皮肤紫癜常伴有瘙痒及关节肿痛游走不定等临床表现，故当属于“风”，故在清热凉血方中加入祛风药，如蝉蜕、防风、刺蒺藜等。

五、注重外治法

外治法是中医学治法的重要组成部分之一，与内治法一起构成中医治疗的重要体系。吴师机在《理瀹骈文》中明确提出“治虽在外，无殊治内也”，“外治之理即内治之理，外治之药亦即内治之药”，用以强调外治法的重要作用。由于外科疾病多为局部发病，且病变部位多固定不移，病灶距体表较近，外治用药更易发挥作用，同时外治法具有应用方便、作用直接、疗效快、副作用少等特点，在临床上疗效直接、显著。

（一）临床常见外治药物疗法

外科疾病的发病机制是邪正盛衰、气血凝滞、经络阻塞和脏腑失和；而其局部病机主要是各种致病因素阻碍气血运行，形成局部气血凝滞，经络阻塞，从而可表现为局部肿胀、疼痛、灼热等。外治中草药通过皮肤、孔窍、腧穴等部位直接吸收，进入经脉血络之中，输布于全身而发挥其药理作用，从而达到疏通经络、调和气血、解毒化瘀、扶正祛邪等目的。

（二）运用外治法治疗疮疡

1. 疮疡初起宜消散

阳证疮疡致病因素多为火热之毒，或其他因素蕴久化热，多属阳、热、实证，正如《医宗金鉴》所云：“痈疽原是火毒生，经络阻隔气血凝”。故对阳证疮疡初起局部色红灼热、肿势散漫，热毒没有结聚之势而尚未形成硬结者，应用具有清热解毒功效的药物，直折火势，但也不能一味使用清热解毒药。蒋示吉曰：“气脉得寒则不行，瘀血得寒则不散，瘀肉得寒则不溃，新肉得寒则不生”。陈士铎亦曰：“阳证用寒药贴之，期其必散也，后用热药散之，不可竟用寒药也”。若“后五、七日”火热之势得以控制，或邪毒已经结聚而形成明显之肿块者，则随之方中应伍入行气活血之药，或可再伍入软坚散结之品，使气血通畅，热毒而解，肿胀而散。如临床常用如意金黄散，方中有：天花粉5kg，黄柏、大黄、姜黄、白芷各2.5kg，厚朴、陈皮、甘草、苍术、天南星各1kg。方中有清热解毒之效的天花粉、黄柏、大黄、甘草，共11kg，占全方剂量（20kg）的1/2还多，还有行气活血逐瘀之姜黄2.5kg，占1/8，此外有白芷、厚朴、陈皮、苍术、南星，共奏疏风行气、软坚散结、消肿止痛，使得全方面面俱到。这类外用方适用于肿疡"后五七日赤热肿高"，局部有集中之硬块者，多将其"研匀，厚罨患上"。此外尚可使用如意金黄散、玉露散等制成的油膏等。

2. 透脓祛腐治疗疮疡中期

疮疡早期不能消散，中期必化腐成脓。透脓祛腐法用于疮疡的中期，使用具有脱腐生新透脓作用的透脓祛腐之法。肖老运用透脓祛腐法主要有切开引流手术和药物的腐蚀法两大方式。

（1）当酿脓较为成熟的时候，用切开排脓手术，以避免疮疡的邪毒外散，另外也可以减少病损周围组织的坏死脱落，有助疮口的痊愈。如《外台秘要》记载："凡痈疮审知脓者，破之皆当近下边"，因为"当上破之，此终不愈；当下破之，乃得脓耳"，并提出切开之后当"常使开润，勿令燥合"。《灵枢·痈疽》述道："大热不止，热盛则痰腐，肉腐则为脓。"清·王维德《外科全生集》进一步指出："毒之化必由脓，脓之来必由气血。"清·祁坤《外科大成·论脓》谓："概毒之得舷。如伤寒之得汗"。由此可见，疮疡出脓是正气载毒外出的正常现象，气血充足，则脓出色黄稠厚，量多，易于愈合，预后良好，反之则预后不良。正如《疡科纲要》指出："以脓之形质言之，则宜稠不宜清。稠厚者，其人元气必充；稀薄者，其人本质必弱……色泽不晦，气臭不恶，尚是正宗。"

（2）中医学认为疮面后期出现淡黄、质地黏稠、色泽明净、味淡腥不臭、状如蛋清、拉之成丝的分泌物是疮面走向愈合的一个重要标志。脓之来必由气血，此时的脓液（渗出液）多为疮面气血旺盛的正常代谢产物，根据"腐不去则新肉不生"的原则，对腐肉不脱或脱而缓慢影响新肉生长的情况，提出"提脓祛腐"的治疗原则，采用提脓祛腐的方法和药物，使疮疡内蓄之脓毒得以早日排出，腐肉得以迅速脱落，重在排脓。腐、脓均为有形之邪，邪不去，热必生，热生则肉腐，肉腐则为脓……，就会加重病情或易生恶证。《黄帝内经·痈疽》曰："……肉腐则为脓，脓不泻则烂筋，筋烂则骨伤，骨伤则髓消……。"提出脓不排出就会导致筋骨等坏死的后果。"提脓祛腐"对疮面的坏死组织外用中药药膏或掺药，主要是含丹类药（红升丹、白降丹），根据疮疡具体情况，如疮面阴阳属性、分期、脓液稠稀、脓腐多少、肉芽色泽以及疮周红肿等情况，辨证治之，分别使用含丹不一的药物或不含丹类药物（如黑虎丹），经疮面对药物的吸收，促进局部已坏死组织液化成脓排出，加速腐肉的脱落，以缩短疮面愈合过程。

3. 提脓祛腐，收口生肌治疗疮疡后期

在疮疡后期主要运用提脓祛腐收口生肌法，等脓肿手术切开或自行溃穿，用提脓祛腐法，待脓腐已尽的时候用收口生肌之法。强调疮面的修复愈合需要适当的温度和湿度，正犹如万物的生长需要阳光和水。在疮疡腐去肌生及肌平皮长阶段，外用中草药膏（散），经皮肤和疮面对药物的吸收作用，促进局部气血通畅，增强抗病防御能力，使疮口脓液渗出增多，并保持疮面湿润，从而达到促进疮面生长愈合，减少瘢痕的目的。其外用中药多选择三七、琥珀、乳香、没药、血竭、地榆、白芷、大黄等活血散瘀、润肤生肌、消肿定痛之品，及冰片、猪皮、大象皮、珍珠粉、龙骨、炉甘石、血余炭等生肌长皮、敛疮收口之品。

（三）外内合治助愈合

此外在注重外治的同时，宜协同内治，配合温补气血，扶正化瘀，活血生肌中药内服，内外兼治，使虚得补，寒得散，瘀得化，才能取得明显疗效。

如清·祁坤《外科大成》曰："肌肉者，脾胃之所生，收敛迟速，由气血旺盛，惟补脾胃，此内治也"。中医学认为，脾主肌肉，脓为气血所化生，无脓不长肉，长肉需气血充足，故皮肤溃疡的发生、发展、变化及修复过程，既与皮肤肌肉骨骼直接联系，又与气血津液、脏腑经络密不可分。

明·陈实功《外科正宗·痈疽门一杂症须知第十四》中论述到："脓清或多，疮口散大，不生肌者，里虚欲变症，峻补之。腐肉虽脱，新肉生迟，如冻色者，肉冷饥寒，大温气血。"

清·冯兆张在《冯氏锦囊》中更确切的描述到："若滋补不兼温暖，则气血凝滞，则孰为酿脓之具，脓之来，必由气血。"

溃疡疮面需要一个有津液的湿润环境，津液有滋润和濡养皮肤肌肉等作用；津液不足，则皮毛、肌肉、筋脉、骨骼、脏腑失其濡润之功，一切药物难以到达靶组织，疮面修复难以进行，而且邪无外泄之出路，有"闭门留寇"之患。外用中药所煨之脓，是疮面气血旺盛的正常代谢分泌物（津液的一种），疮面湿润不浸渍，可以保持药物持续供给，具有滋润濡养疮面，促进疮面生长愈合之功。

此外，脓液增多的湿润环境尚可减轻疮面疼痛，减少换药时对疮面的损伤，保护肉芽颗粒，提高疮面上皮化能力，促进疮面愈合，减少瘢痕挛缩，提高疮面修复质量。

第二节　古方心悟

一、仙方活命饮

【出处】仙方活命饮首见于明·薛己《校注妇人良方》：“治一切疮疡，未成者即散，已成者即溃，又止痛消毒之良剂”。张秉成《成方便读》：“治一切肿毒，初期未消，偏于轻浅阳分者，夫肿毒之初起也，皆由营血阻滞，郁而发热，营卫之气，失其常度，病即形之于外，必有表证外见。当此之时，总须精锐直前之品，捣其巢穴，使阻者行、滞者通，再助之以各药，自然解散。”

【组成】穿山甲、皂角刺、金银花、当归、赤芍、白芷、浙贝母、天花粉、防风、陈皮、乳香、没药、甘草。

【功效】清热解毒，消肿溃坚，活血止痛。

【方解】金银花味苦，性寒，归肺、心、胃经。善清热解毒疗疗治疮，为“疮疡之圣药”，乃方中之主，而重用为君；当归味甘辛，性温，归心、肝、脾经，功能补血活血止痛，润肠通便；赤芍味苦，性微寒，归肝、脾经，能清热凉血，活血祛瘀；乳香，味辛、苦，性温，归心、肝、脾经，功效活血行气止痛，消肿生肌。没药，味苦、辛，性平，归肝经，能散瘀止痛，消肿生肌。陈皮味辛、苦，性温，归脾、肺经，具有健脾和胃，行气宽中，降逆化痰的功效。银花性寒而凝滞收引，易致气滞血瘀，结肿难散，五药相伍能行气活血散瘀止痛，既能制银花之寒性，又能消肿止痛。

白芷味辛微苦，性温，归肺脾胃经，能祛风止痛，消肿排脓；防风味辛甘，性微温，归膀胱、肺脾经，能祛风胜湿，止痛，两药合用解表通滞散结，使邪有出路。

浙贝母味苦、性寒，归肺、心经，功能清热化痰，散结；天花粉味甘、微苦，性微寒，归肺胃经，能清热泻火，消肿排脓。二药合用能清热化痰散结，防气滞痰聚。

穿山甲味咸，性微寒，归肝胃经，能活血通络，消肿排脓，通经下乳；皂角刺味辛性温，归肝胃经，能托毒消肿排脓，合用能通行经络，透脓溃坚，使脓成即溃，疼痛速减。

甘草味甘，性平，入肺胃经，能清热解毒，调和诸药。合方通治阳证肿毒，于清热解毒之中，伍以行气活血、消肿止痛之品。《外科启玄》："治痈疽发背脑痈等疮，已成未成，万不失一"。

【主证】痈疡肿毒初起，症见红肿热痛，或身热凛寒，苔薄白或黄，脉数有力。

【主治】一切疔、痈、疖，溃疡；痤疮；结节性红斑；结节性脂膜炎；变应性血管炎；肛周脓肿、睾丸炎；慢性骨髓炎；穿孔性阑尾炎术后脓肿等。

【加减法】热毒炽盛者，可与五味消毒饮配合使用，加强清热解毒之功效；疮小且浅，或疮破脓出者，可去穿山甲、皂角刺；疼痛不明显者，去乳香、没药；血热较甚者，可以加生地黄、牡丹皮以凉血解毒散瘀；脓出不畅且多，可加桔梗，促进排脓；痤疮结节，可与二陈汤相伍使用，增强化痰散结之力。还可根据不同部位，适当加入引经药，如手部，可加桑枝、防已；头面部，加蝉蜕；胁部，加柴胡；下半身者加川牛膝。

二、五味消毒饮

【出处】五味消毒饮出自清·吴谦《医宗金鉴·外科心法要诀》，其处方为金银花三钱、野菊花、蒲公英、紫花地丁、紫背天癸子各一钱二分。煎服法：水一盅，煎八分，加无灰酒半盅，再滚二三沸时，热服，被盖出汗为度。用于治红丝疔、暗疔、内疔、羊毛疔。盖疔者如丁钉之状，其形小，其根深，随处可生。由恣食厚味，或中蛇蠱之毒，或中疫死牛、马、猪、羊之毒，或受四时不正疫气，致生是证。夫疔疮者，乃火证也。迅速之病，有朝发夕死，随发随死，三五日不死，十日半月亦必死，此系脏腑之乖逆，性情之激变，节候之寒温肃杀，且毒中有浅深者，若一时失治，立判存亡。予五味消毒饮，发挥其清热解毒，消散疔疮之功，诸疔可消。

【组成】金银花、野菊花、紫花地丁、蒲公英、冬葵子。

【功效】清热解毒，消散疔疮。

【方解】方中金银花、野菊花功擅清热解毒散结，金银花入肺胃心经，善清热解毒，消肿散结，外能清气分之毒，内清血分之毒，亦可解中、上焦之热结；野菊花入肝经，专清肝胆之火，二药相配，善清气分热结；蒲公英、紫花地丁均具清热解毒之功，为痈疮疔毒之要药，蒲公英能利水通淋，泻下焦之湿热，与紫花地丁相配，善清血分之热；紫背天癸子能入三焦，善除三焦之火。五药合用，气血同清，三焦同治，兼能开三焦热结，故诸药相伍，共奏清热解毒、消散疔疮之功，其清热解毒之力强于仙方活命饮。

【主证】疔疮初起，发热恶寒，疮形如粟，坚硬根深，状如铁钉；以及痈疡疖肿，红肿热痛，舌质红，苔黄，脉数。

【主治】传统中医多用五味消毒饮治疗疔毒、痈疡疮疖等病。可广泛用于因热毒所致疾病。现代多用于多发性疖肿、乳腺炎、阑尾炎、结膜炎、肾炎、尿道炎等感染性疾病。

【加减法】热毒炽盛者，可与黄连解毒汤配伍使用，加强清热解毒泻火之力；血热毒盛者，加犀角地黄汤增强凉血解毒散血之力；肿盛者，加防风、蝉蜕散风消肿，鼓邪外出；脓成不溃，根深蒂固或者脓出不畅，加穿山甲、皂角刺等溃坚而透脓；乳痈者，加瓜蒌、浙贝母、路路通、丝瓜络化痰散结，行气通络。

三、黄连解毒汤

【出处】黄连解毒汤出自东晋·葛洪《肘后备急方》，然古代医书方剂中用“黄连解毒汤”命名有很多，常用方药之方名见于《外台秘要》。《肘后备急方》：“又方，黄连三两，黄柏、黄芩各二两，栀子十四枚，水六升，煎取二升，分再服，治烦呕不得眠。”《外台秘要》：“胃中有燥粪，令人错语，正热盛亦令人错语。若秘而错语者，宜服承气汤；通利而错语者，宜服下四味黄连除热汤（即黄连解毒汤）”。《肘后备急方》方中组成、主治、剂量、煎服方法等均与《外台秘要》黄连解毒汤大致相同。吴昆《医方考》卷3：“阳毒上窍出血者，此方主之。治病必求其本，阳毒上窍出血，则热为本，血为标，能去其热则血不必治而归经矣。故用连、芩、栀、柏苦寒解热之物以主之。然惟阳毒实火，用之为宜。若阴虚之火则降多亡阴，苦从火化而出血益甚，是方在所禁矣。”

【组成】黄连、黄芩、黄柏、栀子。

【功效】泻火解毒。

【方解】方中黄连为大苦大寒之药，善清心火，兼泻中焦之火。黄芩清上焦之火，黄柏泻下焦之火；栀子通泻三焦之火，并导热下行，引邪热从小便而出。合方皆苦寒之品，四药合用，直折火势，三焦之火邪去而热毒自然解。《医方集解》谓："此手足阳明、手少阳药也。三焦积热，邪火妄行，故用黄芩泻肺火于上焦，黄连泻脾火于中焦，黄柏泻肾火于下焦，栀子通泻三焦之火从膀胱出。盖阳盛则阴衰，火盛则水衰，故用大苦大寒之药，抑阳而扶阴，泻其亢盛之火，而救其欲绝之水也，然非实热不可轻投。"

【主证】三焦火毒热盛证，症见大热烦躁，口燥咽干，错语不眠；或热病吐衄；或热甚发斑，身热下利，湿热黄疸；外科疮疡疔毒，溲黄赤。舌红、苔黄，脉数有力。

【主治】临床上常用于皮肤化脓性感染、虫咬皮炎（蜂蛰伤）、猩红热、脓毒血症、败血症、肺炎、泌尿系感染、流脑、乙脑等。

【加减法】热毒明显者，可配伍五味消毒饮同用，皮肤发斑、出血者，可配合犀角地黄汤以清热凉血退斑；若瘀热发黄、便秘者，可配伍大黄、茵陈清热通便，利湿退黄；里急后重者，加木香、槟榔以调气，则后重自除；尿频、尿急、尿痛者，可与龙胆泻肝汤配合使用，增强清热利湿通淋作用。

四、内疏黄连汤

【出处】内疏黄连汤出自清·吴谦《医宗金鉴·外科心法要诀》："此方治痈疽阳毒在里，火热发狂发热，二便秘涩，烦躁呕哕，舌干口渴饮冷等证。六脉沉数有力者，急宜服之，以除里热。山栀一钱，连翘一钱，薄荷一钱，甘草五分，黄芩一钱，黄连一钱，桔梗一钱，大黄二钱，当归一钱，白芍（炒）一钱，木香一钱，槟榔一钱。上水二茶盅，煎八分，食前服。加蜜二匙亦可。"

【组成】栀子、连翘、薄荷、黄芩、黄连、桔梗、甘草、酒大黄、当归、赤芍、木香、槟榔。

【功效】通二便，除里热。

【方解】方中的大黄、黄芩、黄连、山栀子以泻火解毒，清热燥湿，荡涤积滞，凉血散瘀；连翘、薄荷清热解毒，消痈散结；木香、槟榔理气止痛消滞；桔梗开提肺气，祛痰排脓；当归、白芍补血活血，养阴滑肠；甘草和中解毒，调和诸药。合方具有通二便，清肠热之功。

【主证】用于痈疽热毒在里，痈疽肿硬、壮热烦渴、腹胀便秘，苔黄腻或黄糙，脉洪大或沉数有力者，属阳实证者。在临床上，不论是哪一种急性皮肤疾患，只要有口渴引饮、溲赤便干、舌红苔黄、脉弦等实热见证，即可用内疏黄连汤加减以通里泻火。

【主治】一切疮疡，伴阳明腑实证。

【加减法】腹胀者，加枳实、厚朴（小承气汤）加强行气消滞通腑之力；血热炽盛，加牡丹皮、生地增强清热凉血之功；胃脘不舒者，加白术、枳壳、砂仁以健脾和胃，行气止痛；痔疮出血者，改黄连为胡黄连，加槐花、地榆以凉血止血。

五、龙胆泻肝汤

【出处】历代医书记载的“龙胆泻肝汤”同方名而药异者较多，而中医外科以清·吴谦《医宗金鉴·外科心法要诀》所述之方较为常用。书中“胁痛口苦，耳聋耳肿，乃胆经之为病也。筋痿阴湿，热痒阴肿，白浊溲血，乃肝经之为病也。故用龙胆草泻肝胆之火，以柴胡为肝使，以甘草缓肝急，佐以芩、栀、通、泽、车前辈大利前阴，使诸湿热有所从出也。然皆泻肝之品，若使病尽去，恐肝亦伤矣，故又加当归、生地补血以养肝。盖肝为藏血之脏，补血即所以补肝也。而妙在泻肝之剂，反作补肝之药，寓有战胜抚绥之义矣。”

【组成】龙胆草、柴胡、黄芩、栀子、木通、生地黄、车前草、泽泻、当归、生地黄、甘草。

【功效】清肝火、利湿热。

【方解】方中龙胆草泻肝胆，去湿热；黄芩、栀子助其清热去湿之力；木通、车前子、泽泻清利湿热，使诸邪从小便而出；为了防止火邪、湿热和苦燥淡利之药伤阴，故以生地、当归滋养阴血以柔肝；肝胆性喜条达，火邪或湿热犯之，则气机被郁，故又用柴胡清疏之，并作为引经药；甘草除协助龙胆草、黄芩、栀子清热解毒外，尚有调和诸药及避免苦寒伤胃之作用。因此，本方泻中有补、疏中有养，既泻肝用，又护肝体，攻邪而不伤正，滋养而不留邪，实为泻肝胆、利湿热之良方。

【主证】肝胆实火上炎证，症见头痛目赤、胁痛、口苦、耳聋、耳肿等，舌红苔黄，脉弦数有力。或肝胆湿热下注证，症见阴肿，阴痒，阴汗，小便淋浊，或妇人带下黄臭等，舌红苔黄，脉弦数有力。

【主治】用于肝胆经实火湿热所致乳头破碎、乳发、蛇丹、阴肿、肾囊风、阴癣、脚湿气、疥疮、湿疹、囊痈、耳脓等症。

【加减法】肝胆实火炽盛者，可去车前草，加黄连以助泻火之力；若湿盛热轻者，可去黄芩，加滑石、薏苡仁以增利湿之功；若阴囊红肿热痛，可加连翘、黄连，以泻火解毒；肝经湿热，带下色红者，加莲子、赤芍以清热利湿凉血；肝火上炎致头晕头痛，口苦易怒，加桑叶、菊花以清肝泻火；木火刑金，症见咯血，可加侧柏叶以凉血止血。

六、柴胡清肝汤

【出处】柴胡清肝汤出自明·陈实功《外科正宗》，《医宗金鉴·外科卷上\头部》注曰："此证发于鬓角，属于少阳三焦、足少阳胆二经，由于相火妄动，外受风热，更因性情急怒，欲念火生，凝结而成。此二经俱气多血少，最难腐溃。更兼鬓角肌肉，浇薄不宜针灸，候其自溃。溃后不宜多见脓，脓多者过耗血液难敛。初起宜服柴胡清肝汤解之……柴胡、生地各一钱五分，当归二钱，赤芍一钱五分，川芎一钱，连翘（去心）二钱，牛蒡子（炒、研）一钱五分，黄芩一钱，生栀子（研）、天花粉、甘草节、防风各一钱。水二盅，煎八分，食远服。"《疡科心得集》："治肝胆三焦风热疮疡，或怒火憎寒发热，或疮毒结于两耳、两胁前后或胸乳、小腹下及股、足等证。"

【组成】川芎、当归、赤芍、生地黄、柴胡、黄芩、栀子、连翘、牛蒡子、天花粉、防风、甘草。

【功效】清热解毒，散结消肿。

【方解】用于痈疽疮疡，由肝火而成者。用于养血清火，疏肝散结。主治肝气郁结，致患鬓疽，初起尚未成脓者，毋论阴阳表里，俱可服之。方中柴胡入肝经，配白芍、川芎疏肝解郁；黄芩、连翘清泄郁热消痤散结；黄柏为疡科要药，清热解毒，兼制相火、清虚热；天花粉、生地凉血滋阴生津；当归活血养血，与清热解毒之品合用具有排脓生肌之功效。

【主证】如肝胆火热，瘀阻经脉，热灼皮肤，故皮肤红肿疱疹；肝火上逆，化火生风，风火相扰则眩晕、呕吐、耳鸣、耳聋，舌红，苔黄，脉弦和或数。

【主治】凡肝胆三焦风热怒火而致的相关疾病，均可试用。临床上常用于痤疮、带状疱疹、腮腺炎、肋间神经痛、牙痛、淋巴结炎等。

【加减法】肝胆火盛者，可去川芎、当归，加龙胆草加强清肝泻火之力；肝胆湿热盛者，去四物汤、牛蒡子，加龙胆草、车前草增清肝利湿通淋之功；囊肿结节者，可加二陈汤、白芷、浙贝母，以化痰散结消肿；胁肋胀痛者，改赤芍为白芍，加枳壳、甘草，以行气缓急止痛；胃火牙痛者，可加黄芩、黄连以加强清热解毒。

七、萆薢渗湿汤

【出处】萆薢渗湿汤出自清·高秉钧《疡科心得集·补遗》："治湿热下注，臁疮、漏蹄等证"。

【组成】萆薢、薏苡仁、茯苓、泽泻、黄柏、牡丹皮、滑石。

【功效】清热利湿。

【方解】萆薢味苦，性平，归肝、胃、膀胱经，功能利湿祛浊、祛风除湿，为君药。薏苡仁味甘、淡，性凉，归脾、胃、肺经，功效利水消肿、渗湿健脾、除痹、清热排脓，淡则能渗，甘则能补，凉则清热，既能利水消肿，又能健脾补中，是清热除湿的常用药。茯苓味甘、淡，性凉，归心、肺、脾、肾经，功效利水消肿，渗湿健脾，性平和缓，药性平和，既能健脾养心，又能利水渗湿，补而不峻，利而不猛，既可扶正，又可祛邪，是脾虚及水湿内停之证的常用药。泽泻味甘、淡，性寒，归肾、膀胱经，功能利水消肿，渗湿泄热；泽泻淡渗，具有较强的利水作用，又性寒而能清热，是清利湿热的常用药。黄柏味苦，性寒，归肾、膀胱、大肠经，功效清热燥湿、泻火除蒸、解毒疗疮，本药善于清泻下焦湿热，又能泻火解毒，常被用来治疗湿疹瘙痒。牡丹皮味苦、甘，性微寒，归心、肝、肾经，功效清热凉血、活血祛瘀。滑石味甘、淡，性寒，归膀胱、肺、胃经，功效清热解毒、收湿敛疮，是治疗湿疹的常用药；该方以萆薢利湿祛浊为君药，薏苡仁、茯苓、泽泻为臣药，辅助君药起到利水渗湿的作用；佐以黄柏、丹皮、滑石清热泻火凉血。合方具有针对湿、热、毒之病因，共奏清热除湿、泻火解毒、祛风止痒、凉血之效。

【主证】皮肤病如红斑、丘疹、水疱、风团，或有糜烂、渗出湿热内蕴证、湿热下注证，兼有脾湿中阻之特点，多见腹胀纳差，舌红或淡红，苔薄黄腻，脉滑等。

【主治】用于湿疹、特应性皮炎、药物性皮炎、荨麻疹、丘疹性荨麻疹、褥疮、脚癣、下肢丹毒、癣菌疹、睾丸炎、前列腺炎、脉管炎等症。

【加减法】阴囊湿疹、阴癣者，加土茯苓、茵陈以清热利湿解毒；瘙痒明显者，加白鲜皮、苦参、地肤子，以燥湿杀虫止痒；红肿疼痛者，加栀子、黄柏，以增清热解毒之功；湿热下注，痔疮发作，肿痛出血，可加槐花、胡黄连清热利湿、凉血止血；创面晦暗渗液糜烂，可加泽兰、毛冬青、土茯苓、茵陈等以利湿解毒、活血散血；上焦者，加蝉蜕；下焦者，加川牛膝。本方还可煎汤外洗。

八、六味地黄丸

【出处】六味地黄丸出自宋·钱乙《小儿药证直诀》："熟地黄八钱，山茱萸肉、山药各四钱，泽泻、牡丹皮、茯苓（去皮）各三钱。上为末，炼蜜为丸，梧桐子大，每服三丸，空腹温开水送下。"

【组成】熟地黄、山茱萸、山药、泽泻、牡丹皮、茯苓。

【功效】滋补肝肾。

【方解】方中重用熟地黄滋阴补肾、填精益髓为君药；山茱萸补养肝肾，山药补益脾阴、益肾固精，三药合用，达到三阴及脾肝肾三脏并补之功。配以茯苓淡渗利湿，助山药健脾，且防山药敛邪，泽泻利湿泻肾浊，并减轻熟地黄的滋腻，且可清降肾中虚火；牡丹皮清肝热、泄虚热，亦制山茱萸之温涩，且防山萸肉酸涩敛邪。各药合用，三补三泻，大开大合，使滋补而不留邪，降泄而不伤正，乃补中有泻，寓泻于补，相辅相成。

【主证】主治肝肾阴虚。头晕目眩，耳鸣耳聋，虚火牙痛，五心烦热，腰膝酸软，血淋尿痛，遗精梦泄，骨蒸潮热，盗汗颧红，咽干口燥，舌质红，脉细数。

【主治】凡肝肾阴虚、虚火上炎之证均可为主方加减。临床上常用面部敏感性皮炎、激素依赖性皮炎、日光性皮炎等。

【加减法】阴虚火盛者，加知母、黄柏，以加强清热降火之功；皮肤泛红灼热，加桑白皮、地骨皮以清透虚热；兼见纳差腹胀者，加白术、枳壳、砂仁，以健脾和胃、行气导滞。

九、托里消毒饮

【出处】托里消毒饮出自明·陈实功《外科正宗》："人参、川芎、白芍、黄芪、当归、白术、茯苓、金银花各一钱，白芷、甘草、皂角针、桔梗各五分。水二盅，煎八分，食远服。脾弱者，去白芷，倍人参。治痈疽已成不得内消者，宜服此药以托之，未成者可消，已成者即溃；腐肉易去，新肉易生，此时不可用内消泄气、寒凉等药，勿伤脾胃为要。"

【组成】党参、茯苓、白术、川芎、当归、白芍、金银花、白芷、皂角刺、甘草、桔梗、黄芪。

【功用】补气养血，托毒消肿。

【方解】消、托、补是外科内治的三大法，其中托法又分为透托与补托。托里消毒饮是补托法的代表方。此由八珍汤去地黄，加黄芪、银花、白芷、桔梗、皂角刺组成。方中八珍汤双补气血，地黄阴柔滋腻，不利邪脓外出，故去之；当归补血活血、排脓生肌，入肝经，为活血行气之要药；川芎血中之气药，可通达气血；芍药补血养阴，缓急止痛；党参补气健脾，加黄芪补气托毒排脓，正如《本草备要》言，黄芪“温分肉，实腠理，泻阴火，解肌热”，为“疮痈圣药”。白术、茯苓健脾利湿，二者合用，可增强党参、黄芪的补气作用；陈皮理气调中，与白术、茯苓共同调补脾胃，使脾胃健运。金银花清热解毒，为治疮疡要药；白芷、桔梗、皂角刺均能排脓托毒于外。诸药合用，托其毒，使邪有外出之机，邪盛者不致脓毒旁窜深溃；扶其正，使气血有生化之源，正虚者不致因攻邪而正气更伤，从而脓出毒泄，肿痛消退。用于疮疡体虚，不能托毒外达者正为合拍。《外科精义》说：“凡为疡医，不可一日无补托二法。”可见补托法在外科上的重要性及其应用之广。

【主证】疮疡病久，伴有脾胃虚弱证，如少气懒言，食欲不振等，舌质淡，苔白，脉细无力。

【主治】用于疮疡体虚邪盛，脓毒不易外达者。如皮肤久溃不敛、带状疱疹后神经痛病久不愈、慢性中耳炎、蝼蛄疖、甲沟炎、指甲周围炎等。

【加减法】热毒盛者，可加连翘，加强清热解毒之功效；少气懒言，食欲不振，倍黄芪，加鸡内金，增强补气健脾和胃之功；疼痛明显者，加乳香、没药；恶风明显者，可加防风，倍黄芪，加强益气固表之力。还可根据不同部位，适当加入引经药，如上肢，可加桑枝；头面部，加蝉蜕；胁部，加柴胡；下半身者，加川牛膝。

十、保安万灵丹

【出处】保安万灵丹出自明·陈实功《外科正宗》：“此方治痈疽、疔毒、对口、发颐、风湿、风温、湿痰流注、附骨阴疽、鹤膝风症，左瘫右痪，口眼㖞斜，半身不遂，血气凝滞，偏身走痛，步履艰辛，偏坠疝气，偏正头痛，破伤风牙关紧闭，截解风寒，无不应效。茅术八两，麻黄、羌活、荆芥、防风、细辛、川乌（汤泡，去皮）、草乌（汤泡，去皮）、川芎、石斛、全蝎、当归、甘草、天麻、何首乌各一两，明雄黄六钱。上为细末，炼蜜丸弹子大，每药一两分作四丸，一两分作六丸，一两分作九丸三等做下，以备年岁老壮、病势缓急取用。预用朱砂六钱，研粉为衣，磁罐收贮。……凡疮皆起于营卫不调，气血凝滞，乃生痈肿。观此药性专发散，又能顺气搜风，通行经络，所谓结者开之，况疮毒又乃日积月累结聚所发，苟非甘温辛热发泄，以汗疏通，安能得效。所谓发散不远热，正和此方之意无谬也，服后避风，当食稀粥，忌冷物、房事，孕妇勿服。”

【组成】麻黄、羌活、荆芥、防风、细辛、制川乌、制草乌、石斛、天麻、何首乌、明雄黄、川芎、苍术、全蝎、当归、甘草。

【功效】解毒消痈，舒筋活血，祛风止痛。

【方解】方中全蝎味甘、辛，性平，有毒，搜风解毒通络，能引各种风药直达病所。麻黄、羌活、荆芥、防风、细辛均味辛，性温，辛者能散能行，而疏风通络，温则散寒解外表之邪气；制川乌、制草乌味亦辛，性大热，搜风祛湿，散寒开闭，破积攻结，诸药合用，急驱风、寒、湿之邪。天麻味辛，性平，善熄风止痉，能制风药太过。当归、川芎养血活血；何首乌养血补肾，能防辛散太过而汗脱亡阳；苍术味辛苦，性温，入脾、胃、肝经，能燥湿健脾、祛风湿，防滋腻之品碍脾胃，又能助驱外邪；石斛、炙甘草益气养阴，并兼制驱风、散寒、除湿药物之辛燥；明雄黄协助全蝎、天麻、细辛以驱除停留于关节中之痰涎；朱砂镇静安神；葱白辛温发表，加强其发散外邪之力。诸药合用，一派辛温之品，发汗驱风散寒力猛而效宏。汗出则腠理玄府开通，表邪得散，气机得畅，血行无阻，调节脏腑阴阳，而从根本上治疗部分皮肤病。又《素问·痹论》说：“风、寒、湿三气杂至，合而为痹也。”乃风、寒、湿邪乘虚侵袭，流注经络、关节、肌肉，致气血津液运行不畅而成痹。保安万灵丹亦为治痹的名方。

【主证】风、寒、湿三邪合而痹阻肌肤、筋脉、肌肉、关节间者。

【主治】用于痈疽发背、时毒、对口、发颐、湿痰流注、项疮、附骨疽（初起）、附骨阴疽、囊痈、杨梅疮、痼发、狐气、鹤膝风、疝气、偏正头痛、破伤风、牙关紧闭等症。

【加减法】大汗淋漓者，加人参、五味子以益气固表敛汗；口干明显者，加麦冬、五味子以养阴生津止渴；大便秘结者，加火麻仁润肠通便，

十一、升阳散火汤

【出处】升阳散火汤出自金·李东垣《内外伤辨惑论》：“治男子妇人四肢发热，肌热，筋骨间热，表热如火燎于肌肤，扪之烙手。夫四肢属脾，脾者，土也，热伏地中，此病多因血虚而得之也。又有胃虚过食冷物，郁遏阳气于

脾土之中，并宜服之。升麻、葛根、独活、白芍药、羌活、人参（以上各五钱），甘草（炙）、柴胡（以上各三钱），防风（二钱五分），甘草（生）（二钱）。……水二盏，煎至一盏，去粗。大温服，无时。忌寒凉之物。”

【组成】升麻、葛根、独活、羌活、白芍、人参、柴胡、防风、甘草。

【功效】疏散风寒，宣发郁火，升阳举陷。

【方解】方中用人参、炙甘草甘温补中气；用柴胡发少阳之火，升麻、葛根发阳明之火，羌活、防风发太阳之火，独活发少阴之火，皆属味薄气轻，上行之药，故能升举阳气，使脾土之郁遏得以发越，肌表之郁热亦可解除；以生甘草泻火缓急，并合白芍酸甘化阴以收耗散之津液，致散中有收，寓收于散，诸药合用，使火散郁热消退。

【主证】凡属阴火内伏，阳气抑郁，出现低热、纳谷不馨、神疲乏力、脉细、苔白等症状。

【主治】牙痛、咳嗽、肋间神经痛、三叉神经痛、口腔溃疡、丘疹、便秘、头晕头痛、发热、亚健康状态等由于火郁而变生的各科杂病。

【加减法】伴见饮食乏味，舌淡苔白，乃脾气亏虚，倍人参，可加白术、茯苓，加强健脾益气之力；大便干结，加酒大黄，通便泻火；失眠多梦，可加莲子、夜交藤养心安神；疼痛明显者，可加郁金、元胡以行气止痛。

十二、止痛如神汤

【出处】止痛如神汤出自明代·申斗垣《外科启玄》：“凡痔所做，必由风热乘食饱不通，气逼大肠而生。受病者燥气也，为病者胃湿也，四气相合，故大肠头结而成块。肿者湿也，痛者火也，痒者风也，大便秘者燥也。秦艽（去苗）、桃仁（去尖皮另研）、皂角子（烧存性）（各一钱，研）；苍术（泔浸炒）、防风（各七分），黄柏（酒洗，五分），当归尾（酒洗）、泽泻（三分），尖槟榔（一分，另研），熟大黄（一钱）。上㕮咀，除三味另研，用水二盅，煎至一盅二分，入此三味，再煎至八分，空心热服。切忌生冷、五辛、烧酒、肝肠、湿面等”。

【组成】秦艽、皂角刺、当归、桃仁、泽泻、苍术、黄柏、甘草、防风、槟榔、酒大黄。

【功能】祛风清热，行气利湿，润肠通便。

【方解】方中秦艽、防风祛风除湿；桃仁、当尾归活血散瘀行滞，润燥滑肠通便，使滞者行，瘀者化，大肠气机通畅；湿源于脾，脾虚则湿生，故用苍术之苦温以健脾燥湿，黄柏之苦寒以清热燥湿，二者相伍则热祛湿除；泽泻甘寒泻热利湿，槟榔行气导滞通便，两者配合行气利水消胀。皂角刺、大黄清热通便，祛瘀通络。诸药相配，针对引起肛门坠胀的病因“风、热、湿、燥”之邪，共奏清热利湿，祛风行气，活血润燥通便的功效。

【主证】用于诸痔发作时肿胀痒痛者。

【主治】治疗痔疮肿痛之湿热内盛证。临床上常加减运用于各种痛，如带状疱疹、带状疱疹后遗神经痛、肋间神经痛、生殖器疱疹伴腰骶神经病变等。

【加减法】运用于带状疱疹疼痛者，可去黄柏、苍术，加乳香、没药以行气散瘀止痛；热毒明显者，加板蓝根、连翘等以加强清热解毒作用；生殖器疱疹者，可加板蓝根、虎杖等以清热利湿解毒；伴神疲乏力，可加四君子汤，健脾益气。

十三、复元通气散

【出处】以复元通气散命名的方剂很多，如《伤科补要》《太平惠民和剂局方》《外科精要》《丹溪心法》《医学入门》《活法机要》等书中都有不同组合的复元通气散。本篇所述复元通气散出自元·朱震亨《活法机要》：“治诸气涩耳聋，腹痈便痈，疮疽无头，止痛消肿。青皮、陈皮各四两，甘草三两（生熟各半），穿山甲（炮）、瓜蒌根各二两，加金银花、连翘各一两。上为细末，热酒调下。”

【组成】青皮、陈皮、全瓜蒌、穿山甲、金银花、连翘、甘草。

【功用】解毒行气，散结消肿。

【方解】以青皮疏肝破气散滞，陈皮疏肝健脾而燥湿，二者合用，行气之力增，而不耗伤正气；穿山甲善于走窜，性专行散，通经达络，破坚积而理肝血；全瓜蒌清热化痰，宽胸散结；金银花、连翘、生甘草清热解毒，散结消肿，乃治疮痈之圣药。

【主证】疮疖痈疽，焮赤疼痛，脓已溃或未溃，舌质红，苔薄腻，脉弦。

【主治】临床凡遇气滞毒壅、痰瘀互结之无头痈疽、胁下肿痛、阑尾包块、腹内癥瘕、耳痛耳聋等症，常以此方加减施治。

【加减法】痈疽脓成不破或溃后脓流不畅，加皂角刺配合穿山甲增透脓排脓之力；大便秘结，倍瓜蒌，可加大黄通便泄热；还可以加引经药，耳痛耳聋者，加柴胡、枳壳以疏肝理气；肠痈者，加大黄、芒硝、桃仁以泻热破瘀，散结消痈。

十四、活血散瘀汤

【出处】活血散瘀汤出自清·吴谦《医宗金鉴·外科心法要诀》："当归尾、赤芍药、桃仁（去皮尖）、大黄（酒炒）各一钱五分，川芎、苏木各一钱五分，丹皮、枳壳（麸炒）、栝蒌仁各一钱，槟榔六分。水二盅，煎八分，空心服，去渣，再煎服。此证生委中穴，穴在膝后腘中央约纹，动脉陷中即是……由胆经积热，流入膀胱，壅遏不行而成。木硬肿痛、微红、屈伸艰难。治宜速用活血散瘀汤，逐下恶血为效，缓则筋缩而成废疾！"

【组成】川芎、当归、赤芍、桃仁、牡丹皮、苏木、酒大黄、枳壳、槟榔、瓜蒌仁。

【功效】活血逐瘀。

【方解】方中川芎、当归尾、赤芍、牡丹皮、苏木、桃仁活血祛瘀，通调血脉；枳壳、槟榔破气消积，疏通气道；大黄、瓜蒌仁攻逐淤结，润肠通腑。且槟榔、枳壳亦助大黄攻逐；归、芎、苏、芍之破瘀，得利气之品，则祛瘀之功益著，全方共奏理气活血，活络止痛之功，气血通达，故无痛可生。

【主证】用于瘀血流注及委中毒等。

【主治】丹毒、结节性红斑、硬红斑、脂肪瘤、皮脂腺囊肿、脂囊瘤、皮肤纤维瘤等。

【加减法】大便干结，加芒硝以泻热通便。血热内盛者，加仙鹤草、白茅根以清热凉血；疼痛明显者，加乳香、没药以行气散瘀止痛；治脂瘤者，可加荷叶、山楂以消脂散瘀；热毒炽盛者，可加金银花、连翘以清热解毒散结。

十五、香贝养荣汤

【出处】香贝养荣汤出自清·吴谦《医宗金鉴·外科心法要诀》："白术（土炒）二钱，人参、茯苓、陈皮、熟地黄、川芎、当归、贝母（去心）、香附（酒炒）、白芍药（酒炒）各一钱，桔梗、甘草各五分。加生姜三片、大枣二枚，水煎，食远服。治上石疽，症见疽生颈项两旁，形如桃李，皮色如常，坚硬如石，通而不热，初小渐大，难消难溃，既溃难敛而属气虚者。"

【组成】香附、贝母、桔梗、陈皮、党参、茯苓、白术、甘草、川芎、当归、赤芍、熟地黄。

【功效】补气养血，理气活血，化痰散结。

【方解】香贝养荣汤是用补气健脾的四君子汤和养血活血之四物汤两个方

剂组成，补气生血，为气血双补之剂，再配化痰行气散结之贝母、桔梗、陈皮、香附共奏补气养血、健脾化痰、活血散结之功，可标本兼治，为疡科一良方。

【主证】气血虚弱，肝经郁结，以致气血凝滞经络而形成的石疽、瘰疬，其形初小渐大，形如桃李，皮色如常，坚硬如石，难消难溃，既溃难敛，疲顽之证。

【主治】适用于一切虚证癌肿（如乳岩、石瘿、石疽、恶性溃疡等）及慢性溃疡、瘰疬、乳漏、窦道等。

【加减法】脓腐未尽，乃余毒未解，可加半枝莲、白花蛇舌草以清解余毒，可配合大成膏（院内制剂）外敷；瘙痒者，加白鲜皮、刺蒺藜以祛风止痒；疼痛者，加乳香、没药行气散瘀止痛；情致抑郁，性情急躁者可加开郁散。还可以使用引经药，如乳岩者，加瓜蒌、牛蒡子；下肢加川牛膝；上肢者，加桑枝、防已。

十六、阳和汤

【出处】《外科证治全生集》："熟地黄一两、麻黄五分、鹿角胶三钱、白芥子二钱、肉桂一钱、生甘草一钱、炮姜炭五分，不用引。此方主治骨槽风、流注、阴疽、脱骨疽、鹤膝风、乳岩、结核、石疽、贴骨疽及漫肿无头，平塌白陷，一切阴凝等。麻黄得熟地不发表，熟地得麻黄不凝滞，神用在此。"

【组成】熟地黄、鹿角胶、炮姜、肉桂、麻黄、白芥子、生甘草。

【功能】温阳补血，散寒通滞。

【方解】方中熟地为滋腻静药，重用以滋补阴血、填精益髓；麻黄为发散动药，轻用开腠达表、辛散寒凝。大量熟地得小量麻黄，则补血而不腻，小量麻黄得大量熟地，则通络而不发表，一守一走，相反相成。配以血肉有情之品鹿角胶，补肾助阳，益精养血。且熟地、鹿角胶相伍，一则寓"阴中求阳"之意，二则可制约诸温阳药的温燥，二者合用养血助阳，以治其本。姜炭温中焦之脾阳，肉桂暖下焦之肾阳，二者为臣温经散寒通脉；白芥子辛温，温化寒痰，可达皮里膜外，能驱皮里膜外筋骨经络的寒痰凝聚，古有"治胁下及皮里膜外之痰，非此不达"之说。生甘草解毒而调和诸药。纵观全方，诸药共用，化寒凝，通经络，针对血虚阳伤之本，寒凝痰滞之标，是药和补阴药合用，滋腻与辛散之品相配，温而不燥、补而不腻。配伍组方亦照顾全面，表里内外均有药物到达，使寒邪无稽留之所，则气滞、血瘀、痰凝、毒聚相互胶结所生之病自散。

【主证】用于流痰及一切阴疽，漫肿平塌，不红不热者。

【主治】骨槽风、流注、阴疽、脱骨疽、鹤膝风、乳岩、结核、石疽、贴骨疽及漫肿无头，平塌白陷，一切阴凝等。

【加减法】疼痛者，加乳香、没药以散瘀止痛；条索状结块，皮色不变者，可加二陈汤加减；便秘者，加大黄；阳虚寒盛者，可加附子以温阳散寒；寒湿凝滞者，加细辛以散寒通滞；气虚者，加党参、黄芪以助益气。

十七、消风散

【出处】《外科正宗》:“（消风散）治风湿浸淫血脉，致生疮疥，瘙痒不绝，及大人小儿风热瘾疹，遍身云片斑点，乍有乍无并效。当归、生地、防风、蝉蜕、知母、苦参、胡麻仁、荆芥、苍术、牛蒡子、石膏各一钱；甘草、木通各五分。水二盅，煎八分，食远。”

【组成】荆芥、防风、蝉蜕、胡麻仁、苦参、苍术、知母、石膏、牛蒡子、当归、生地、甘草、木通。

【功能】疏风养血，清热除湿。

【方解】方中以荆芥、防风为君药，荆芥味辛性温，善去血中之风。防风能发表祛风胜湿，长于祛一切风，二药相伍，疏风以止痒。苦参、苍术为臣，苦参性寒，善能清热燥湿、止痒，苍术燥湿、辟秽、发汗、健脾，两者相配，燥性尤强，既燥湿止痒，又散风除热。佐以牛蒡子疏散风热、透疹、解毒，蝉蜕散风热、透疹，此二味不仅可增荆芥、防风祛风之力，更能疏散风热透疹。石膏、知母清热泻火，木通利湿热，胡麻仁、生地、当归滋阴养血润燥，且生地善清血中之热，与清气分热之石膏、知母共除内热。当归兼可活血，有治风先行血，血行风自灭之理。甘草清热解毒，又可调和诸药，用为佐使。诸药合用，于祛风之中伍以除湿、清热、养血之品，使风邪去，湿热除，血脉和，则瘙痒自止。

【主证】风疹、湿疹。皮肤疹出色红，或遍身云片斑点，瘙痒，抓破渗出明显，舌红，苔白或黄，脉浮数。

【主治】多用于荨麻疹、湿疹、接触性皮炎、药物性皮炎等皮肤病。

【加减法】若风热偏盛，伴见口渴、大便干，可加金银花、连翘、酒大黄等疏风清热，解毒通腑；若湿热偏盛，症见胸脘痞满，身重乏力，舌苔黄厚而腻者，加地肤子、栀子等清热除湿止痒；若血分热盛者，加水牛角、生地黄、牡丹皮等清热凉血；若瘙痒尤盛者，病情迁延难愈或反复发作者，加全蝎、蜈蚣、乌梢蛇等搜风通络止痒之品。

十八、二妙散

【出处】《丹溪心法》:“（二妙散）治筋骨疼痛因湿热者。有气加气药，血虚者加补药，痛甚者加生姜汁，热辣服之。黄柏（炒）、苍术（米泔浸，炒）。上二味为末，沸汤，入姜汁调服。二物皆有雄壮之气，表实气实者，加酒少许佐之。若痰带热者，先以舟车丸，或导水丸、神芎丸下伐，以后以趁痛散服之。”

【组成】黄柏、苍术。

【功能】清热燥湿。

【方解】方中黄柏苦寒清热除湿为君药，因寒能清热，苦以燥湿，且走下焦，尤其对骨节走痛，足膝无力为好，其散阴分之火，清下部之热，除足膝之湿，为治疗下焦湿热要药。苍术苦温，善能燥湿健脾，使脾健运功能恢复，则湿无由生，湿祛则热无所附，热易除，此为治本之第一要素。用苦寒之黄柏清热燥湿，以避免过燥损液，使清热而无寒凝之弊；以苦温之苍术燥湿运脾，健运而防肠胃之害，苦温而无动火之虑。两者配伍，阴阳相济，寒温协调，合成清热燥湿，标本兼顾，使热去且湿除。

【主证】湿热下注证。湿热走注之筋骨疼痛，或湿热下注，两足痿软无力，或足膝红肿热痛，或湿热带下，或下部湿疮，湿疹，小便短黄，舌红，苔黄腻，脉弦。

【主治】阴囊炎、阴囊湿疹、阴癣、阴道炎、慢性盆腔炎等。

【加减法】湿重于热者，以苍术为主，用量可加大，甚至超过黄柏；如热重于湿者，黄柏为君；湿热并重，二药相等。若湿热脚气，可加薏苡仁、土茯苓、茵陈，湿痒明显，可配合龙胆泻肝汤、或者萆薢渗湿汤合用以祛湿热止痒等。

第三节　自拟经验方

一、清利通络止痛汤

【组成】：龙胆草 15g　柴胡 5g　黄芩 12g　栀子 12g

车前草 18g　　板蓝根 18g　　郁金 12g　　香附 6g

当归 6g　　赤芍 15g　　丹参 18g　　夜交藤 18g

【功效】清肝利湿，理气通络止痛。

【主治】蛇串疮，乃肝胆湿热，蕴郁肌肤所致。

【用法与治法】清水煎服，每日 1 剂，每剂分 2 次，饭后半小时至 1 小时送服。

【方解】本方乃龙胆泻肝汤加减而得。方中重用龙胆草、板蓝根、黄芩、栀子清肝泻火解毒利湿，车前草清热利湿，夜交藤宁心安神除烦，柴胡味苦性凉、入肝经，能疏肝行气。当归有养血活血之功，丹参、赤芍凉血清热，活血破血，消散血中之浮热，三者合用，既能养血和营，又能凉血活血祛瘀，与柴胡为伍、配以郁金，制香附使肝气得疏，肝血得养，肝气充而不滞，肝结得消。方中活血通络止痛之品，与疏肝行气止痛之药合用，既入血分又入气分，使气血流畅，血随气行开塞通瘀而止痛。所谓："气行则血行，气滞则血瘀。"

【加减法】疼痛明显者，加蒲黄、五灵脂活血破瘀通经止痛；皮疹色红，血热明显者，加生地黄、牡丹皮以清热凉血活血；皮损潮红疼痛明显，有便秘者加酒大黄以清热破瘀，并有釜底抽薪之妙；痒感明显，可加白鲜皮、地肤子祛风止痒；乏力，纳差，仍伴疼痛，乃正气已虚，余毒未解，加黄芪益气健脾而能托毒外出；夜寐欠安，彻夜不眠，加磁石、珍珠母等重镇安神止痛。

二、祛疣软坚汤

【组成】　板蓝根 15g　　马齿苋 15g　　蒲公英 15g　　木贼 15g

丹参 15g　　赤芍 15g　　紫草 15g　　制香附 6g

露蜂房 5g　　防风 5g　　薏米仁 30g　　生芪 18g

【功用】疏风清热，活血解毒，化瘀散结。

【主治】扁瘊，乃风邪搏肌，外感毒邪，热毒蕴结而成。

【用法和治法】水煎服，每日 1 剂，每剂分 2 次，饭后半小时至 1 小时送服。

【方解】方中板蓝根、蒲公英、马齿苋清热解毒，板蓝根现代药理研究有抗细菌病毒作用，马齿苋能增强人体免疫功能，可防扁瘊愈后复发；木贼疏散风热；丹参、赤芍、紫草凉血解毒，活血化瘀；制香附行气活血，软坚消斑；露蜂房以毒攻毒，祛风止痒与蒲公英等清热解毒药配伍，药力剧增，并可助防风止痒，缓解症状。重用薏米仁、黄芪以健脾渗湿，且有透表作用，可引药直达肌肤。合方既可清热解毒，祛风凉血，又能疏肝行气，活血化瘀，而达散结消聚之功。

【加减法】肝火炽盛者，倍马齿苋，加夏枯草清肝泻火、软坚散结；瘊子色灰褐，质硬而难消，加三棱、莪术活血化瘀散结；瘊子皮色不变，质软，加生牡蛎、磁石软坚化积，重镇平肝潜阳。

三、祛风通经活络汤

【组成】桃仁 5g　红花 4. 5g　板蓝根 9g　土贝母 4. 5g
马齿苋 6g　生薏米 12g　夏枯草 9g　木贼 6g
制香附 4. 5g　丹参 6g　皂角刺 4. 5g

【功用】通经活络，祛风化瘀。

【主治】枯筋箭、扁瘊，乃经络血分血瘀，风邪外搏而致。亦治瘿瘤。

【用法和治法】水煎服，每日 1 剂，每剂分 2 次，饭后半小时至 1 小时送服。

【方解】方中桃仁、红花增强通经活血行瘀之力；板蓝根、土贝母清热解毒，现代药理研究表明其有抗病毒作用；薏米仁、马齿苋、木贼、香附清热解毒，活血化瘀，软坚散结，平肝熄风，对疣体有一定作用；丹参活血化瘀，破血行气，使凝聚消散，丹参又能清解瘀热；皂角刺具有散结作用，与夏枯草分别入肝经并引药直达病所。合方既能加强通经活血，行瘀祛风之功效，使皮肤之瘀行风去，而疣瘊消失。又能清热解毒、软坚散结，使经络肌肉之气行、血活、结散。

【加减法】疣体表面粗糙，加当归、川芎、赤芍养血活瘀；伴疼痛者，加三棱、莪术以加强破血散结止痛之功；肝气郁结，气郁化火，加夏枯草清肝泻火。治瘿瘤可加牡蛎、昆布、浮海石，以平肝软坚散结。

四、清解燥湿汤

【组成】露蜂房 6g　金银花 15g　野菊花 12g　当归 6g
白芷 6g　土茯苓 18g　薏米仁 30g　车前草 15g
白鲜皮 15g　丹参 15g　赤芍 15g　木瓜 9g

【功用】清热解毒，祛湿消疮，活血止痛。

【主治】疖病、坐板疮，乃湿热下注，蕴而成毒所致。

【用法和治法】水煎服，每日 1 剂，每剂分 2 次，饭后半小时至 1 小时送服。

【方解】方中以露蜂房具有祛风止痉、解毒疮散肿定痛等作用，对未成脓者能消散，使已成溃者自溃。使已溃者拔毒生肌，以促进创口早期愈合；既可内服、又可外敷。与金银花、野菊花、白鲜皮配伍，除湿清热解毒，消痈疮肿毒更显著。土茯苓除湿解毒散瘀，利水消肿。丹参、赤芍、白芷、当归配伍使用，除具活血定痛排脓功效外，并可调和气血、祛湿，能迅速改善皮肤微循环有效血流量，是加速痊愈的因素。更用木瓜除湿引药下行而至病所。诸药合用共奏清热解毒、祛湿消疮、活血止痛、益气养血、托里生肌之效果。

【加减法】脓未成或已成未溃，加穿山甲、皂角刺透托而溃坚散结；疼痛明显者，加乳香、没药散瘀止痛；疮色晦暗，病程日久，去野菊花，减金银花，加黄芪、白术健脾益气，扶正以祛邪；瘙痒明显者，加全蝎，祛风解毒止痒；创面漫肿，小便不利者，加薏米仁、车前草解毒利湿消肿。

五、流火清消饮

【组成】防风 6g　柴胡 6g　金银花 15g　连翘 12g
当归 9g　赤芍 15g　萆薢 12g　白芷 6g
花粉 12g　黄柏 12g　生薏米 30g

【功用】疏风清热，凉血解毒，化瘀通络，消肿散结。

【主治】流火，乃毒热化火，与风热外邪搏结，气血瘀滞所致。

【用法和治法】水煎服，每日 1 剂，每剂分 2 次，饭后半小时至 1 小时送服。

【方解】方中用防风、柴胡味辛，辛者能散能行，故能疏风通络解表；银花、连翘清热解毒散结，当归、赤芍、白芷清热凉血，活血消肿；黄柏、薏米清热解毒利湿；萆薢清热利湿，导热下利；花粉清热散结，此处用之，亦有此意；诸药合用共奏疏风清热，凉血解毒，化瘀通络，消肿散结之功效。

【加减法】热毒炽盛者，加强黄芩、黄连清热解毒之作用；流火色如涂丹，高于皮肤者，加丹皮、水牛角以清热凉血散血；大便秘结者，加酒大黄攻下，同时具有活血通瘀解毒泄热之效；下焦者，加川牛膝引药下行；在上者，去黄柏，可加蝉蜕；病久肤色暗红，梆硬感，加土鳖、地龙活血通络，皂角刺散结；

六、祛风养血汤

【组成】 黄芪 30g　　防风 9g　　白术 15g　　白芍 12g
何首乌 15g　　当归 6g　　蒺藜 12g　　蝉蜕 6g
桂枝 6g　　甘草 3g　　地肤子 15g（布包）

【功用】益气固表，养血祛风。

【主治】瘾疹，乃风邪入于血络不得外解所致。

【用法和治法】水煎服，每日 1 剂，每剂分 2 次，饭后半小时至 1 小时送服。

【方解】本方乃玉屏风散加味而得。方中以重用黄芪益气固表，旨在扶正，防风走表祛风，二者相畏相使，黄芪得防风固表而不稽邪；防风得黄芪祛风而不伤正。配伍白术益气健脾固中，具有益气固表，健脾功效。诸邪犯病，风邪首当其冲，在基本方中，加入蝉蜕、蒺藜、地肤子；桂枝开腠理，辛温疏风散邪，透疹止痒；同时加用当归、白芍、何首乌养血活血通络和营，取"治风先治血，血行风自灭"之意。合方可益气固表，养血祛风。

【加减法】慢性瘾疹，久病伤正，加党参以增益气健脾扶正之功；风团频发，瘙痒明显，加僵蚕、乌梢蛇、全蝎以活血化瘀，祛风搜剔，进一步疏泄郁于肌肤之风邪；皮损鲜红，加生地黄、牡丹皮以凉血清热；风团夜间为甚，寐差则加牡蛎以重镇安神，养阴固本。

七、凉血消疹汤

【组成】 生地 15g　　当归 9g　　蛇床子 15g（布包）
赤芍 15g　　紫草 18g　　荆芥 6g　　防风 6g
蝉蜕 5g　　蒺藜 12g　　车前草 15g　　甘草 3g

【功用】凉血清热，消风解毒，安神止痒。

【主治】瘾疹，乃心经有火，血热生风所致。

【用法和治法】水煎服，每日 1 剂，每剂分 2 次，饭后半小时至 1 小时送服。

【方解】方中以生地、当归、赤芍、紫草活血化瘀，凉血解毒；荆芥、防风、蝉蜕、蒺藜、祛风止痒；则宗"治风先治血，血行风自灭"之说；车前草清热利水；甘草则调和诸药。合方共成凉血清热，祛风解毒，安神止痒之功。

【加减法】瘙痒明显者，加苦参、露蜂房以增疏风止痒之功；大便干结，加胡麻仁润肠通便止痒；皮肤瘙痒，夜寐不安，加夜交藤、远志养心安神除烦；自觉灼热，抚之肤温升高，加知母、石膏意在清热泻火除烦。

八、解毒渗湿汤

【组成】防风6g　苦参12g　白鲜皮9g　地肤子15g（布包）
蒺藜12g　蝉蜕6g　金银花12g　黄芩9g
苍术9g　黄柏9g　龙胆草12g　生薏米30g
萆薢12g　车前草15g　六一散12g

【功用】祛风清热，解毒利湿。

【主治】急性湿疮，乃蕴湿郁久化热，复为邪袭，风湿热相搏，客于肌肤而成。

【用法和治法】水煎服，每日1剂，每剂分2次，饭后半小时至1小时送服。

【方解】方中以苦参泄血中之热，燥湿解毒，祛风止痒；与黄芩、黄柏合用能加强清热燥湿，泻火解毒之功；防风祛风除湿；蒺藜、蝉蜕祛风止痒；地肤子、白鲜皮燥湿利湿止痒，善除皮肤湿疹、疱疹、疮毒；龙胆草、薏米、清热解毒祛湿；黄芩、金银花清热解毒、凉血通瘀，燥湿除烦；车前草、六一散清热利湿消肿；黄柏、萆薢清热利湿。若皮疹糜烂渗液较多时，就得加重银花、黄柏、苍术、萆薢的用量；合方具有清热解毒利湿，祛风通络止痒之功。

【加减法】大便秘结，加酒大黄，通腑泻火，散瘀通络；夜寐欠安，加夜交藤宁心安神止痒；皮损肥厚，干燥脱屑，加白芍、生地、当归、赤芍既能滋阴养血、清热凉血、润燥祛风以止痒，又防免过用苦寒而伤阴；亦可加丹参、鸡血藤养血活血止痒，乃“血行风自灭”。

九、养血祛风止痒汤

【组成】生地15g　熟地15g　白芍15g　赤芍15g
白鲜皮12g　蒺藜12g　苦参15g　丹参12g
益母草12g　鸡血藤12g

【功用】养血祛风润燥，健脾活血祛湿。

【主治】慢性湿疮，乃血虚生风化燥，脾虚湿浊凝聚肌肤所致。

【用法和治法】水煎服，每日1剂，每剂分2次，饭后半小时至1小时送服。

【方解】方中以生地、熟地、赤芍、白芍滋阴养血，清热凉血，润燥祛风以止痒；丹参、益母草、鸡血藤养血活血止痒，使粗糙肥厚之皮损，得以润薄软柔，并共奏“治风先治血，血行风自灭”之效；苦参泻血中之热，燥湿止痒；白鲜皮苦寒燥湿、清热止痒；合方共奏养血润燥、祛风止痒之功。

【加减法】瘙痒明显，加全蝎，善能走窜，消肿散结、止痛止痒，功能最捷，合忍冬藤清热解毒，祛风通络；纳差，乏味，则加陈皮、茯苓理气健脾，燥湿调中；鸡内金消食健胃化积；大便秘结，加酒大黄攻下通便，同时具有活血通瘀，解毒泄热之效，具有釜底抽薪之妙；寐差，加夜交藤养血安神止痒。

十、祛风健脾除湿汤

【组成】厚朴2g　薏米6g　枳壳2g　内金5g
瓜蒌6g　防风2g　蝉蜕2g　地肤子5g（布包）
白鲜皮3g　生地5g　丹皮2g　赤芍5g
紫草3g　萆薢3g　车前草10g　鸡内金10g

【功用】疏风清热，健脾利湿，活血解毒。

【主治】奶癣，乃胃强脾弱，湿热蕴蒸，复感风热邪毒，浸淫肌肤而成。

【用法和治法】水煎服，每日1剂，每剂分2次，饭后半小时至1小时送服。

【方解】方中以防风、蝉蜕、地肤子、白鲜皮祛风胜湿止痒；生地、丹皮、紫草凉血活血解毒；赤芍、萆薢、薏米健脾渗湿利水；车前草清热利水祛湿；患儿胃肠积滞，湿热内蕴，则以厚朴、枳壳理气和中导滞；鸡内金消食健胃化积，可使滞热得去，湿热得解。诸药合用，共奏疏风止痒、凉血解毒、健脾燥湿之功。

【加减法】奶癣皮损色红，滋流黄水，重用生地黄、牡丹皮，加银花、黄芩、紫草，以抗炎清热、凉血解毒；夜间吵闹不安，加夜交藤，宁心安神止痒；喜伏睡、磨牙，去赤芍，加白芍、地龙，养血柔肝兼清肝热；便秘不通，加瓜蒌润肠通便。

十一、清营解毒汤

【组成】 生地 30g　丹皮 12g　金银花 15g　黄芩 12g
淡竹叶 15g　丹参 12g　莲子心 3g　地骨皮 12g
白鲜皮 12g　玄参 18g　北沙参 15g

【功用】清热凉血，养阴解毒。

【主治】中药毒，乃热入营分，外受毒邪，毒热灼伤阴液所致。

【用法和治法】水煎服，每日 1 剂，每剂分 2 次，饭后半小时至 1 小时送服。

【方解】方中重用生地，配丹皮清热凉血，解毒滋阴；北沙参、玄参清热养阴，且玄参长于滋阴降火解毒，四药共用清热凉血，养阴解毒；金银花、黄芩、淡竹叶抗炎清热，凉血解毒，其性轻宣透邪，可透热于外，使入营之邪不致郁阻于里，以防热邪进一步内陷，促其透出气分而解。正如叶天士所说："入营犹可透热转气"。丹参、莲子心性皆凉而入心，清心而又凉血活血，不仅引诸药入于心经，亦可增生地、牡丹皮清热凉血解毒之力，且可活血祛瘀，以防热与血结；地骨皮、白鲜皮以皮行皮、清热胜湿祛风止痒。合方共奏清热凉血、养阴解毒、疏风止痒之功效。

【加减法】血热炽盛，加水牛角，以增凉血解毒之力；热毒壅盛，甚则神昏，可加安宫牛黄丸等以解毒开窍醒神；大便秘结，加酒大黄清热泻火通便，且活血散瘀；烦躁不安，夜不能寐，加夜交藤宁心安神；痒甚，加全蝎、地龙，以平肝疏风止痒。

十二、解毒消斑汤

【组成】 金银花 18g　连翘 12g　生地 15g　赤芍 15g
紫草 18g　丹皮 12g　防风 6g　牛蒡子 9g
蝉蜕 5g　蒺藜 12g　知母 9g　生石膏 18g
甘草 3g

【功用】祛风清热，凉血解毒。

【主治】风热疮，乃外感风热，内蕴血热，凝滞腠理所致。

【用法和治法】清水煎服，每日 1 剂，每剂分 2 次，早晚饭后半小时至 1 小时各送服 1 次。

【方解】方中以金银花、连翘辛凉解表，清热解毒而不伤阴；生地、紫草、赤芍、丹皮清热凉血，活血散瘀解毒化斑；知母、生石膏清肺胃与肌肤之热，泻火除烦而不伤胃气；防风、牛蒡子、蝉蜕、蒺藜清热祛风、胜湿止痒；甘草泻火解毒，调和诸药。

加减法：邪热炽盛，小便不利，可加黄芩、淡竹叶清热透散，祛湿解毒除烦热利尿；皮损色暗，瘙痒无度，加苦参、地肤子、白鲜皮加强消疹止痒之功。

十三、凉血消银汤

【组成】金银花 15g　连翘 12g　紫草 15g　生地 15g
赤芍 15g　丹皮 12g　丹参 12g　槐花 15g
防风 9g　蒺藜 12g　蝉蜕 6g　黄芩 12g
淡竹叶 15g　甘草 3g

【功用】祛风清热，凉血解毒。

【主治】白疕风，乃风热之邪入里化热，蕴结血热，肤失濡养所致。

【用法和治法】水煎服，每日 1 剂，每剂分 2 次，早晚饭后半小时至 1 小时各送服 1 次。

【方解】方中金银花、连翘辛散表邪、抗炎清热凉血解毒而不伤阴；生地、赤芍、紫草、丹皮清热凉血解毒、和血养血、活血散瘀、解毒化斑；防风、蒺藜、蝉蜕清热祛风胜湿止痒；黄芩、淡竹叶清热透散，燥湿解毒，除烦热利尿；甘草泻火解毒，调和诸药。上药合用能清热解毒、凉血消斑、祛风止痒。

【加减法】皮肤灼热，扰之皮温升高，可加知母、生石膏清肺胃与肌肤之热，泻火除烦而不伤胃气；瘙痒明显，加地肤子、白鲜皮加强消疹止痒之力；皮损厚，脱屑明显，瘙痒无度，加全蝎、蜈蚣，以增解毒搜风通络止痒之力。皮损肥厚干燥，偶有瘙痒，加熟地、白芍、北沙参、珍珠母、牡蛎等来荣养肌肤，潜虚风则痒自止。

十四、清利凉血解毒汤

【组成】土茯苓 15g　槐花 15g　紫草 15g　生地 15g
赤芍 15g　丹皮 12g　忍冬藤 15g　白鲜皮 12g
刺蒺藜 12g　全蝎 3g　乌梢蛇 6g　甘草 3g

【功用】清热利湿，凉血活血，祛风解毒。

【主治】白疕风，乃风湿热毒侵入营血，蕴郁肌肤，熏蒸所致。

【用法和治法】水煎服，每天1剂，每剂分2次，早晚饭后半小时至1小时各送服1次。

【方解】方中以土茯苓、槐花、紫草清热解毒，除湿利湿，凉血化斑；生地、赤芍、丹皮清热凉血，养血和血，活血化瘀；忍冬藤平肝疏风通络，白鲜皮、刺蒺藜疏风清热，胜湿止痒；全蝎、乌梢蛇祛风通络，解毒止痒；甘草解毒和中，调和诸药，合方共奏清热凉血、解毒化瘀、祛风燥湿之功效。

【加减法】大便干结，加酒大黄以通便泻火，活血散瘀，达"釜底抽薪"之功，助邪毒从大便走；小溲不利，溺时灼热，加车前草以清热利湿通淋，使邪毒从小便出；痒者，加露蜂房、僵蚕，增强全蝎、乌梢蛇祛风解毒止痒之力；久病伤津耗血，见皮损肥厚，干燥脱屑，可加当归、白芍以养血滋阴。

十五、养血润肤饮

【组成】 党参12g 生黄芪12g 当归9g 制首乌15g
熟地15g 生地15g 赤芍15g 白芍15g
麦冬12g 丹参12g 大血藤12g 夜交藤18g
白鲜皮12g

【功用】养血消风，润燥止痒。

【主治】皮肤瘙痒症，乃血虚风燥，肤失濡养而致。

【用法和治法】水煎服，每日1剂，每剂分2次，早晚饭后半小时至1小时各送服1次。

【方解】本方乃四物汤合生脉饮加减而成。方中以党参、黄芪益气健脾固表，当归、制首乌滋阴养血润燥；熟地、生地、赤芍、白芍、麦冬养血柔肝，活血凉血，生津润燥；丹参、大血藤养血补血、活血和血、行血通络；夜交藤养血安神止痒；白鲜皮祛风胜湿止痒。全方合药共奏养血柔肝、凉血祛风、润燥止痒之效。

【加减法】瘙痒明显者，加蜈蚣、全蝎增强搜风通络止痒之功效；夜寐不安，烦躁不眠，加珍珠母、牡蛎以养心安神、清心除烦、平肝熄风；皮肤潮热，入夜尤甚，加知母、黄柏以滋阴清热；肌肤甲错，干燥脱屑，可加桃仁、益母草活血通经，血行则风自灭。

十六、清解除湿汤

【组成】	龙胆草15g	黄柏12g	苍术12g	黄芩12g
	生地15g	当归6g	赤茯苓15g	薏米仁18g
	车前草15g	六一散18g	苦参15g	白鲜皮12g
	蛇床子15g	地肤子15g（布包）		

【功用】清热渗湿，佐以杀虫止痒。

【主治】阴痒，乃肝胆湿热流注下焦所致。

【用法和治法】水煎服，每日1剂，每剂分2次，早晚饭后1小时左右各送服1次。

【方解】本方为龙胆泻肝汤合二妙散加减而成。方中龙胆草性味苦寒，入肝胆膀胱经，功在燥湿清热，在上能清泻肝胆之实火，在下则泻肝胆之湿热；黄芩、黄柏清热燥湿，泻火解毒，二者合用能清上导下，共助龙胆草清利三焦实热而燥湿；生地、当归滋阴养血清热；赤茯苓、薏米仁健脾渗湿，消肿利水；车前草长于清热利湿通淋能消肿；苦参、白鲜皮、地肤子苦寒能散能泻，清热祛风、胜湿止痒；蛇床子燥湿祛风、杀虫止痒。苍术燥湿健脾，兼能外祛风湿之邪。诸药相伍，有清肝利湿、解毒止痒之功效。另据现代药理研究：龙胆草、黄芩、生地、苦参、地肤子等药具有抗炎、抗感染、抗过敏的作用。

【加减法】小便淋漓涩痛，加六一散利水消肿，其中滑石性寒而滑，寒能清热，滑可利窍，除膀胱之热结而通利水道；大便干结，酒大黄攻下通便泻热，有釜底抽薪之意；白带多，加椿根皮、山药、萆薢以解毒祛风，燥湿止带；肝胆湿热内蕴者，加柴胡引药入肝经。本方尚可熬汤熏洗患处。

十七、七虫三黄汤

【组成】	全蝎虫5g	蜈蚣3g	乌梢蛇5g	露蜂房5g
	僵蚕9g	地龙5g	穿山甲3g	黄连6g
	黄柏9g	黄芩12g	丹参12g	红花5g
	夏枯草18g	苦参15g	白鲜皮12g	夜交藤18g
	川芎6g	当归6g		

【功用】除湿解毒，疏风化痒，活血通坚。

【主治】结节性痒疹，乃湿毒凝结，经络阻隔，气血凝滞而成结节。

【用法和治法】水煎服，每天1剂，每剂分2次，早晚饭后1小时左右各送服1次。

【方解】方以全蝎、蜈蚣相须为用，熄风解毒，通络散结，功效倍增。《医学衷中参西录》："蝎子，善入肝经，搜风发汗……其性虽毒，转善解毒，消除一切疮疡，为蜈蚣之伍药，其力相得益彰也。"僵蚕疏散风热、祛风止痒、解毒散结。正如《医学启源》载:"去皮肤间诸风。"露蜂房祛风、攻毒、杀虫；乌梢蛇祛风、攻毒、通络，与露蜂房相配伍能增强祛风、攻毒、杀虫、通络之力；黄芩、黄连、黄柏"三黄"组合并用，清热燥湿，泻火解毒作用显著；穿山甲祛瘀通络，其走窜之性，无微不至，故能宣通脏腑，贯彻经络，透达关窍，凡血凝血聚为病，皆能开之；地龙清热熄风，通络利水，与穿山甲合用会起相辅相助，祛瘀通络功效大大增强；丹参、红花、夏枯草有活血化瘀，软坚散结；苦参、白鲜皮清热燥湿止痒；夜交藤宁心安神；当归、川芎配对，具有活血、养血、行气三者并举，且润燥相济，使祛瘀而不伤气血，养血而免致血壅气滞，共奏活血祛瘀、养血和血之功，与活血通络之品配合，有"治风先治血，血行风自灭"之意。合用成方，能除湿解毒、疏风化痒、活血通坚。

十八、凉血祛风止痒汤

【组成】当归5g　生地18g　赤芍15g　白芍15g
丹皮9g　丹参12g　茯苓15g　苦参12g
蒺藜12g　羌活6g　地肤子15g（布包）

【功用】凉血清热，祛风止痒。

【主治】牛皮癣，乃血热生风，日久化燥，肤失濡养所致。

【用法和治法】清水煎服，每日1剂，每剂分2次，早晚饭后半小时至1小时送服1次。

【方解】方中当归养血活血；生地、白芍、赤芍、丹参凉血和血，活血软坚，通络化瘀；茯苓健脾安神；苦参清热燥湿止痒；地肤子清热利湿止痒；蒺藜疏肝祛风止痒，在鳞屑性和瘙痒性皮肤病中，经常应用。加羌活能引药入足太阳膀胱经，使药力直达病所，具有祛风止痒作用；其诊治过程，理法方药环环相扣，药专力伟配伍合理，因而事半功倍迅速取效。

【加减法】皮肤粗糙顽厚，久病不愈，加乌梢蛇、蝉蜕祛风通络止痛，内走脏腑，外彻皮肤能收一切皮肤风邪，蝉蜕祛风止痒；大便秘结，加酒大黄攻下通便，散瘀通络；烦躁不能眠，加夜交藤、合欢皮宁心安神、熄风除烦，合欢皮又有以皮达皮引药达表之功；情志抑郁，加柴胡疏肝理气。

十九、清热祛湿搜风汤

【组成】 土茯苓 15g　金银花 15g　连翘 12g　黄柏 15g
黄连 6g　黄芩 15g　苦参 12g　地肤子 15g（布包）
升麻 3g　蝉蜕 6g　乌梢蛇 6g　白鲜皮 12g
蒺藜 12g

【功用】清热祛湿，搜风止痒。

【主治】牛皮癣，乃肝气郁结，脾受湿阻，复感风邪蕴肤所致。

【用法和治法】清水煎服，每天 1 剂，每剂分 2 次，早晚饭后半小时至 1 小时各送服 1 次。

【方解】方中土茯苓清热解毒，除湿通络；黄柏、黄芩、黄连“三黄”组合并用，清热燥湿，泻火解毒作用显著；金银花、连翘，辛散透邪，清热解毒而不伤阴；升麻清热解毒，升举阳气；蝉蜕入肺、肝经，功能疏风散热，与升麻配伍，既增强清热解毒，疏风散结之力，又有升举清阳之效；苦参、白鲜皮、蒺藜、地肤子能收能泻，清热祛风燥湿，能加强消疹止痒之功，是鳞屑性和瘙痒性皮肤病常选用之清热祛风、胜湿止痒之药物；乌梢蛇味甘寒、无毒、乃搜剔之品，功擅祛风通络止痛攻毒，内走脏腑，外彻皮肤，能收一切皮肤风邪。皮肤粗糙顽厚，必借乌梢蛇之类虫药搜剔窜透，方能使浊开凝开，经络通畅，邪去正复。加蝉蜕更功其力。诸药配合，共奏清热利湿解毒，祛风通络止痒。

【加减法】搔抓后渗血或结血痂，加生地、赤芍、丹皮滋阴养血、清热凉血、活血散瘀；大便秘结，加酒大黄苦寒攻下通便，具有活血通瘀、解毒泄热之效，有釜底抽薪之意；寐差，加夜交藤、珍珠母、牡蛎，以重镇安神、软坚散结。

二十、桂灵活络汤

【组成】 桂枝 12g　威灵仙 9g　羌活 6g　赤芍 12g
当归 9g　红花 6g　茯苓 15g　薏米仁 30g
秦艽 9g　木瓜 12g　大枣 3 枚

【功用】益气活血，温阳通络。

【主治】猫眼疮，乃风寒外束，气血瘀滞所致。

【用法和治法】清水煎服，每日 1 剂，每剂分 2 次，早晚饭后半小时至 1 小时各送服 1 次。

【方解】方中以桂枝、羌活温经通阳，发表散寒，可解除肌表风寒之邪；赤芍敛阴和营，且可监制桂枝、羌活之温热；威灵仙祛风利湿，软坚散结，通络止痛；当归、赤芍、红花、大枣养血和血、活血通络；茯苓、薏米仁健脾除湿。秦艽祛风除湿，通络止痛；木瓜引药归经，具有舒筋活络，和胃化湿之效。诸药相伍，共奏温经散寒、活血通络、健脾除湿、调和营卫之功，使营卫气血运行通畅则病邪自除。

【加减法】畏寒恶风，加玉屏风健脾益气固表；皮损暗红质硬，可加苏木、丹参、鸡血藤活血通络；夜寐不安，烦躁不眠，加夜交藤宁心安神，兼有祛风通络。

第四章　特色疗法

一、敷贴疗法

敷贴疗法是中医外科临床常用的一种外治方法，是将新鲜药物捣烂或者干药研成细末，加适量辅料，如水、醋、酒、蜜、麻油、姜汁、凡士林等，调和均匀后直接敷贴于患处或者穴位，以达到治疗作用。通过局部敷药，可直接发挥药物解毒疗疮、活血化瘀、消肿排脓、收口生肌等作用，具有取效快、简便易行等特点，适应证较广，可用于阳证疮疡、外伤浅层出血、毒蛇咬伤、急性化脓性感染疾病、皮肤病等。

常用方药：

1. 加味金黄散

【组成】 南星1000g　陈皮1000g　苍术1000g　黄柏2500g
姜黄2500g　甘草100g　白芷2500g　花粉500g
川厚朴1000g　大黄2500g

【功用】清热除湿，散瘀化痰，止痛消肿。

【适应证】一切阳证疮疡。

【用法】用时将药粉调开水或植物油成糊状外敷。

2. 消肿散

【组成】芙蓉叶粉1000g　赤小豆粉1000g　蚤休1000g

【功用】清热解毒，消炎退肿。

【适应证】一切阳证肿疡，具有红肿热痛等症。

【用法】用时将药物调开水或蜜水成糊状，敷贴患处，1天2换。

3. 冲和散

【组成】 紫荆皮粉500g　独活粉500g　石菖蒲粉150g　白芷粉300g
生川乌粉120g　生草乌粉120g

【功用】疏风活血定痛，消肿祛冷软坚。

【适应证】凡疮疡阴阳不和、冷热相凝者，半阴半阳证候及寒性肿疡均可采用。

【用法】①用于半阴半阳证，用水酒各半调拌成糊状，每日换药2次；②用于寒性肿疡用葱汁或醋，调拌成糊状，每日换药2次。

4. 四虎散

【组成】 生草乌120g　生川乌120g　狼毒120g　生半夏120g
生南星120g

【功用】通阳和肌，解凝散结。

【适应证】治阴疽初起，筋脉紧急或硬厚如牛领之皮不作脓腐者。

【用法】用黄酒调敷，留疮顶出气。每日换药2次。

5. 彩霞散

【组成】 煅石膏500g　广丹30g　冰片6g　滑石120g
蚤休90g　白芍30g　当归30g

【功用】消炎定痛，祛腐生新。

【适应证】一切痈疮疖毒，并治烂腿臁疮连年不愈、臭烂不堪，也是治烫火伤的良药。

【用法】药粉调麻油敷，每日换药2~3次。

6. 翻花散

【组成】 乌梅炭120g　熟地炭120g　冰片3g　枯矾12g
月石12g　辰砂4.5g　轻粉3g

【功用】腐蚀平胬。

【适应证】新溃不久，肉芽组织外突，呈不熟不痛微红，属虚性症状者可采用。亦是治甲沟炎之良药。

【用法】药粉干撒疮口上，间日换药1次。

7. 如圣金刀散

【组成】 松香210g　生白矾45g　枯矾45g　海螵蛸60g

【功用】收敛、收涩、止血。

【适应证】金疮出血不止。

【用法】药粉干撒疮面上，每日换药1次。

8. 二味拔毒散

【组成】雄黄、白帆等量。

【功用】止痒、解毒、杀虫、镇定。

【适应证】风湿诸疮红肿发痒而痛、疥疮、虫咬蜂蜇及无名肿毒等证。

【用法】用浓茶调药粉敷。

9. 密陀僧散

【组成】 雄黄 6g　　硫黄 6g　　蛇床子 6g　　密陀僧 3g
蜘蛛 10 只　　轻粉 1.5g

【功用】祛风杀虫。

【适应证】狐臭、紫白癜风及白驳风。

【用法】药粉干扑患处，稍稍揉擦半分钟或用醋调涂搽患处。

10. 樟丹散

【组成】 广丹 15g　　明矾 12g　　冰片 6g　　硫黄 15g
乌贼骨 12g　　苯甲酸 30g　　水杨酸 30g　　普鲁卡因粉 1g

【功用】腐蚀作用。

【适应证】鸡眼、胼胝、疣等。

【用法】用温水浸泡损害处，后用刀片削平，再用橡皮胶布剪一小块粘周围皮肤上，仅留下患处，将此散调 95% 酒精适量敷在患处，然后盖上纱布并用胶布粘上，每 2~3 日更换 1 次，至脱落为止。

11. 疯油膏

【组成】 轻粉 4.5g　　广丹 3g　　辰砂 3g　　松香 6g
麻油 120g　　黄蜡 30g

【功用】润燥杀虫止痒。

【适应证】鹅掌风、牛皮癣、慢性湿疹、皮肤皲裂、干燥作痒等症。

用法：将药膏薄薄涂抹患处皮肤上，轻轻揉擦 5 分钟或有条件加上电吹风热烘 10 分钟。这样更能使药膏深透肤内，即达效果，每日 1~2 次。

12. 摩风膏

【组成】 麻黄 28g　　羌活 48g　　防风 9g　　白及 18g
升麻 18g　　当归 18g　　茶油 1000g

【功用】祛风润肌。

【适应证】一切肌肤燥裂，游风白屑等症。

【用法】将药膏揉擦患处，日擦每日 2 次。

13. 紫草油

【组成】 紫草 45g　　当归 18g　　白芷 15g　　僵蚕 3g

【功用】消炎退肿，清热解毒，止痒燥湿。

【适应证】婴儿湿疹、烫伤及中耳炎等症。

【用法】用时将药油涂抹患处皮肤上，若用于中耳炎将药油滴入耳内。

14. 紫红膏

【组成】 紫草 45g　露蜂房 30g　僵蚕 30g　当归中 250g
白芷 75g　甘草 75g　穿山甲 30g　血竭 30g
轻粉 30g　朱砂 30g　黄蜂蜡 90g　麻油 2500g

【功用】拔脓祛腐生肌。

【主治】外科溃疡脓腐未净，亦可用治烫火伤及痔疮发炎。

【用法】用药膏摊贴疮面，日换 3 ~4 次。

二、熏洗疗法

熏洗疗法历史悠久，在外治法中占有重要地位。广义的熏洗疗法包括烟熏、蒸汽熏和药物熏洗三种，狭义的熏洗疗法是指药物熏洗法，即在中医理论的指导下，将中药煎煮后，先用蒸汽熏蒸，再用药液淋洗或坐浴或浸泡局部患处的一种治疗方法。通过借助药力和热力，使药物通过皮肤孔窍、腧穴等部位，深入腠理、脏腑，吸收后运输分布于全身以发挥作用，产生诸如疏通经络腠理、调和气血、散风除湿、解毒消肿、止痛止痒等方面的治疗效应。现代研究认为，皮肤湿度越高，它的渗透和吸收能力也越强，此方法通过温度、药物和机体作用，使皮肤毛细血管扩张，进而促进局部血液、淋巴循环，增强皮肤的新陈代谢，能改善局部组织营养和全身功能。《诸病源候论》:“凡瘙痒者，是体虚受风，风入腠理，与气血相博，而往来于皮肤之间，邪风微，不能冲击为痛，故但瘙痒也。”所以在治疗时皮肤病瘙痒时，要配合适量祛风药。寒性瘙痒，加荆芥、防风祛风散寒；风热型瘙痒，加桑叶、薄荷、牛蒡子、白鲜皮等祛风清热；瘙痒游走不定者，加适量蝉蜕、刺蒺藜等。治疗妇女阴痒、湿疹等，加土茯苓、百部以燥湿杀虫。

常用方药：

1. 苦参汤

【组成】 苦参 60g　蛇床子 30g　白芷 15g　金银花 30g
野菊花 60g　黄柏 15g　地肤子 15g　石菖蒲 9g

【功用】清热解毒，燥湿祛风，杀虫止痒。

【主治】本方源于《疡科心得集》:“治一切疥癞疯癣。”主要用于瘙痒性疾病，如荨麻疹、药疹、湿疹、妇人阴痒、阴肿、顽癣、疥疮、银屑病等。

【用法】可熏蒸、洗浴、坐浴。

【改良创新】酌情加荆芥、防风、蝉蜕、刺蒺藜、桑叶、牛蒡子、薄荷、白鲜皮等。

2. 复方刘寄奴洗剂

【组成】 刘寄奴 60g　胆草 45g　地榆 45g　艾叶 15g
蒜秸 5 根

【功用】清热解毒，行瘀消肿，燥湿杀虫，收敛生肌。

【主治】手足癣（趾间糜烂型）。

【用法】可熏蒸、泡洗。

3. 槿莲洗药

【组成】 土槿皮 30g　半枝莲 30g　苦参 30g　蛇床子 30g
苍耳子 30g　百部 30g　川黄柏 30g　枯矾 15g
朴硝 15g

【功用】清热解毒，燥湿止痒。

【主治】皮肤感染、手足癣（丘疹水疱型）。

【用法】可熏蒸、泡洗。

4. 绿茶洗剂

【组成】绿茶、食用盐各适量。

【功用】清热止痒，收敛除湿。

【主治】一切皮肤感染、糜烂、瘙痒者。

【用法】可熏蒸、泡洗。

三、醋泡疗法

醋的主要成分是醋酸，醋酸对皮肤、头发能起到很好的抗菌、软化、保护作用，用加醋的水洗皮肤，能使皮肤吸收到一些十分需要的营养素，从而起到松软皮肤、增强皮肤活力的作用。同时，用醋作为外治方中的引药，可增加药物渗透力，使药物的有效成分充分浸出。

常用方药：

1. 徐长卿醋泡剂

【组成】 荆芥 18g　防风 18g　地骨皮 18g　明矾 18g
皂角刺 30g　大枫子仁 30g　桃仁 12g　徐长卿 18g
红花 12g　花椒 9g　藿香 12g　百部 18g
苦参 24g

【功用】祛风杀菌，祛湿止痒，清热解毒。

【主治】鹅掌风（手癣）、脚癣。

【用法】将患手（足）伸入药液中浸泡，一次0.5～1小时，浸泡时间越长越好，以无不适感为佳，可连续浸泡1周。每次使用完毕后，尽量在所用盆具上加盖，以免蒸发。浸泡数天后醋量不足时，可适量添加白米醋。如有皲裂者暂缓使用。

四、大成散膏疗法

大成散膏系肖氏外科祖传七代外治的经效之方，经过近二百年左右临床验证确切有效。根据留下的病案记载，对防治皮肤化脓性感染和各种溃疡以及烫火烧伤、冻伤等确有良好的效果；对部分体表恶性肿瘤之溃疡翻花疮面亦有一定止痛和控制感染的作用，具有提脓祛腐、燥湿解毒、消肿止痛、收敛生肌等作用。

【组成】煅石膏100g　飞滑石250g　赤石脂250g　炉甘石250g
煅月石125g　煅龙骨125g　白芷125克　黄连60g
黄芩60g　大黄60g　儿茶60g　琥珀60g
铅丹60g　制乳45g　没药45g　血竭45g
冰片18g　朱砂18g　麻油2500g
黄腊（冬用150g，夏用210g）

【功效】提脓祛腐，燥湿解毒，消肿止痛，收敛生肌。

【配制方法】煅石膏、煅龙骨、儿茶、炉甘石、飞滑石、煅月石、铅丹、制乳没等分别去杂质后研磨成细末，混匀备用；朱砂、血竭、冰片研磨（研磨冰片时加少许其他药粉，以免粘于器皿上难于取下）后，装暗色磨口瓶备用；将黄连、黄芩、白芷、大黄放入麻油内浸泡（夏3、冬7，春秋5天），然后置铜锅内，文火熬至焦枯，用5层纱布过滤，去渣，再煮沸，入黄腊熔化，离火趁热过滤去黄腊中杂质。倒入消毒带盖容器内，一边搅拌一边加入煅石膏混匀的细末，并继续搅拌勿令沉淀，温度降至30～40℃时，取出研好的冰片等3味混匀药粉，用60目筛缓缓筛入调匀，搅拌直至冷却成膏，即可收贮备用。大成散膏成品呈橘红色细腻之油膏，配制时根据冬夏气候变化，酌情加减黄腊用量，以保持油膏软硬程度。

【主治】皮肤化脓性感染、各种溃疡、烫火烧伤、冻伤等；对部分体表恶性肿瘤之溃疡面有一定的镇痛和控制感染作用。

【用法】将药膏摊于纱布后，贴创面。若患处有水泡，宜先刺破排出液体后用消毒棉签拭净，再敷药膏。每天换药1次，创面脓多时可换药2～3次。

若患处在眼角、鼻腔等部位可用棉签蘸药膏少许涂抹。

【注意事宜】

（1）药膏中的油质能保持创面长时间湿润，敷料容易揭开，避免换药时因粘连引起的疼痛；

（2）有提脓祛腐作用，能有效清除腐烂组织，加速其脱落，使脓液排出通畅，对正常组织和新生的组织无损害。

（3）敷膏后疮面由于组织活化，往往分泌物和脓液反增多（烫火烧伤或皮肤溃疡时较为常见）。多次换药后，分泌物会减少；原本暗红或苍白的疮面，变得鲜红润和。愈合后的创面一般不留瘢痕，轻者3～5日可以痊愈，重者需2周左右。

五、葱熨疗法

葱熨疗法是将葱白捣烂，炒热布包敷贴患处的外治法。

【组成】连根大葱适量。

【功用】行气通阳，散寒止痛，解毒消肿。

【主治】痈疮肿痛。

【用法】连根大葱500g，切碎，捣烂如泥，敷患处，约一指厚，另备1个瓦罐或砂锅（有熨斗更好），中盛炭火。用熨斗或盛炭火瓦罐，熨于离葱上5分至1寸处，视火力强弱而调节之，令葱逐渐发热，以迄全身微汗，特别是患处局部出汗为度。此法可连续使用，以愈为度。用此法时要特别注意葱泥的厚薄、火的强弱和熨时的距离，以免过与不及，影响疗效。

第五章　临床验案撷英

一、带状疱疹

带状疱疹是一种皮肤上出现集簇性、沿身体一侧周围神经呈带状分布、痛如火燎的急性疱疹性皮肤病。因皮损状如蛇行，故中医称之为蛇串疮；发病部位不同名称亦不同，缠腰而发，故又称缠腰火丹或缠腰龙；发于胸、腋、背者则称蛇丹；发于头面颈项部称蜘蛛疮；发于少腹部亦叫蟠蛇串；发于四肢叫带火疮等。以成簇水疱，沿一侧周围神经作带状分布，伴刺痛为特征。多见于成年人，好发于春秋季节，一般愈后极少复发。

其病因病机多因情志内伤，肝气郁结，久而化火致肝胆火盛；或因脾失健运，湿热内蕴，外感毒邪而成。①肝经风火：肝气郁结，久而化火妄动，流窜于肌肤，阻遏经络，气血不通，故灼热疼痛。②脾经湿热：因脾湿郁久，湿热内蕴，复感毒邪，毒邪化火与肝火，湿热搏结，外溢肌肤，水聚于肤腠故水疱累累如串珠。③气滞血瘀：日久经脉阻塞，经络之气不通，故隐痛或刺痛不休。

西医学认为带状疱疹是由水痘－带状疱疹病毒引起的皮肤病，初次感染表现为水痘，常见于儿童。以后病毒可长期潜伏在脊髓后根神经节中，当机体受到某种刺激导致抵抗力下降、免疫功能减弱时，水痘－带状疱疹病毒可再度活动、生长繁殖，沿周围神经活动，波及皮肤，出现皮损，即带状疱疹。临床上中医在治疗带状疱疹方面，主要是根据病情进行辨证施治，因此针对本病主要是湿热毒邪蕴结肌肤、经络阻塞所致，以清热、利湿、解毒、化瘀、止痛为法则来治疗，故收到满意的疗效。

案例1　李某杰，男，68岁。

初诊：2009年3月18日。

主诉：左胸膺、腋下连及背胛部疼痛，时有热感，继而发现带状红色数簇、簇状水疱已5天。

现病史：患者5天前发现左胸膺腋下及背胛等处疼痛，时有热感，经外擦麝香正骨酊，内服止痛片，症状未见缓解。前天，患部起带状红色数簇簇状水疱，周围绕以红晕，水疱疱液清晰，并有蔓延，灼热刺痛，水疱间皮肤正常，且不超过正中线，口干苦，夜不能眠，体倦乏力，饮食尚可，大便干结，小便色黄。

检查：左胸膺腋下背胛等处可见散在密集米粒样大小水疱，基底淡红充血，周围轻度红色浸润。未见破溃或糜烂面，舌红，苔薄黄微腻，脉弦近数。

中医诊断：蛇丹。

西医诊断：带状疱疹。

辨证：肝胆湿热，蕴郁肌肤。

治则：清肝利湿，理气通络止痛。

处方：自拟清利通络止痛汤加减。

龙胆草 15g	柴胡 5g	黄芩 12g	栀子 12g
车前草 18g	酒大黄 6g	生地 12g	板蓝根 18g
赤芍 15g	郁金 12g	丹参 18g	五灵脂 12g
夜交藤 18g	蒲黄 9g	珍珠母 30g（先煎）	
磁石 30g（先煎）	丹皮 12g	香附 6g	

7 剂，清水煎服，每日 1 剂，每剂分 2 次饭后半小时至 1 小时送服。

外用：以祖传大成散调茶油（或其他植物油）成糊状外敷于患处，每日换药两次，早晚各 1 次。每次换药时均以茶油（或其他植物油）清洗患处，清洁后再敷上大成油膏。

二诊：2009 年 3 月 25 日。

患者复诊，水疱大部分干燥结痂，红略退，无明显新发皮疹。患处部分有痒感，疼痛白天已减半，但夜间仍见阵发刺痛影响睡眠，口干改善。饮食自调，大便通畅，小溲转淡黄，舌红，苔薄，黄脉弦。

处方：中药继守前法化裁追之。照前方去酒大黄，龙胆草、柴胡、黄芩、栀子、蒲黄、五灵脂，加黄芪 12g、当归 6g、白芍 12g、熟地 12g、秦艽 9g、徐长卿 12g、白鲜皮 12g、地肤子 12g（布包）。7 剂，清水煎继服，服法同上。外用药改 1 天 1 次。

三诊：2009 年 4 月 1 日。

患者服药后患处皮疹结痂均已脱落，色素斑变淡，背胛腋下疼痛消失无反复，唯前胸不时仍见短暂疼痛。口干尚可，夜寐一般，饮食二便自调，舌红苔薄脉弦。

处方：守3月25日方去车前草，加炒枣仁9g，再服7剂。外用药停用。

2009年4月8日患者之子来院。述其父亲诸症均罢，一切恢复如常。

[按语] 本例属肝胆湿热。湿热毒邪循肝胆经外溢，熏蒸皮肤为患。湿热之邪阻塞经络，导致气血瘀滞，故而疼痛明显。因病程短，发病时热重于湿，故方中重用龙胆草、板蓝根、黄芩、栀子清肝泻火解毒利湿；生地、丹皮凉血活血；车前草清热利湿；夜交藤安神去烦；柴胡味苦性凉、入肝经；当归有养血活血之功，赤芍凉血清热，活血破血，消散血中之浮热，两者合用，故能养血和营；与柴胡为伍、配以郁金，制香附使肝气得疏，肝血得养，肝气充而不滞，肝气郁结得消。皮损潮红疼痛明显，有便秘者加酒大黄以清热破瘀，并有釜底抽薪之妙。在诊治过程中，早期为了避免皮疹消退后神经痛，所以在方中加入理气活血化瘀之品，旨在防止后遗神经痛的发生。在湿热去除皮疹消退后，局部出现痒感，疼痛症状仍未缓解时，可加入白鲜皮、地肤子祛风止痒；黄芪益气而能托毒外出，又能推动血运，且亦能促进瘀血活化之功效。配合当归、丹参、赤芍等活血通络止痛，佐以制香附、郁金等，既入血分又入气分之品，使气血流畅，血随气行开塞通瘀而止痛。再以蒲黄、五灵脂活血破瘀通经，磁石、珍珠母等重镇安神止痛，最后邪去正安，疾病痊愈。

案例2 陈某英，女，36岁。

初诊：2012年3月5日。

主诉：左腰及脘腹部出现大批水疱，刺痛已3天。

现病史：7天前，左腰及脘腹发生阵发性针扎样刺痛，疑为“神经痛”未予治疗。3天前左腰及脘腹部突然出现大片红斑，小水疱，逐渐增多，刺痛加剧，夜寐欠宁，并自觉口干口苦，纳呆，食后腹胀，大便不爽，小溲色黄。在附近医院治疗后水疱仍有发展，遂来我院门诊。

检查：左侧腰部（相当于腰椎1~2节段）和脘腹部及后背可见大片或簇密集呈带状排列的绿豆大小的水疱，内容澄清，基底有炎性水肿性红斑。舌质淡红，胖大有齿痕，苔黄腻，脉弦滑。

中医诊断：缠腰龙。

西医诊断：带状疱疹。

辨证：脾虚湿蕴，气血瘀滞，复感毒邪所致。

治则：健脾除湿，行气活血，解毒止痛。

处方：除湿胃苓汤加减。

白术 10g	茯苓 15g	陈皮 5g	厚朴 9g
枳壳 6g	薏米仁 30g	泽泻 12g	紫草 15g
板蓝根 24g	龙胆草 12g	黄芩 12g	赤芍 18g
元胡 9g	川楝子 12g	杜仲 15g	柴胡 5g
酒大黄 6g	车前草 15g		

7 剂，清水煎服，每日 1 剂，每剂分 2 次，饭后服之。

局部外用：雄黄洗剂。

二诊：2012 年 3 月 12 日。

患处部分水疱已结痂，疼痛稍减，口不苦，夜寐有改善，饮食略增，大小便自如，舌胖淡红，苔薄黄，脉弦。治宜守前法化裁追之，照前方去龙胆草、黄芩、酒大黄、车前草，加当归 6g、红花 6g、制乳香 5g、没药 5g。继服 14 剂，皮疹消退，症状全消。

[**按**] 本例患者平素脾虚湿蕴，致气滞血瘀，经络阻隔，复感毒邪而发病。故治以白术、茯苓、陈皮、厚朴、枳壳、薏米仁、泽泻来达到健脾除湿理气，龙胆草、黄芩、板蓝根、紫草除湿清热解毒，配柴胡疏肝行气解郁；元胡、川楝子行气活血止痛；酒大黄泄热逐瘀从便排出；车前草清热利湿，使湿热从水道排除，杜仲引经通络。二诊时毒热减轻，疼痛仍在，系气滞血瘀，经络阻隔，故加活血化瘀、通络止痛之当归、红花、制乳香、制没药，遂得治愈。

案例 3 张某忠，男，26 岁。

初诊：2011 年 2 月 12 日。

主诉：右头面部起水疱，疼痛兼痒 9 天。

现病史：右侧头面部发现颗粒状水疱刺痛兼痒已 9 天。初起于右前额出现红色小颗粒并伴有针刺样疼痛，逐渐增多形成水疱，且向头顶及右眼睑蔓延，右目红肿，流泪，视物不清，周围皮肿胀、灼热，伴口干苦，夜寐欠宁，饮食不佳，大便干，小溲短赤。经某医院诊为“面部带状疱疹”，经注射维生素 B_{12} 及抗生素等药后，效不显。遂来我院门诊。

检查：右前面额及右上眼睑大片潮红肿胀面积约 8cm × 6cm，上有米粒至绿豆大小红色丘疱疹，集簇成群，呈带状排列。右眼球结膜充血，眼睑微肿且有热感。右颊下有淋巴结肿大，压痛明显。舌质红苔薄，脉弦滑数。

中医诊断：蜘蛛疮。

西医诊断：面部带状疱疹。

中医辨证：湿热上壅，化火化毒。

治则：清肝泻火，凉血解毒。

处方：清肝泻火解毒汤加减。

龙胆草 15g	黄芩 12g	生地 15g	车前草 15g
酒大黄 6g	桑叶 15g	淡竹叶 15g	板蓝根 15g
野菊花 12g	炒栀子 12g	紫花地丁 15g	金银花 12g
赤芍 15g	丹皮 12g	天麻 6g	白芍 12g
全蝎 3g	地龙 5g		

7 剂，清水煎服，每日 1 剂，每剂分 2 次饭后半小时至 1 小时送服。

大成散膏外涂搽患处，每日 2 次，早晚各 1 次。另以四环素可的松眼膏涂眼睑，阿昔洛韦眼药水滴眼内。

二诊：2011 年 2 月 19 日。

患处红肿渐消，部分皮疹形成脓疱或显露出鲜红色糜烂面，上覆淡黄色渗出及结痂，疼痛减轻，未见新生皮损，病情得以控制。效不更方，继予上方，酒大黄减至 3g，续服 5 剂。外用药同上。

三诊：2011 年 2 月 24 日。

右头部前额及右上眼睑渗出停止，糜烂面出现新生上皮，红晕浮肿已全部消退，疼痛已除，微有痒感。口干尚可，夜寐饮食二便自调。

此时不宜再以苦寒折伤脾胃，故方以香砂六君汤加橘叶、橘络、青皮健脾和胃，利湿活络。此方有防止遗留神经性疼痛之效，再加上徐长卿、秦艽、当归、白芍等通络缓急止痛之品，疗效显著。再服 5 剂。外用改用西药喜疗妥乳膏外搽，每日 2 次。

四诊：2011 年 3 月 6 日。

患者来院检查，患部皮损已全部消退，仅遗有少量淡褐色色素斑，无痛痒。两目视物清楚，红肿消退，临床痊愈。

[按] 本例系肝胆之火盛上炎，兼挟湿热升腾，故目赤肿痛。起水疱肿胀渗出，在治疗上集中力量清热解毒以龙胆草、黄芩、栀子、淡竹叶、酒大黄、车前草清利肝胆湿热，泻腑去浊；生地、丹皮、赤芍、紫草凉血解毒，活血化瘀；板蓝根、银花、野菊花、紫花地丁等轻扬上升，能清上焦毒热。总之先以苦寒之味，直折其热，以防其窜延深入或扩散。然后用蒺藜、蝉蜕、天

麻、钩藤、全蝎来散风止痒，平肝熄风又能通络止痛。最后以健脾和胃、利湿通络之方药追服。由于用药紧扣病机，故仅服17剂就收到满意的疗效。

小结

中医临床上对于蛇串疮的治疗重点应放在发疹期和疹退后的疼痛上，抓住火毒这一基本病机要点，同时注重调理肝脾，扶正祛邪，通络镇痛。

1. 辨火毒轻重

蛇串疮的发生和火毒侵袭密切相关，但由于体质不同，火毒轻重不同，治疗方法各异。从临床特点来看，火毒重者，皮疹、水疱面积大，血疱或坏死常见，常发于头颈、五官等特殊部位，疼痛较重，病情严重，如大疱型蛇串疮、出血型蛇串疮、坏疽型蛇串疮、泛发型蛇串疮、眼蛇串疮、Ramsay - Hunt 综合征、蛇串疮性脑膜炎等，常有低热、疲乏、全身不适；火毒轻者，多发生于腰肋、胸部，无明显全身症状，皮损面积小，疼痛轻。火毒重者治疗宜重用清热解毒之品，如大青叶、板蓝根、金银花、马齿苋、白花蛇舌草、黄连、黄芩等，必要时应用刺络放血等攻毒祛邪的方法，或中药汤剂配合西黄丸、梅花点舌丹、片仔癀等内服外用，协同作战；火毒较轻者治疗以清热为主，如常用竹叶石膏汤等。

2. 辨皮损部位及特点

皮损部位不同，表示火毒所居脏腑不同，治疗也有所差异，常在去火解毒方中加引经之品。如发于腰、肋、胸、阴部者，病在肝胆，加柴胡、龙胆草等；发于头面、颈部者，病在上，加菊花、牛蒡子等；发于四肢者，病在脾胃，加苍术、薏苡仁等；发于眼、鼻、口者，病在窍，加升麻、防风、黄连、密蒙花、藿香等；有血疱者，加水牛角、赤芍、牡丹皮；水疱大而多者，加苍术、土茯苓、猪苓。

3. 顾护脾胃阳气

从发病角度看，蛇串疮可由饮食不节，脾失健运，湿邪内生，郁而化热而生；且临床多用寒凉之品，大剂量清热祛火解毒药很容易造成脾胃功能异常，特别是苦寒药物，造成脾胃阳气损伤，对疾病预后不利。在治疗过程中，一方面寒凉药使用要恰当，中病即止；一方面可在大堆苦寒药中加入九香虫、香橼、山药、炙甘草等药物，清热同时顾护阳气。

4. 重视止痛

疼痛是蛇串疮最常见的后遗症，彻底解决疼痛问题是治疗该病的主要难点，关键还是辨证论治。临床常用的治疗思路及用药如下。

(1) 清火止痛法：常用药物有黄芩、龙胆草、栀子等。

(2) 疏肝止痛法：常用药物有柴胡、香附、佛手等。

(3) 行气止痛法：常用药物有川楝子、川芎、延胡索。

(4) 活血止痛法：常用药物有丹参、红花、桃仁等。

(5) 养血止痛法：常用药物有当归、白芍、熟地黄等。

(6) 温阳止痛法：常用药物有附子、细辛、生姜等。

(7) 祛湿止痛法：常用药物有苍术、黄柏、海桐皮等。

不论辨证如何，修复病损的经络是止痛的重要环节，依据不通则痛的观点，能让经络疏通、气血流畅的方法均是有效的止痛方法。在具体应用时，常常不分证型如何，加入徐长卿、秦艽、当归、白芍等通络缓急止痛之品，疗效显著。

5. 及时清除水湿是取得疗效的关键环节

由于疱疹病毒的作用，神经根及皮肤黏膜炎性水肿，表现为大小不等的水疱。而利湿可以减轻组织和神经的水肿，故而清热解毒利湿是治疗本病的关键。常用药物有泽兰、泽泻、土茯苓、车前草等。

二、扁平疣

扁平疣又称为青年扁平疣，是常见的人类乳头状瘤病毒感染皮肤黏膜所引起的一种良性皮肤病，属中医学“疣证”“扁瘊”范围。中医认为本病的发生多由于腠理失于固密，风热夹毒乘隙侵袭，日久毒热蕴结于皮肤腠理所致。毒热和气血瘀滞是本病的关键，治疗上应以清热解毒，活血散结为大法，并随证加减。肝郁者，佐以疏肝理气；脾虚湿盛者，佐以健脾除湿；脾肺气虚者，佐以补脾益肺；风热郁肤者，佐以祛风散邪。治疗本病病程短，疗程亦短，病程长，起效亦慢。坚持服药及勤外擦洗者，起效快，疗程相对亦会缩短。部分患者中间自行停药数天后，皮疹有增多复发倾向，但再用药仍有效。扁瘊采用的中药方药的特点是疗效好，根治率高且不良反应少。此外，在治疗本病期间，最好停用或少用其他内服、外用药物，忌食生冷、油腻及辛辣食物，劳逸结合，防止感冒，并避免反复搔抓，以防自身传染扩散。

案例1 罗某，男，24岁。

初诊：2012年4月9日。

自诉：面部及手背密集褐色扁平丘疹，有微痒已1年余。

现病史：1年前颜面部出现芝麻至米粒大小扁平丘疹，边缘清楚，色淡褐，质坚，有轻度痒感。逐渐加重，遍及脸颊部，手背部亦见淡褐色粟米大小扁平丘疹，夜寐饮食自调，二便自如。当地医院诊为扁平疣。先后多次用多种中西药及接受冷冻、激光等治疗，屡治屡发，疗效不佳。遂来我院门诊诊治。

检查：患者颜面、双手背、手指散在淡褐色、芝麻至米粒大小扁平丘疹，质坚，表面光滑，部分成线状排列。舌质红，苔薄黄微腻，脉弦。

中医诊断：扁瘊。

西医诊断：扁平疣。

中医辨证：风邪搏肌，外感毒邪，热毒蕴结而成。

治则：疏风清热，活血解毒，化瘀散结。

处方：用自拟的祛疣软坚汤加减。

板蓝根15g　木贼15g　马齿苋15g　薏米仁30g
蒲公英15g　赤芍15g　生地15g　紫草15g
制香附6g　露蜂房5g　丹参15g　莪术9g
夏枯草18g　防风5g　生牡蛎30g（先煎）
当归6g　生芪18g　磁石60g

14剂，清水煎服，每日1剂，每剂煎2次，合并药液浓缩至400ml，早晚饭后半小时至1小时分服。12岁以下患者药量可减半，服法同上。其渣加明矾6g再煎后，外熏洗患处局部。即第3煎取汁600ml后，在药汤中加入白米醋250g，先熏后洗，用口罩或毛巾蘸药汁轻擦患处，以皮损发红微痛或发现针头大小的结痂为度，每日1次，每次30分钟。通过温热药汤熏洗局部能使毛细血管扩张，有利于药物吸收且直达病灶

二诊：2012年4月23日。

内服外洗上方14剂为1个疗程后，扁瘊明显消退，不痒，仅留少许疣状物。继服14剂，外熏洗改隔日1次，每次减至15分钟，不加明矾与白醋。2个疗程后，扁瘊全部消退，面部手背等处皮肤恢复如常，随访半年未复发。

［按］本案例属热毒蕴结，复受风热之邪搏于肌肤而赘生。方中板蓝根、蒲公英、马齿苋清热解毒，且马齿苋能进一步清热解毒，增强人体免疫功能，

可防扁瘊愈后复发；木贼疏散风热；夏枯草平肝泻火，软坚散结；当归、生地、赤芍、紫草凉血解毒，活血化瘀；制香附行气活血，软坚消斑；露蜂房以毒攻毒、祛风止痒，与蒲公英等清热解毒药配伍，药力剧增，并可助防风止痒，缓解症状。莪术、丹参均能活血化瘀，同时丹参又可清解瘀热；生牡蛎、磁石软坚化积，重镇平肝潜阳；重用薏米仁、黄芪以健脾渗湿，且有透表作用，可引药直达肌肤。本方诸药合用既可清热解毒，祛风凉血，又能疏肝解郁，活血化瘀，消散积聚之功效。故扁瘊得以消除，皮肤恢复正常。

案例2　刘某英，女，13岁。

初诊：2008年8月4日。

主诉：双手背、手指出现扁平丘疹，渐次蔓延至面部已2个多月。

现病史：手背、手指、手腕、颜面散发浅褪色扁平丘疹，质坚，有轻度瘙痒，曾注射维生素B_{12}、聚肌胞；煎服薏米仁多次，迄今未愈。同时伴有颈项胀闷，眼球轻度憋胀，头晕、心烦，口干尚可，夜寐时欠宁，饮食二便自调，曾经某医院诊断为：①“扁平疣”，②“甲状腺功能亢进”，决定手术，家长不肯，愿服中药治疗。遂来我院门诊。

检查：面部、双手背、手指、手腕等处遍布芝麻至米粒大小浅褐色扁平丘疹，边缘不齐，质坚，观其喉旁略显隆起，眼球轻度突出，舌红苔薄，脉弦近数。

中医诊断：扁瘊并肉瘿。

西医诊断：扁平疣并甲亢。

中医辨证：经络血分血瘀，风邪外搏而致。

治则：通经活络，祛风化瘀。

处方：自拟方，祛风通经活络汤加减施治。

当归6g	赤芍6g	川芎4.5g	桃仁5g
红花4.5g	板蓝根9g	土贝母4.5g	马齿苋6g
生薏米12g	夏枯草9g	木贼6g	制香附4.5g
莪术4.5g	丹参6g	皂角刺4.5g	牡蛎12g
昆布5g	浮海石9g		

14剂，清水煎服为一个疗程，并将药渣第3煎先熏后洗患处。

二诊：2008年8月18日。

患者自述在第1疗程口服外洗汤药第5天后，疣体部位出现瘙痒加剧，但扁瘊丘疹脱皮明显。继续服洗完余下药剂。现在手部疣瘊部分消失，面部疣瘊完全消失，而颈项憋胀、头晕、心烦、眼球不适亦随之轻减，大有好转。方药已见效，继治宜守前法化裁追之。照前方去莪术、皂角刺，加白蒺藜5g、蝉蜕3g，继服7剂，服洗法同上。

2008年8月26日来院告之，扁瘊全部消失，颈项憋胀、头晕、心烦、眼球不适也随之而愈。

［**按语**］本案例，扁瘊生于面部、手背、手指、手腕等处，究其病因，亦无非是血瘀夹风邪相搏于肌肤而赘生。采用通经活络，祛风行瘀之法。方中当归、川芎、赤芍养血活瘀；桃仁、红花增强通经活血行瘀之力；板蓝根、土贝母清热解毒，对病毒有抑制作用；薏米仁、马齿苋、夏枯草、木贼、香附、红花清热解毒、活血化瘀、软坚散结、平肝熄风，对疣体有一定作用；莪术、丹参活血化瘀、破血行气，使凝聚消散，丹参又能清解瘀热；生牡蛎软坚散结；昆布、浮海石化痰软坚；皂角刺具有散结作用，与夏枯草分别入肝经并引药直达病所。本方诸药合用，既能加强通经活血、行瘀祛风之功效，使皮肤之瘀行风去而疣瘊消失，又能清热解毒、软坚散结，使经络肌肉之气行、血活、结散，而西医确诊之甲状腺功能亢进之病亦因之而愈。

三、眼、口、生殖器三联症

眼、口、生殖器三联症，又名“白塞氏综合征”是一种多系统的疾病。中医学无此名，根据临床表现与“狐蜮”相似。《金匮要略》：“蚀于喉为蜮，蚀于阴为狐”。《千金方》又述狐蜮“由湿毒气所为”阐明了其病因。本病例初起高热发斑、眼部损害、口生殖器溃疡等症，是由热毒壅盛，不得透泄，充斥上下所致。用清热解毒，凉血，祛湿之法治之尚可。

案例 林某良，男，38岁。

初诊：2007年4月22日。

主诉：眼、口、生殖器反复出现少量分泌物成痛性溃疡，至今已达5年之久。

现病史：患者诊前于2002年4月16日，连续发高热3天。体温高达39.5℃，继而眼干，畏光流泪，口腔、面颊、舌唇部多处出现痛性溃疡，生殖器阴囊处亦发生大面积溃疡，流黄水。下肢出现多形性红斑数个，另在背部亦见散在性红色小疱疹，胸闷咳嗽，胸透心肺正常。在我市口腔医院诊为眼、口、生殖器三联症，并用抗生素，激素（泼尼松）以及中医治疗半个月后，高热已退，阴囊溃疡趋向愈合。但眼干羞光流泪明显，面颊、唇部黏膜溃疡迁延不愈。多形性红斑间隙出现，常年低热37.4～38℃左右，坚持服维生素类泼尼松、肾上腺皮质激素维持量和中药治疗，至今已达5年之久，病情时轻时重，轻时可做轻微工作，重时语言、进食行走困难，痛苦异常，遂来我院门诊。求治时上述局部病灶仍在，并伴见口苦咽干，心烦心悸，夜寐欠宁，多盗汗，手足心热，饮食二便尚可。体温37.5℃。

检查：患者两眼干涩有异物感，视力模糊，畏光流泪，结膜轻度充血呈淡红色，内外眦有少量白色分泌物。诊断：慢性结膜炎。口腔内多处溃疡，左侧颊部黏膜有1.5cm×2cm和上唇黏膜有1cm×1cm大小剥落糜烂，腰部有不规形的色素沉着斑，边缘清楚，结合成片，背部下肢可见散在数个贰分钱币大小的瘢痕，周围发红，中心伴有炎症的小脓疱，用消毒针刺皮肤可见小脓疱，生殖器皮肤无异。舌体肿胀而痛，舌心红少苔，舌边舌根有数个溃疡点，脉细数。

中医诊断：狐𧏾。

西医诊断：眼、口、生殖器三联症。

中医辨证：湿热毒邪不得透泄，充斥上下所致。

治则：滋补肝肾，清热生津，凉血解毒。

处方：以复脉汤合黄连阿胶汤加减。

生地18g	麦冬15g	白芍9g	龟板30g(先煎)
石斛12g	阿胶9g（另炖分冲）		知母9g
栀子9g	黄连6g	黄芩12g	淡竹叶12g
五味子6g	金银花9g	蒲公英15g	菊花9g
赤芍15g	甘草3g	桑叶12g	

7剂，清水煎服，每日1剂，每剂早晚饭后半小时至1小时各服一次。外以鹅口散涂于口腔等溃疡面。停服西药泼尼松、肾上腺皮质激素。

二诊：2007年4月29日。

患者心烦口干已轻减，夜寐已安，余症未减，舌脉为前。宜守前法追之，照前方继服7剂，外用药同上。

三诊：2007年5月6日。

患者精神大为好转，口腔、面颊唇部黏膜大片溃疡变浅，趋向愈合。舌体正常，舌有薄白新苔，斑形渐匿，未见新的症状，此时应注意中病即止，以防苦寒伤脾胃，故在守前方化裁追之。前方去银花、菊花、蒲公英、连翘、栀子，添加理脾助正、兼清化之药品，务使祛邪不伤正，祛邪则正安。所以加上麦芽15g、谷芽15g、生薏米24g、白茅根18g、蝉蜕5g、双钩藤12g，再服14剂。外用药可按患处病灶灵活用之。

四诊：2007年5月20日。

患者来院检查时，竟获全功。一切恢复正常。嘱其服知柏地黄丸，每天2次，每次12粒。1个月以巩固前效。追访1年未见复发。

[**按语**] 本病患者病逾五载，缠绵反复未愈，热病易损阴液，热邪久羁，多深下焦，劫烁肝肾之阴；又久病必伤肾，肾阴虚，肾水不足不能上济于心，则心阴虚，心阴偏亢，虚火上炎，故出现舌体肿胀、口舌糜烂、溃疡、失眠、心悸、低热烦躁等水亏火旺的现象。“肝开窍于目”“肾在下开窍于二阴”，肝阴肾水亏耗时，其津液不能滋润关窍之处，致使眼部、二阴的疾患不愈。故治宜用滋补肝肾，佐以清热生津、凉血解毒之法，方能奏效。方中地黄、麦冬、白芍、龟板、阿胶、石斛滋阴补肝肾、壮肾水，以补其源，黄连、黄芩、栀子、知母、黄柏、竹叶、甘草直折心火，银花、蒲公英、菊花、薏米、赤芍等清热解毒、凉血通瘀、燥湿除烦，五味子滋肾益智。鹅口散外用有清热解毒止痛之效。诸药合用使水升则火降，水火相济，阳平阴秘，精神乃治，斯病愈矣！

四、疖与疖病

疖是指发生在肌肤浅表部位，范围较小的急性化脓性疾病。随处可生，以小儿、青年多见，多发生于夏秋季节。中医可分为：有头疖、无头疖、蝼蛄疖、疖病。其特点是肿势局限，范围多在3cm左右，突起根浅，色红、灼热、疼痛、易脓、易溃、易敛。疖为阳毒，或因风热毒，或因暑湿或由湿内生，或由体虚邪毒易侵蕴结于皮肤，经络阻隔聚结而生。

案例1 魏某，男，8岁。

初诊：1973年3月12日。

主诉：头顶始起散发脓疱渐大如梅李，三五相连，头皮窜空，似蝼蛄窜穴之状已年余。

现病史：1年前在头顶发现数个小脓疙瘩，渐至发展成“疖肿”，曾多次口服抗生素，外用鱼石脂软膏，并切开排脓，脓肿时轻时重，一直未愈。半年前逐渐增大，红肿热痛形如梅李，三五相连，溃后脓出而疮口不敛。日久头皮窜空如蝼蛄窜穴之状。肤色紫褐，自觉疼痛且痒，伴有精神不振，饮食欠佳，大便干，小溲色赤。

检查：头顶及枕部可见10余个蚕豆大小的脓肿，部分压之有波动感，可流出少量脓性分泌物，质稠色黄。患处毛发脱落，多处呈秃发性瘢痕。舌淡苔薄黄，脉滑。

中医诊断：蝼蛄疖。

西医诊断：脓肿性穿掘性头部毛囊周围炎。

中医辨证：素体有湿，并感邪毒，毒热蕴结所致。

治则：清热除湿，扶正托毒。

处方：五味消毒饮合仙方活命饮加减。

野菊花6g	天葵子6g	地丁草6g	金银花9g
连翘6g	蒲公英6g	当归3g	赤芍6g
夏枯草6g	茯苓6g	白术6g	黄芪6g
泽泻6g	皂角刺4.5g	浙贝母5g	瓜蒌仁15g
陈皮5g	花粉6g		

14剂，清水煎服，每日1剂，每剂分2次，饭后半小时至1小时送服。

外用：先以具有清热解毒除湿、收敛、祛瘀、消炎作用的马齿苋50g、艾叶18g、绿茶45g、食盐5g煎汤外洗，每日1次。然后以清热燥湿、排脓消肿、祛腐生肌的大成膏外敷患处，每日早晚换药1次。

二诊：1973年4月15日。

经过1个多月的治疗（在此期间，患者照上方继服外洗半个多月），头部较大的疖肿显著消退，疮口分泌物减少，周围小疖肿也缩小。留有硬结瘢痕，成脓疖肿大部分溃破流脓，新生的脓肿频率降低，痛痒逐渐减轻，精神好转，夜寐饮食尚可，二便自如，舌脉无明显变化。内治宜守前法化载追之。照前方去天葵子、地丁草、野菊花，瓜蒌仁减至9g，加白芷3g、乳香1.5g、没药1.5g来加强前方中活血透脓的作用。外用同上，唯外洗改每周2次。

三诊：1973年5月17日。

头部疖肿大部分回缩，基本复平，部分形成瘢痕，未见新生脓肿。夜寐饮食自调，二便自如，舌淡苔薄脉弦。此时治应以益气养阴为主，清热解毒为辅。故在上方中去瓜蒌、蒲公英、皂角刺、乳香、没药，加党参5g、山药6g、沙参5g、黄精5g、生地5g，清水煎服，外用同上。

四诊：1973 年 5 月 27 日。

继服上方 10 剂，脓肿全部消退，基本痊愈。半年后随访未复发。

［**按语**］本案例患儿系先天禀赋不足，脾虚健运失常。湿热内蕴，复感邪毒，毒热郁阻经络，气血瘀久化热，热盛肉腐而成。由于病情迁延不愈，导致正气愈虚，邪气恋而不尽。故治宜：清热除湿，扶正排毒。方中以金银花、野菊花、冬葵子、地丁草、蒲公英、连翘来清热解毒、凉血通瘀、燥湿除烦；当归、赤芍、白芷、浙贝、皂角刺活血透脓，散结化瘀；夏枯草、陈皮、泽泻、花粉清热除湿，平肝解毒散结；生芪、茯苓、白术、当归益气养血，健脾除烦，使“正气内存，邪不可干”。后期加上益气养阴之品沙参、党参、黄精、生地等药品，是减少复发的关键之法。诸药合用，就会收到扶正托毒、清热除湿、益气养阴之功效，是本例病治疗的特点。

此外，本病除治疗外，还应注意头部的卫生，勤于洗涤，切勿挤压。患病期间禁食辛辣刺激物及发物；采用综合防治措施，方可痊愈并预防复发。

案例 2　孙某铨，男，47 岁。

初诊：1970 年 5 月 15 日。

主诉：臀部常起疖肿已 3 年。

现病史：患者 3 年前，臀部经常有小瘰或小疱，略觉发痒，触之刺痛，旋即红肿硬结，基底潮红疼痛，渐即破溃，有脓性分泌物。发作时常用青霉素、链霉素肌肉注射，或红霉素、头孢菌素等口服，局部用四环素软膏、百多邦软膏等治疗，不久就消退，但均未控制根除。常常一处将愈，他处又发，屡次复发，如此缠绵至今已达 3 年之久。每次发作时不同程度发热恶寒，患处功能障碍等症状。伴口干，夜寐一般，饮食尚可，大便时干，小溲自如。

检查：臀部双侧皮肤疖肿。大小十余处，有的已溃烂化脓，表面有脓性分泌物，有的硬结发红，中央有脓点，有的米粒大小红肿突起。检查血糖正常，分泌物培养有链球菌和四联球菌生长。患者体质虚弱，面色萎黄，舌质暗红苔薄白，脉沉细。

中医诊断：坐板疮。

西医诊断：多发性疖肿。

中医辨证：湿热下注，蕴而成毒。

治则：清热解毒，祛湿消疮，活血止痛。

处方：自拟的清解燥湿汤加减。

金银花 15g	皂角刺 9g	当归 6g	白芷 6g
土茯苓 18g	薏米仁 30g	车前草 15g	露蜂房 6g
穿山甲 5g	乳香 3g	没药 3g	白鲜皮 15g
生芪 10g	白术 12g	丹参 15g	赤芍 15g
野菊花 12g	木瓜 9g		

14 剂，清水煎服，每日 1 剂，每剂分早晚 2 次，饭后 1 小时送服。

外用：大成散膏敷患处，早晚各换药 1 次。换药前以清热解毒，燥湿收敛之龙胆草 45g、地榆 45g、艾叶 15g、蒜秸 5 根煎汤熏洗患处，每日 1 次。

二诊：1970 年 5 月 29 日。

内服外洗 14 剂后，臀部疖肿大部分脓出肿消痛止。其中在服药 1 周时右臀部又起疖肿 2 个。继服药外洗后，很快就消退。体质亦见改善好转，面色转淡红，余无它见。

方药已见效，宜守前法去穿山甲、乳香、没药，加党参 12g、生地 12g、北沙参 12g，继服 14 剂，外用药同上，外洗改每周 2 次。

三诊：1970 年 6 月 5 日。

臀部皮损干燥脱痂，肿消痛止。但仍有残留少数表浅的粟粒大结节，余无它见。

追服上方 7 剂。外用改用金黄散调蜜水外敷患处，每日 1 次。

1970 年 6 月 12 日，患者来院复查，臀部疖肿全部消退，恢复正常而告愈。

[**按语**] 本例因治疗不力致使湿热之毒邪流窜，凝滞肌肤经络之间久而不去，必耗伤阴血。故治疗上应注意正邪关系。攻伐过胜则正气更伤，邪不得去，腐肉不去，新肉不生；扶正过胜则又助湿毒化火而加重病情。方中露蜂房具有祛风定痉、解毒疮散肿定痛等作用，对未成脓者能消散，使已成溃者自溃，与金银花、野菊花、白鲜皮配伍，除湿清热解毒，消痈疮肿毒更显著。土茯苓、薏米仁、车前草除湿解毒散瘀、利水消肿。黄芪、白术健脾益气，扶正以祛邪；丹参、赤芍活血化瘀，助黄芪、白术共达托里生肌之效。穿山甲、皂角刺、白芷、乳香、没药、当归等配伍使用，除具活血定痛、拔毒消肿排脓功效外，并可调和气血、祛湿，能迅速改善皮肤微循环有效血流量，是促进痊愈的因素。更用木瓜除湿引药下行而至病所。诸药合用共奏清热解毒、祛湿消疮、活血止痛、益气养血、托里生肌之效果，所以坐板疮得以痊愈。

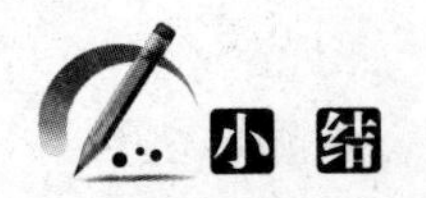

小结

临床中医对疖与疖病的诊治可归纳为以下三个方面：

1. 清热解毒是治疗的基本大法

中医学认为疖是由于内蕴湿热、外感毒热之邪、热毒不得外泄，阻于肌肤而发；湿热毒邪不去，久则耗气伤阴，正气日虚，无力托毒外出，使疖反复发生，而成疖病。在治疗早期，清热解毒是最基本的治疗大法。在药物的选择上，依据红肿热痛程度，选择不同强度的清热解毒药物，五味消毒饮、黄连解毒汤、仙方活命饮等均为常用方剂。如脓性结节明显，在此类解毒药的基础上常加入白花蛇舌草、草河车、土茯苓等解毒之品，协同治疗；红肿明显，宜加入利湿消肿的药物，如赤小豆、冬瓜皮、茯苓皮等；皮疹鲜红或灼热明显，治疗须加入清热凉血之品，如赤芍、牡丹皮、紫草、水牛角等。

2. 活血透脓是治疗的重要环节

疖与疖病一旦成脓，透脓外出是缩短疗程、加速痊愈的重要步骤，促破促溃也是中医治疗疖病的特色。在治疗中，一旦认识到疖肿不能消散吸收，即需要透脓外出，以利于痊愈。当脓液排出后，疖病一般会很快痊愈。在用药上，活血透脓是常用的手段。药物如红花、桃仁、浙贝母、地龙、白芷、皂角刺、乳香、没药等均是有效药物，可酌情使用。

3. 益气养阴是减少复发的关键

名老中医均认为疖与疖病的发病原因是湿热火毒，壅滞肌肤，阻塞气血，化腐成脓而发，日久耗气伤阴，致反复发作。疖病多见于老年人，或有慢性病，阴虚内热或气阴两虚。纯用清热解毒，虽可取效于一时，但不能解决复发问题，应予益气养阴为主，清热解毒为辅。治疗原则首推益气养阴，扶正培本。常用生黄芪、太子参、党参、白术、茯苓、山药等益气固本，生地黄、玄参、天冬、麦冬、女贞子、枸杞子、天花粉、何首乌、沙参、黄精、山茱萸等养阴培本。在人体正气得到康复后，酌情可加入祛邪的黄连、黄芩、蒲公英、紫花地丁、野菊花、金银花、连翘、白花蛇舌草等药物方能奏效。

五、急性淋巴管炎、坏疽

急性淋巴管炎、坏疽是一种发病迅速，易于变化而危险性较大的急性化脓性疾病。中医称之为疔，疔可发生于任何季节、任何年龄，随处可生，但多发于颜面和手足等处。其特点是疮形虽小，但根脚坚硬，有如钉子之状，病情变化迅速，容易造成毒邪走散蔓延。如果处理不当，发于颜面部的疔疮，最容易走黄而有生命危险；发于手足部的疔疮，则易损筋伤骨而影响功能。病因火毒而生。发于颜面部，主要是火热之毒为患，若火毒炽盛、内燔营血，则成走黄重症。发于手足部的疔疮，多由湿火蕴结，血凝毒滞，经络阻隔，热胜肉腐而成。常有外伤诱因，也可因脏腑蕴热、火毒炽盛、气血凝滞而成。

案例1 叶某雄，男，48岁。

初诊：1972年5月6日。

主诉：左手肿胀疼痛已1周。

现病史：患者于1周前杀鱼时不慎被鱼骨刺入，左手中指感染，局部出现红肿疼痛，手掌麻木，发烧38.3℃。经注射“链霉素”“卡那霉素”，口服“土霉素”及中药治疗，发烧稍退。但手掌手指肿胀逐渐明显，手指不能弯曲，肿势逐步向上蔓延至手腕以上，疼痛难忍，右前臂麻木，同时伴有纳差，烦热，口渴，大便干，2~3日未行，小溲黄赤。

检查：左手掌及中指肿胀明显，色微红，按之较硬，且有疼痛，左腋下淋巴结可扪及，有触痛感。检查血象增高，上午体温38.3℃，晚上最高体温39℃以上，舌质红，苔黄腻，脉滑数。

中医诊断：托盘疔。

西医诊断：掌中间隙感染、急性淋巴管炎。

中医辨证：火毒蕴结，经络阻隔。

治则：清热解毒，除湿通络。

方以：疔毒复生汤加减。

处方：金银花15g　连翘12g　蒲公英15g　黄芩12g
栀子12　桑枝18g　穿山甲6g　皂角刺9g
白芷6g　花粉12g　赤芍15g　当归5g
鸡内金12g　佩兰9g　酒大黄9g　六一散18g
全蝎5g　蜈蚣2条

5剂，清水煎服，每日1剂，每剂分2次，早晚饭后半小时至1小时送服。

外用大成散膏外敷患处，每日2次，早晚各换药1次。

二诊：1972年5月11日。

上方服后，发烧已退，手指手掌疼痛肿胀已轻减，口干有改善，夜寐饮食自调，大便通畅，小溲转淡黄。治宜守前法，将穿山甲减为3g，皂角刺减为5g，酒大黄减为5g，续服5剂。并嘱：将汤药渣残存的药性3煎后，浸泡患手来增强内服之功力。

三诊：1972年5月16日。

用药10天后，手指手掌处症状全部消退，血象正常，左手功能正常。

［**按语**］本例托盘疔为时已一周，虽经抗生素治疗未能控制，毒热炽盛。患者因脾虚湿盛，湿热与毒热交炽。且病程已拖至周日，症状发生，局部肿胀，疼痛，大便干2～3日未行，苔黄腻。故治疗时，方中用性味苦寒的金银花、连翘、蒲公英、黄芩、栀子，既能清解体内的热毒，又能消除局部的邪热。现代药理研究表明，这些药物有抑菌杀菌作用，也符合西医对本病的治疗大法。赤芍、桑枝凉血、活血通络；酒大黄、六一散取其苦寒燥湿，清热利湿；当归、白芷活血托脓，花粉入血，清热解毒，通行经络，消肿排脓。上药配合穿山甲、皂角刺，舒络活血，化瘀散络；佩兰芳香化湿，利水泄热，鸡内金健脾和胃，破积消食；全蝎、蜈蚣善能走窜，消肿通络止痛，功效最捷。并外用大成散膏来消肿止痛燥湿，解毒，化腐生肌，用内服第三煎之药渣浸泡手部，促其恢复手部功能。由于抓住了本例系湿热与毒热交织，壅阻经络的实质，并逐步加以解决，所以收到满意的效果。

案例2　汤某仁，男，38岁。

初诊：1979年7月2日。

主诉：右额角鬓部突现一枚粟粒样白疱，偶有微痒麻已5天。

现病史：患者禀赋较弱。诊前5天，在右额角鬓部突见一枚粟粒样小白疱，偶有微痒麻，未予重视。与爱人房事时不慎被擦破。第2天渐见红肿疼痛，并向周围扩大，延及右侧额面，即到卫生所诊治。以疔为火毒而生，药投用苦寒峻下之剂，致毒邪内陷。面色少华，身无大热，恶寒肢冷，精神萎靡，神志恍惚，心慌欲呕，口干喜热饮，大便稀溏，小便微黄。遂就诊于余。

检查：右鬓部疔疮根脚散漫，红而不泽，腐不化脓。坚硬紫黯，麻木隐痛；步履蹒跚，舌淡红苔白，脉沉缓。

中医诊断：虚寒鬓疔。

西医诊断：右颞部坏疽。

中医辨证：阳衰阴盛，气血亏虚。

治则：温阳托毒，活血通络。

方以：参芪附姜汤合仙方活命饮加减。

处方：红参6g（另蒸汁，兑服）　　黄芪15g　　白术12g

干姜3g　　附子5g　　穿山甲3g　　莪术9g

金银花15g　　花粉12g　　甘草3g　　丹参9g

当归5g　　赤芍12g　　红花3g　　生地12g

皂角刺9g　　乳香3g　　没药3g

2剂，清水煎服，每剂分3次，早中晚饭后半小时至1小时送服。

外用疮口处纳入九一丹药捻，以大成散膏覆盖。4周以冲和散膏外敷，日换两次。

二诊：1979年7月4日。

服药2剂后，危象顿解，方以见效。不宜更改，追服2剂，外用同上。

三诊：1979年7月6日。

继服上方2剂后，腐肉开始脱落，诸症悉平，转危为安。此时阴回阳消，故上方红参、干姜、附子温阳提补大热之药不宜再用。但气血仍虚，所以疔疮疮口脓虽外流，腐肉仍未全脱，根盘已缩退，疮色红而不泽，时钝痛仍见。伴见面色转淡红，神疲体倦仍未恢复。唯口干尚可，夜寐饮食二便自调，舌淡红苔薄白脉弦。

方改为托里消毒饮加减，追服1周。外用以大成散膏敷之。

1979年7月14日来院检查诸症已消除，一切恢复正常。

［按语］颜面疔疮主要是火热之毒为患，故清热解毒，凉血消肿为其基本治则。而本案例患者，素体虚，又在患病初起房事，不慎擦破疔头，再服苦寒峻下之剂，反致疔疮根脚散漫，坚硬紫黯麻木隐痛，伴有神志恍惚，但寒不热，心慌欲呕，病势加重，逼毒内攻。究其误治原因，在于前医只看病，不看人，只凭局部之际，未辨整体之本，而拘泥于常规，不能灵活辨证施治。故投苦寒峻下之剂后，使虚寒之体，阳气更伤，遂犯虚虚之误。根据虚寒疔疮，邪毒内陷之证，故拟温阳扶正以托毒外出。方中参、芪、白术益气托毒；用附子、干姜回阳救逆；当归、生地、赤芍、丹参、红花、桃仁、莪术来养血凉血，通络，活血软坚散结，清解瘀热；穿山甲、皂角刺加重走窜，溃疮排脓，通络止痛软坚散结；银花、花粉解毒软坚；甘草和中解毒，又能缓解姜附之辛辣；诸药合用，甚切病机。因此药后阳回阴消，正气恢复，能够托毒外泄，而使危象解除。待脱腐之后，气血仍虚，故以扶正托毒之托里消毒饮加减追服，并配合外用药物，善后收功。用温补治疗，此治疗之变法也。由此可见，辨证论治是本案治疗取效的关键。

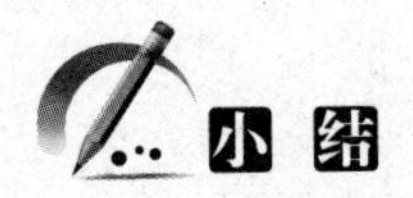

小结

在疔疮治疗上有三方面需要注意：

1.“治疗如防虎”意思是说疔毒可畏

又说“疔怕棉不怕铁”就是说疔初起小疮，应加重视，严禁挑拨或挤压。尤其是颜面部疔疮，即使用棉签来消毒或涂药，不慎擦破都易引起疔毒扩散，甚至走黄。但到脓成熟时，用铁器切开排脓，使脓去腐脱，就会缩短病程，提高疗效。

2. 疔“宜聚不宜散”

疔是火毒而生，忌用辛温散风药，重用清热解毒，合之消肿。如消之不应，则加以托毒，使疔毒收集一处，早日透脓为好，免向四周扩散。若采用汗法治疗时必须才能使用：①正气未衰，②恶寒，③无汗，④脉浮紧苔白。可使用七星剑汤加减来达到一透一解（即透表发汗，解毒清热）之功效。

3. 预防及护理方面

①养成良好的生活习惯，不偏嗜辛辣厚味，鱼腥之品，忌食酒、肉、荤腥五辛发物，宜吃清淡食品，如蔬菜、水果、绿豆、粉皮之类。②忌灸法，发病后忌房事和忿怒；③发病后注意休息，有全身症状的，宜卧床。

六、皮肤浅表脓肿

皮肤浅表脓肿、是一种发生于体表皮肉之间的急性化脓性疾病，中医属“痈”范畴。其特点是发无定处，随处可生。初起局部光软无头，红肿疼痛（少数初起皮色不变），结块范围多在6～9cm左右，发病迅速，易肿、易脓、易溃、易敛，或伴有恶寒、发热、口渴等全身症状，一般不会损伤筋骨，也不易造成内陷。本病是因外感风温、湿热邪毒，内有脏腑蕴毒，凝聚肌表，以致经络阻隔、营卫不和、气血凝滞所致。而年老体弱之人及消渴患者因体虚故易伴发本病。气血虚弱之体，每因毒滞难化，不能透毒外出，而致病情加剧。

案例1 周某，男，42岁。

初诊：1996年7月22日。

主诉：左颈部肿痛已4天。

现病史：发病前3天有上呼吸道感染病史，然后在左颈部生一肿块，皮红，触之有痛感。头颈转侧受限，伴低热及全身不适。口干微有，夜寐一般，不思饮食，大便燥结，小溲黄赤。遂来我院门诊。

检查：体温38℃，左颈部有一肿块，直径约3.5cm×4.5cm，呈椭圆形，周围组织发红，边界清楚，触之灼热，血象偏高。

中医诊断：颈痈。

西医诊断：颈部皮肤浅表脓肿。

中医辨证：风热痰毒壅滞，发为痈肿。

治则：祛风清热，化痰消肿。

处方：牛蒡解肌汤加减。

牛蒡子12g	薄荷3g（后入）	银花15g	连翘12g
蒲公英12g	赤芍12g	浙贝9g	陈皮5g
花粉12g	当归5g	丹皮9g	防风6g
板蓝根15g	黄芩9g	炒栀子9g	全蝎3g
玄参10g	升麻2g		

7剂，清水煎服，每日1剂、每剂分2次，早晚饭后半小时至1小时送服。外用加味金黄散调蜜水外敷，每日更换1次。

二诊：1996年7月9日。

服敷药7天后颈部肿块明显缩小，血象均降至正常范围。照原方追服3剂，局部外敷照旧。

经过10天诊治后颈部肿块完全消失，一切恢复正常。

［**按语**］本案例系风热痰毒引起，故方中以牛蒡子、薄荷、银花、连翘、防风来疏散上焦风热；以黄芩、板蓝根、栀子清上焦之热毒；以当归、赤芍、丹皮、玄参养血活血，祛瘀散结；陈皮、浙贝理气化痰，消散肿块。升麻升阳散火，并协助诸药升达上焦；全蝎善能走窜，消肿止痛功效最捷。此案治法章法分明，用药丝丝入扣，故能共奏疏风散邪，清热解毒，化痰消肿之功。故用本方治疗颈痈，甚为合宜。

案例2　缪某成，男，29岁。

初诊：1970年4月4日。

主诉：右侧胸部第六、七肋间、腋中线部位暴生一肿块，红而热痛已4日。

现病史：1970年3月30日，因长期无业在家，处境困难，心情忧郁，致右胸部第六、七肋间暴肿，波及腋中线红而热痛，不得安宁，且伴有畏寒身热之征。心烦、头痛、口苦咽干，夜寐欠宁。饮食一般，大便干，小便黄赤，始畏溃膜，急来诊治。

检查：体温37.8℃，右胸第六、七肋连及腋中线部位暴生一肿块。皮色不变，按之有热感，推之可动，压之疼痛，同时右手臂活动欠灵活。舌红苔薄黄，脉弦近数。

中医诊断：肋痛。

西医诊断：肋间急性脓肿。

中医辨证：肝郁痰火，热毒炽盛。

治则：清肝解郁，解毒消肿。

处方：柴胡清肝汤加减。

川芎9g	当归9g	白芍12g	生地12g
柴胡5g	黄芩12g	牛蒡子9g	栀子12g
连翘12g	防风6g	花粉12g	香附6g
银花15g	酒大黄6g	车前草15g	夜交藤15g
夏枯草12g	枳壳5g		

7剂，清水煎服，每日1剂，每剂分2次，早晚各1次，饭后半小时至1小时送服。

外用加味金黄散调蜜水敷患处。

二诊：1970年4月11日。

疮肿停止扩大，疼痛已减，体温恢复正常。心烦已解，夜寐饮食自调，二便自如。舌红苔薄黄微腻，脉弦。

上方已见效果，故守前法化裁追之。照前方去车前草、夜交藤、防风、连翘、栀子，加白芷6g、浙贝6g、陈皮5g、丝瓜络12g。继服7剂，服法同上，外用药照旧。

1970年4月18日肿块消失，疼痛已解，心情舒畅，余无他见，一切恢复正常。

［**按语**］本案例肝郁痰结，久则化火，蕴热生毒，故方用柴胡清肝汤加减。取方中芎、归、芍、地，养血补血，活血祛瘀散结。银花、黄芩、连翘、生栀子清气血热毒，凉血通瘀燥湿除烦之功；牛蒡子宣肺化痰，解毒消肿；花粉清热散结；香附疏肝理气，活血散郁，软坚；车前草清热利湿；酒大黄通腑泻火解毒；夜交藤养血安神，祛风通络；柴胡、夏枯草、枳壳平肝解郁，

除湿散结；陈皮、白芷、浙贝、丝瓜络理气消肿化痰散结；溃疮排脓通络止痛；防风祛风解表，胜湿止痛。诸药循病程加减使用，就能达到疏肝解郁、清热解毒、理气化痰、消肿散结、溃疮排脓、通络止痛的功效。此种结合临床融会贯通，治疗章法分明，用药加减得法，故就能收到满意之疗效。由此可见辨证论治之重要。

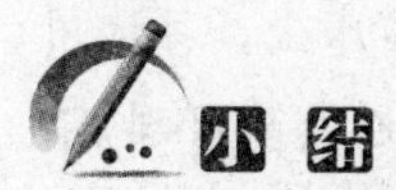

小结

痈的内治早期初起红肿要消，可用清热解毒，凉血活血，方中可用生山甲片、生皂刺透托消肿，力争痈肿缩小消散；中期消之不成，脓已形成，将破未破，破而不透时，要托。托里排脓，对身体强壮，体实证实者宜用透托，方中可用穿山甲、炒皂刺透托排脓，促使脓淡出毒外泄；对体虚弱者宜用补托，方中还可加黄芪、党参等药；后期要补，脓出腐肉未清时，宜用补法补气活血，生肌长肉，方中仍可用山甲炭、皂角炭防止收口太早而余毒未排尽，做到透脓而不伤正，托毒而不留寇。

归纳痈的中医诊治可总结为如下两个方面：

1. 内外兼治，外病内治

痈为疮疡之大者，西医多采用大剂量的抗生素，由于细菌对药物的耐受性，使部分患者形成慢性炎症，日久不愈。而中医在疮疡治疗上有独特的优势。内外兼治、外病内治是中医学的特色。在痈的治疗上，用清热解毒、化痰通络、软坚散结、托毒生肌等法可缩短疗程，治愈疾病。自拟软坚消痈饮是一种常用方剂。它由五味消毒饮与仙方活命饮化裁而来，取两方的解毒消肿破结之意，再加以通络、利咽、化痰之品。方中的金银花、野菊花、牛蒡子、鱼腥草、蒲公英等药解毒利咽消痈；川牛膝活血、引血下行；丝瓜络通络散结；浙贝母、海藻、昆布化痰软坚散结；生石膏、大黄清泻阳明热毒；黄芪托毒生肌。全方共奏泻火解毒消痈之功。临床证明，此方对治疗颈痈及合并周围感染者疗效显著，不良反应少。

2. 调畅气机，通调三焦是治疗的关键

据文献报道，颈痈、背痈治疗多以清热解毒论治为主，而从疏肝理气、调畅三焦论治甚少，其实不然，调畅气机，通调三焦可从根本上解决郁火内生、气血郁阻之病机，运用得当，事半功倍。如《丹溪心法．六郁》说："气血冲和，百病不生，一有怫郁，诸病生焉，故人身诸病，多生于郁"。肝为将军之官，性喜条达，其疏泻功能主要是调畅气机，使情志畅达，气血和调，经络通利，脏腑器官活动正常。另外，肝的功能正常，既可协助脾胃运化，又有利于胆汁的分泌与排泄。三焦为六腑之一，主持诸气，通行水道，是人体气体升降出入的通道。从颈痈、背痈病因和病机分析，不论是外感毒邪，还是情志内伤，脏腑功能失调，均可导致气机不畅、血脉不通、经络壅遏而生痈。因此，治疗之法则应以疏肝理气、通畅三焦为要。在临床上，可选用黄连解毒汤清热解毒，通泻三焦之火，导热下行。同时用四逆散疏肝理脾，透邪升阳。二方合用，既清热解毒泻火，又调畅气机，解除郁滞，促进病情痊愈。现代药理研究证实，黄连、黄芩、金银花有杀菌抑菌作用，黄连、蒲公英在很低浓度下即可破坏细菌超微结构，减少细菌生成，增强白细胞对细菌的吞噬作用。黄芪、党参、当归可促进人体体液免疫和细胞免疫功能，柴胡、枳实、川芎、赤芍可扩张血管，改善外周循环，抗血小板聚集，降低血黏度，提高局部药物浓度，使局部炎症更易于消散、吸收。

七、蜂窝组织炎

蜂窝组织炎是发生于肌肤间的急性化脓性皮肤病，中医属有头疽。其特点是初起皮肤上即有粟粒样疮头，红肿胀痛且有热感，迅速向深部及周围扩散，脓头相继增多，溃烂后状如莲蓬，蜂窝范围常超过9～12cm，大者如发背可在30cm以上，好发于项后、背部等皮肤厚韧之处。多见于中老年人及消渴病患者，并容易发生内陷。本病总由外感风温、湿热，内有脏腑蕴毒，内外邪毒互相搏结，凝聚肌肤，以致营卫不和，气血凝滞，经络阻隔而成。素体虚弱时更易发生，如消渴患者常易并发本病。若阴虚之体，因水亏火炽，则热毒蕴结更甚；若气血虚弱之体，因正虚毒滞难化，不能透毒外出，均可使病情加剧，甚至发生疽毒内陷。

案例1 王某俊，男，26岁。

初诊：1973年3月22日。

主诉：右背部上方生一米粒大疙瘩，周围灼热，轻度痛痒已12日。

现病史：患者于12天前发现背部右上方生一米粒大疙瘩，周围灼热，轻度痛痒，亦不介意。3天后肿块逐渐扩大，疼痛波及右侧肩背，右手臂伸举活动亦受影响。并伴见发热畏寒，朝轻暮重，口渴，胸闷，呕恶，饮食略减，大便干，小便赤。曾注射青霉素多针，病情未能控制，遂来卫生院找我诊治。

检查：右上背部有鲜红，平塌，不高，坚硬的肿块，范围约 10cm × 12cm，疮顶有数枚粟粒样疮头，中央溃破并有腐肉存在，溃口排出少量黄稠脓液，四周根脚较硬，有明显压痛，且有灼热感。体温 38.2℃，白细胞计数增高。舌红，苔薄黄而腻，脉滑数。

中医诊断：右上背搭手。

西医诊断：背部蜂窝组织炎。

中医辨证：湿热壅毒，营卫失和。

治则：清热化湿，和营托毒。

处方：仙方活命饮加减。

银花 15g	连翘 12g	当归 6g	赤芍 15g
白芷 6g	浙贝 9g	穿山甲 5g	炒皂角刺 9g
厚朴 9g	赤苓 15g	炒山栀 9g	蚤休 9g
乳香 3g	没药 3g	防风 6g	陈皮 5g
酒大黄 6g	车前草 15g		

5 剂，清水煎服，每日 1 剂，每剂分 2 次，早晚饭后半小时至 1 小时各送服 1 次。

外用：以九一丹药捻插入疮口，大成散膏外敷，早晚各换药 1 次。

二诊：1973 年 3 月 27 日。

疮顶已见红而高突，且有热感，溃破连成一个疮面，疮口腐肉已脱，但未脱尽。脓毒外泄较畅，肿痛得缓。表证疏解，二便自如，热势已挫，但湿热蕴滞不化，饮食不馨，舌红苔白腻，脉弦近数仍见，故治宜守前法化裁追之。

照前方去酒大黄、车前草、乳香、没药，并把穿山甲改为山甲炭 3g，炒皂刺亦改为皂刺炭 5g，加鸡内金 12g、薏米仁 30g、白术 9g、甘草 3g。

7 剂，清水煎服，服法同上。

外用药：以生肌玉红膏外敷，每日早晚各换药 1 次。

三诊：1973 年 4 月 3 日

患者患处疮口脓腐已净，新肉始长，四周肿势缩退，疼痛已轻，饮食渐佳，舌红苔腻未化。

治之宜守前方去蚤休、加丝瓜络 9g，续服 7 剂，服法同上。

外用药同上。因周围皮肤部分仍见不粘连，故嘱用厚纱布棉垫压迫促使空腔闭合来促进局部疮面早日愈合。

1973年4月17日，患者照上方又追服7剂后，患处疮面全部愈合，肿块全部消除，一切恢复正常，前后共服26剂告愈。以后随访半年无复发。

［**按语**］本案例年方壮龄，患右上背搭手症、根盘阔大，色虽红而有热感，但由于湿热壅毒，营卫不和，疮顶不起，尚有扩大之势。故方中用银花、连翘清热解毒；山甲、皂刺溃疮排脓，通络止痛；厚朴、赤苓、栀子理湿清热；当归、赤芍、白芷、陈皮和营、活血理气排脓，化瘀止痛；蚤休、浙贝托毒消肿；乳香、没药活血行气止痛，消肿生肌；复加防风疏表透达；酒大黄清热破溃、止痛散结，并有釜底抽薪之妙；车前草清利湿热。嗣后方中加减之时，又以鸡内金、薏米、白术健脾化湿，助运清化；甘草和中解毒；丝瓜络通络散结，引诸药直达病灶，提高吸收度。这种内外呼应，清托、化湿、和营并举，一气连服，取效当然满意，尚与患者年轻，体质壮实有关。

案例2　宋某成，男，52岁。

初诊：1985年8月8日。

主诉：颈后起一疖肿，红而灼热、肿痛已5天。

现病史：患者于5天前颈后起一疖肿，红而灼热肿痛引及巅顶。曾到当地卫生所治疗，服用土霉素药片及中药清解之剂，外敷金黄散膏，症状未能控制。家人在两天前换药时，处理不当，将其挤压致疖肿逐渐增大，坚硬而成对口而生。并伴见形寒发热，口干欲饮，夜寐欠宁，胃纳欠佳，大便偏干，小便黄赤，遂来医院门诊找我诊治。

检查：颈项后正对口处有一肿块，红而灼热，坚硬压痛，波及巅顶，疮顶平塌，根脚漫肿，范围约10cm×12cm，体温38.2℃，舌红苔薄黄微腻，脉弦近数。血象增高。

中医诊断：脑疽。

西医诊断：蜂窝组织炎。

中医辨证：毒热凝聚，经络阻隔而成。

治则：清热散结，解毒通络。

方药：仙方活命饮合荆防败毒散加减。

金银花15g	野菊花15g	黄芩12g	穿山甲5g
皂角刺9g	当归5g	赤芍12g	防风9g
荆芥6g	薄荷5g（后入）	僵蚕6g	乳香3g
没药3g	花粉12g	浙贝9g	白芷6g

酒大黄 6g　　　　车前草 15g

5 剂，清水煎服，每日 1 剂，每剂分 2 次，早晚饭后半小时至 1 小时各送服 1 次。

外治：将四虎散（生草乌，生南星、生狼毒、生半夏等份，共研细末）、四香散（细辛、白芷、山萘、甘松等份，共研细末）各取少许，放金黄散膏中调匀后，敷贴患处，每日早晚换药 1 次。

二诊：1985 年 8 月 13 日。

患处红肿疼痛已有减，四周根脚肿势亦见软缩，寒热中止，二便自如，诸症象表明、消散有期。治宜守前法化裁追之，照前方酒大黄减至 3g，穿山甲减至 2g，皂角刺减至 5g，去乳香、没药，加内金 9g、全蝎 5g，续服 7 剂，外用药照旧。

三诊：1985 年 8 月 20 日。

病势日见好转，红肿疼痛基已消退，四周根脚从 10cm × 8cm 缩至 1. 5cm ×1cm，夜寐饮食二便均自调。血象化验正常，中药以养阴清热和营为宜。

处方：当归 6g　　赤芍 12g　　生地 12g　　花粉 12g
淮山 15g　　忍冬藤 12g　　连翘 9g　　黄芩 9g
陈皮 5g　　防风 5g　　白芷 5g　　浙贝 5g
鸡内金 9g　　北沙参 9g　　全蝎 2g　　甘草 3g

续服 5 剂，服法同上。外用药去四虎散四香散，单用金黄散膏，每日外敷 1 次。

1985 年 8 月 25 日，服药加外敷诊治 19 日后肿块全部消散，一切恢复如常，告愈。

[**按语**] 本病例病虽 5 天，有形寒发热，是病尚在初期的表现，当予消散为法。盖因脑疽一症，如在初起不能消散，则必随病情发展而至酿脓溃破阶段；相反，如能及时消散，则可以避免扩大以至于酿脓，不仅缩短病程，而且减少了患者痛苦。故必须在初起阶段力争消散。消散脑疽，大法有三方：荆防败毒散、仙方活命饮、阳和汤。属于阳证者，当以仙方活命饮加减；属于阴证者，当以阳和汤加减；而一般具有表证，则当以荆防败毒散加减。本案例既有恶寒发热之征，又有红肿疼痛之状，用荆防败毒散则热毒无以消，用仙方活命饮祛风消散之力嫌不足，故以仙方活命饮为基础，参合祛风消散以为功。方中以穿山甲、皂刺、赤芍、当归和营消肿，通络止痛；白芷、浙贝和营化瘀止痛；荆芥、防风、薄荷祛风消散；银花、野菊花、黄芩、僵蚕

清热解毒；花粉清热散结；乳香、没药活血止痛消肿；复以酒大黄清热散结止痛泻火，并有釜底抽薪之妙；车前草清利湿热。后期加减中又以养阴清热和营之药入伍。共奏清热解毒，化瘀通络，消肿散结之功效，使脑疽得以消散而告愈。外用药四虎散、四香散均为消散之品，一般用脑疽初起，皮色不变，呈阴性症候者。本病例红肿疼痛当属阳证范畴；其所以用两药外敷者，盖因脑疽初起，局势气血凝滞，如用寒凉之品，往往肌肉呆凝，血行阻滞，非但不能达到消散之目的，反而蕴积不散。用温散之品，促使气血畅通，则往往易于见功。至于热毒之邪已由内部药制之。内外所用不同，而其目的则一致，两者配合，实乃外科疗法中相反相成之一法。此病例势虽甚重，但五天后复诊，已见寒热已解，红肿疼痛也有轻减，病势转佳，消散有期了。此外必须知晓，凡脑疽肿胀，溃烂延及发际者，为便于外敷药物，观察病势和排脓祛腐，在治疗前应将周围头发除去。

小结

对口、发背，在症候分类上属于“阳”症，因此局部多表现红肿热痛，全身有发热、头疼、口渴、纳减等症状。这与我们临床所见的症状表现完全相同。至于文献记载的初起如粟，僵硬不痛，根盘散漫，疮不高肿，色不红活，紫滞无神，脉细微无力之“阴”症，由于临床病例较少，尚未发现。

1.“三因”定病情轻重与病势顺逆

古人将本病发生的部位，分属于经络、脏腑，并从而区别其发病之原因和症状之轻重及预后之顺逆，如对口在正中的属督脉经，偏旁的属太阳膀胱经。正对口系阳亢热极而生，其证多红而肿痛且有热感，色鲜红活，根束顶尖，易脓易腐易敛，多属顺证；偏对口系寒热错杂而生，其证漫肿，色暗平塌坚硬，难脓难腐难敛，多属逆证。发背俱属督脉经，皆由火毒而成。上发属肺，中发属肝，下发属肾。上搭手生肺俞穴，左属肝，右属肺，由气郁痰热凝结而成。中搭手属太阳膀胱经膏肓穴，由七情不和，愤怒火凝而生。下搭手属太阳膀胱经肓门穴，由房劳过度，有伤肾水，水竭不能制火，火旺以致营卫不和，逆于肉里而生也。（以上见《医宗金鉴》卷64）又如搭手的病原、症状和治疗方法，基本与发背相同，不过发背较重，搭手较轻而已。（见《简明中医外科学》）以上这些理论，在我们临床实践中体会不深。我们认为本病发生之原因，应以三因为根据，症状之轻重和预后之顺逆，主要视病毒深浅、体质强弱和治疗得当与否而定。

2. 分期辨治

在治疗方面，根据临床症状，结合辨证论治的原则，我们认为在初期宜用凉血、散结、解毒大剂内服，外敷芙黄软膏，以冀消散或缩小。五六七日以后，如疮形已成，而发热稽留不退，则宜服琥珀蜡矾丸，以防发生败血症或脓毒症。此时如疮之顶端逐渐溃烂，脓头增多，则宜及时施行手术。早期手术的优点，除可防止毒气内陷以外，并可迅速解除病人的痛苦。曾有术后患者自诉，有如释重负之感。若俟自行腐溃，其疗程亦必延长。术后如无坏死组织残留或不继续扩展，一般在五、六天后肉芽可以长平。手术时，要求将腐坏组织除净，但宜注意不能损伤大血管，而出血不止。

八、丹毒

丹毒是患部皮肤突然发红成片、色如涂丹的急性感染性疾病。本病发无定处，根据其发病部位的不同又有不同的病名，如生于躯干部者，称内发丹毒；发于头面部者，称抱头火丹；发于小腿足部者，称流火；新生儿多生于臀部，称赤游丹毒。本病西医也称丹毒。其特点是病起突然，恶寒发热，局部皮肤忽然变赤，色如丹涂脂染，红肿胀痛且有热感，边界清楚，迅速扩大，数日内可逐渐痊愈，但容易复发。本病多因素体血分有热，肌肤不固，外受火热毒邪，相互搏结所引起。火毒炽盛、湿热壅滞为本病病机特点。

案例 孙某秋，男，47岁。

初诊：1998年10月28日。

主诉：双下肢红肿疼痛反复发作16年。

现病史：患者自1982年继足癣感染后，每当处理不及时或不当，或感冒、劳累或步行过多时，继而下肢即骤然红肿热痛，甚则痛楚难耐，步履不利，病程至今已有16载。病侧右肢渐现轻微大脚风（象皮肿）。由每年发作2~3次，发展为季度数发（尤其以夏秋季节发作频多）。发作时常伴寒热交作。每次都用抗生素治疗后，症状消失，但时而复发。本次来诊已发作4天，先见发于右足胫正侧红肿疼痛，既而波及左足胫红肿灼热胀痛，伴发热、口渴，喜冷饮，夜寐欠宁，饮食不香，大便干，小便黄。

检查：体温39.2℃，双足胫皮肤潮红，色如脂染，形如云片，肿胀灼热，以右侧为剧。两足趾间均有浸渍和脱屑，两腿内侧自下而上有条索状压痛区，两侧腹股沟淋巴结均肿大，触痛显著，余未见异常，舌红苔黄腻，脉滑数。血象增高。

中医诊断：小腿流火。

西医诊断：丹毒。

中医辨证：毒热化火，与风热外邪搏结，气血瘀滞所致。

治则：疏风清热，凉血解毒，化瘀通络，消肿散结。

处方：以自拟流火清消饮加减。

防风 6g	柴胡 6g	黄柏 9g	黄芩 12g
金银花 15g	连翘 12g	当归 9g	赤芍 15g
丹皮 9g	萆薢 12g	川牛膝 9g	黄连 5g
白芷 6g	酒大黄 6g	土鳖虫 5g	花粉 12g
生薏米 30g	地龙 6g		

7 剂，清水煎服，每日 1 剂，每剂分 2 次，早晚饭后 1 小时各送服 1 次。

外用：家传风凰散调蜜水成糊状外敷。每日换药 2 次，早晚各 1 次。

二诊：1998 年 11 月 4 日。

内服外敷 5 天后，寒热之症消失，大便通畅。局部疼痛明显减轻，肤色转暗，然足胫肿胀未见消退。仍宗上法而略变其制。

照前方去防风、柴胡、黄芩疏解清热之品，同时酒大黄改用 3g，而加秦艽 9g、乳香 3g、没药 3g，以清热利湿活血消肿之味，继服 7 剂，服法同上。外用药不变。

三诊：1998 年 11 月 11 日。

服敷药 14 剂后，左患肢足胫已恢复正常，右患肢足胫诸症大减。血象正常，行走自如。治仍守前法，续服上方 7 剂，外用药左足胫停用，右足胫改为每日敷 1 次，半天敷之，半天停敷。

1998 年 11 月 18 日，来院检查，药后诸症均退如常人，嗣后随访半年未见复发。

［按语］本病例初起恶寒发热伴上感症，而患肢足胫红肿灼热疼痛系毒热化火、气血凝滞之征。故方中用防风、柴胡、黄芩、连翘等辛凉疏散风热，清化邪毒；银花、黄连清热解毒凉血；当归、赤芍、丹皮、白芷清热凉血，活血消肿；黄柏、薏米清热解毒利湿；萆薢清热利湿，导热下行；土鳖、地龙活血通络；皂角刺散结，花粉清热散结，酒大黄攻下，同时具有活血通瘀解毒泄热之效，此处用之，亦有此意；乳香、没药行气活血、止痛消肿；秦

芃清热利湿活血；牛膝引药下行，直达病所。诸药合用共奏疏风清热、凉血解毒、化瘀通络、消肿散结之功效，故取效甚捷。

小结

中医对丹毒临证诊治时，必须扣住：

1. 凉血解毒是治疗基本大法

丹毒属于火毒诸证，临床症见红、肿、热、痛，其发病多由湿热病机转化而来，火毒与热不能截然分开，只是程度不同的两种状态，火为热之极，热为火之渐，火热炽盛则成毒。火毒致病多急骤，《外科理例》云："外科冠痈疽于杂病之先者，变故生于顷刻，性命悬于毫芒故也。"故病情较重，易于传变。《外科精要》有云："凡痈疽之疾，真如草寇，凡疗斯疾，不可以礼法待之，必服一二紧要经效之药，把定脏腑。"因而火毒之皮肤诸疾治疗必当机立断，以绝传变后患。火毒易入营血，治当清营凉血解毒之法，常用大剂量之水牛角、鲜生地黄、赤芍、牡丹皮、大青叶、板蓝根、野菊花、紫花地丁、七叶一枝花、白花蛇舌草等，配生大黄、厚朴、枳壳以通腑泻热、釜底抽薪，加生石膏、黄连、知母清气分之热，同时又加生薏苡仁、茯苓淡渗利尿，且能健脾护胃。

2. 注重发病部位的辨证

丹毒发于头面多与风热毒邪瘀滞肌肤有关，以清热疏风、凉血解毒为主要治法，应用风药必不可少。常用防风、荆芥、升麻、芦根、白鲜皮等，结合清热解毒、凉血散瘀之品如金银花、赤芍、牡丹皮、生石膏、水牛角等每每获效。因头面为人体上部，风热之邪易于侵袭头面，疏风清热给邪以出路。而发于胁肋部与气郁化火有关，因胁肋部为肝经所系，肝胆郁热，夹毒而发则出现胁肋部丹毒，疏肝理气、解郁化瘀成为治疗的关键，常用药物如柴胡、郁金、佛手、川楝子、木香、香附、丹参、苏木等必不可少。发于下肢者多夹有湿热，湿热瘀滞，夹毒阻滞肌肤则发生下肢丹毒，清热利湿、活血化瘀则显得尤为重要，常用药物为黄柏、萆薢、土茯苓、冬瓜皮、茯苓皮、桃仁、红花等。在一些病案中，湿热瘀滞日久，血脉不通，湿热无以出路，需加大活血化瘀的力量，活血利湿成为重中之重。临床用水蛭、土鳖虫、全蝎、泽兰、泽泻等，概因气血通，湿热清。

3. 后期顾护气阴

热毒邪气阻滞肌肤，日久必然伤及气阴。特别是疾病后期，气阴两伤，瘀血阻络成为疾病主要的病机。益气养阴、活血化瘀是后期治疗的基本法则。常用药物为生黄芪、党参、麦冬、五味子、天冬、麦冬、丹参、牡丹皮、当归、白芍等。后期治疗应避免过于苦寒伤及气阴，败坏肠胃。益气养阴、活血化瘀可以修复病络，恢复皮肤功能，减少复发。

九、荨麻疹

荨麻疹属中医“瘾疹”、“风疹块”、“鬼风疙瘩”等范围。是一种常见的瘙痒性、过敏性、血管反应性皮肤病。临床以皮肤黏膜的局部性、暂时性、潮红斑和风团为特征。初起突然发作，发无定处，时隐时见，瘙痒无定，消退后不留任何痕迹。临床根据病程长短，一般把起病骤发速愈，病程在2个月以内者称为急性荨麻疹；风团反复发作超过2个月以上者称为慢性荨麻疹。

本病任何年龄的人一年四季均可发生，尤以春季为发病高峰。发病原因中医认为是肌体禀赋不耐，腠理不密，感受风寒、风热或风湿之邪，搏于肌肤；或饮食不节，脾失健运，恣食辛辣肥甘，生湿热，复感于风，风邪内伤，郁而化火，血热生风；或冲任不调，营血不足，血虚生风而成。慢性荨麻疹久治不愈，反复发作之因，一则血虚血燥，血热伏风，邪气久羁，难以根除；二则久病入络，停多夹瘀；三则余毒未清，都可致病情迁延难愈。总之本病的病因是多方面的，部位虽在肌表，但常与心、肺、脾、胃、肠等脏腑病变密切相关。

案例1 吴某弟，男，32岁。

初诊：2008年9月12日。

主诉：全身风团瘙痒反复发作已10余年。

现病史：患者10余年来不断见四肢、躯干皮肤瘙痒，时起时落，搔抓后即起成片风团或隆起呈条索状。每早晚发疹较重，无一定部位，遇冷风加重，得热减轻；发作时风团此起彼伏，冬重夏轻。曾服中药，抗过敏药、自血疗法、针灸、钙剂等治疗，疗效不佳。面色苍白，夜寐一般，饮食自调，大便时溏，小便清长。特来医院门诊治疗。

检查：四肢躯干散在指盖或铜币大不等呈淡红色之风团。舌质淡红，边有齿痕，苔薄白，脉浮弦。

中医诊断：瘾疹（风寒型）。

西医诊断：慢性荨麻疹。

中医辨证：风邪入于血络不得外解所致。

治则：益气固表，养血祛风。

方药：自拟祛风养血汤加减。

处方：黄芪 30g　防风 9g　白术 15g　党参 18g
白芍 12g　当归 6g　蒺藜 12g　蝉蜕 6g
生地 15g　地肤子 15g（布包）　何首乌 15g
桂枝 6g　丹皮 9g　僵蚕 6g　乌梢蛇 5g
全蝎 3g　牡蛎 30g（先煎）　甘草 3g

7 剂，清水煎服，每日 1 剂，每剂分 2 次，早晚饭后半小时至 1 小时送服 1 次。

二诊：2008 年 9 月 19 日。

服 7 剂后，皮疹明显减少，仅早上外出后仍有少数皮疹，晚上已基本不发，且瘙痒大减，见凉仍痒，但已减轻，口干尚可，夜寐饮食二便自调，舌红苔薄脉弦。效不更方，宜守前法上方僵蚕改用 4.5g，乌梢蛇改用 3g，全蝎改用 2g，追服 7 剂，服法同上。

三诊：2008 年 9 月 26 日。

患者继服上方 7 剂后复诊，皮疹完全不发，瘙痒进一步大减，遇冷风，遇水痒感不甚，其余一切正常。后又重服 5 剂，临床已痊愈。随访半年，今年冬季严寒亦未见复发。

［**按语**］本案例为风寒性慢性瘾疹，每遇寒冷，即发延久不愈。故方中以重用黄芪益气固表，旨在扶正，防风走表祛风，二者相畏相使，黄芪得防风固表而不稽邪；防风得黄芪祛风而不伤正。配伍白术益气健脾固中，具有益气固表，健脾功效。诸邪犯病，风邪首当其冲，在基本方中，加入蝉蜕、蒺藜、地肤子；桂枝开腠理，辛温疏风散邪，透疹止痒；同时加用当归、白芍、何首乌、丹皮养血活血通络和营，取“治风先治血，血行风自灭”之意。由于患者久病耗血伤气，营阴耗损失养，酌加党参、生地、牡蛎以益气养阴，安神固本；并用僵蚕、乌梢蛇、全蝎虫活血化瘀，祛风搜剔，进一步疏泄郁于肌肤之风邪。此案治法章法分明，用药切中病机，故能获取满意的疗效。

案例 2　黄某仁，男，45 岁。

初诊：1994年5月13日。

主诉：皮肤瘙痒，搔抓后起风团已年余。

现病史：患者1年前，无明显诱因全身出现风团，夜晚发作较重，先则皮肤灼热刺痒，搔抓后即随手起风团或条痕隆起；越抓越起，经服抗组胺药等治疗后好转，但在1~2天后仍在无任何诱因下，全身频发风团，瘙痒无度，发无虚夕，发时心烦难受，口干思饮，夜寐欠宁，饮食一般，大便偏干，小便黄赤。

检查：风团暗红，皮肤有较多搔抓斑痕，皮肤划痕试验（+），舌红苔薄少，脉弦滑近数。

中医诊断：风瘾疹（血热型）。

西医诊断：人工荨麻疹。

中医辨证：心经有火，血热生风。

治则：凉血清热，消风解毒，安神止痒。

方以：自拟方凉血消疹汤加减。

处方：生地15g　当归9g　蛇床子15g（布包）赤芍15g
紫草18g　荆芥6g　防风6g　蝉蜕5g
蒺藜12g　苦参12g　露蜂房5g　知母12g
生石膏18g　夜交藤18g　远志12g　胡麻仁15g
车前草15g　甘草3g

7剂，清水煎服，每日1剂，每剂分2次，早晚饭后半小时至1小时各分服1次。

二诊：1994年5月20日。

服上方7剂后，风团大都消退，身痒明显减轻，时起瘾疹，口干、烦热、睡眠、饮食二便皆有好转。惟药汁太苦，时胃脘有短暂闷胀不舒感，患者要求去掉太苦之药品，效不更方，故仍守上方去苦参，加鸡内金12g，续服7剂，服法同上。

三诊：1994年5月27日。

服药14剂，后皮肤风团全部消退，部分患处时略有微痒，搔抓几近不起抓痕，口干尚可，夜寐饮食二便恢复正常，舌红，苔净，脉弦。

为巩固已得之疗效，仍守上方继服5剂。

3个月后追踪，病情稳定，风团未见复发而痊愈。

［**按语**］本案例系内有血热，外有风邪，两者相搏，蕴郁于肌肤所致。故

方中以生地、当归、赤芍、紫草活血化瘀，凉血解毒；荆芥、防风、苦参、蒺藜、地肤子、露蜂房祛风止痒，则宗“治风先治血，血行风自灭”之说；知母、石膏意在清热解毒；夜交藤、远志养心安神除烦；胡麻仁润肠通便；车前草清热利水；甘草则调和诸药。上述诸药组方共成：凉血清热，祛风解毒，安神止痒之功。加之患者在诊治期间亦能守禁忌，故使皮疹得愈。

小结

中医对荨麻疹的诊治过程中，应掌握如下论述的5个要点，方可做到章法分明，切中病机，使皮疹得愈。

1. 瘾疹与风邪有关

风邪或从外感，或有内生。外感者，多因卫外不固，风寒、风热之邪侵袭肌表；内生者或因阴虚血燥，虚风内动，或因肠胃湿热，郁久化热生风。治疗上应从风、湿、瘀、虚入手。风寒者，治宜祛风散寒；风热者，治宜祛风清热；湿热之邪阻滞肠胃者，治宜清热除湿，祛风止痒；湿热久羁、化燥入血者，治宜养血祛风、化湿止痒；病久风邪入络、瘀滞不通者，治宜养血活血、祛风通络；阴血亏虚、化燥生风者，治宜滋阴养血、祛风止痒；阳气不足，温煦失职，卫外失固者，治宜益气助阳、祛风固表。

2. 瘾疹与脏腑功能

瘾疹病虽在肌表，但多与脏腑病变有关，急性瘾疹治在肺，肺主一身之表，是抗御外邪的屏障，风邪夹寒或夹热束肺，壅滞于体表经脉之间，则发生瘾疹；胃肠型瘾疹治在肝脾，肝气郁滞，失于疏泄，肝气乘犯脾土，内生湿热，郁于腠理，则发生瘾疹；慢性瘾疹治在肾，肾阳是人体阳气之本，脾依赖肾阳温煦而运化水谷，肾阳虚弱则水谷不能化生精微，营卫不足而发生瘾疹；肾阴不足时，精血的供养亦受损。

3. 慢性从湿和虚论治

慢性瘾疹之所以反复发作，风邪之所以缠绵难去，关键在于有“湿”、“虚”的存在。湿性黏滞，风与湿合，则风邪难去；虚则正不胜邪，风邪稽留。没有“湿”，则“风”无所依附，没有“虚”，则“风”被正气及时驱除。慢性瘾疹虚实夹杂，先实后虚，以虚为主。“虚”可以表现为卫气虚、血虚、卫阳虚，这些“虚”的存在，是机体正气不足的表现，也是风邪留恋的根源。风邪致病先伤卫气，渐入营血，最终常阻滞经络，血脉不通则风邪难驱，故早期邪在表易疏易散，但后期则宜活血通络，治风治血。

4. 寻找过敏原

避免过敏原接触，去除病因，是防止荨麻疹反复发作的根本方法。但是很多患者不能明确过敏原，或虽然查到了过敏原，注意避免，但病情仍然反复发生，这与患者的自身因素即超敏体质有关。通过中医学辨证论治，去除外邪，调理气血及脏腑功能，可以改善患者机体的超敏状态，从而缓解症状，减少复发。

5. 注重标本缓急

皮肤病虽属肌表疾病，但究其病机多是脏腑病变的外在表现，故以“治外必本诸内”为原则，治疗上多着眼于本。急则治其标，是权宜之计。若标证较急，不及时治疗，可使病情加重，此时应先治其标病，常用清热疏风止痒法；缓则治其本，是根本之图。适用于病势较缓，病程较长的慢性瘾疹，治疗针对疾病的本质，才能解决根本问题。标本兼顾，旨在扶正祛邪。适用于正气不足，复感外邪，病情较轻者，在标本俱急的情况下根据临床具体情况有所侧重。

十、湿疹

湿疹是由各种内外因素引起的与变态反应有关的浅层真皮及表皮的炎症病变，因皮损总有湿烂，渗液结痂而得名，男女老幼皆可罹患。以先天禀赋不耐者为多，中医依据其皮损特点，发病部位而有不同名称，若泛发全身浸淫遍体者，称“浸淫疮”；以身起红粟，瘙痒出血为主者，称“血风疮”或“粟疮”；发于耳廓者，称“旋耳疮”；发于乳头者，称“乳头风”；发于手足部者，称“瘑疮”；发于脐部者，称“脐疮”；发于阴囊者，称“肾囊风”或“绣球风”。临床有急性、亚急性、慢性等三种类型，湿疮相当于现代医学的湿疹。本病多因禀性不耐，风湿热之邪客于肌肤而成。发病机制是由于心绪烦扰，心火内生，湿与热互结，外走肌肤而致。

案例 1 付某妹，女，38 岁。

初诊：2003 年 5 月 15 日。

主诉：全身起红疙瘩及水疱，流水瘙痒已 1 个多月。

现病史：患者于 1 个月前四肢皮肤潮红，渐次出现小片集簇红色丘疹，发痒，遂起水疱，搔抓后形成糜烂渗水。经市某医院诊断为急性湿疹，采用多种方法治疗，效果不明显。范围越见扩大，波及全身，夜间瘙痒增剧，影响睡眠；口干，口臭，纳食欠佳，大便不畅，小便赤少。遂来我院门诊。

检查：体温37.6℃，颜面胸腹及背四肢可见成片针尖至米粒大的红色斑疹、丘疹及水疱，出现糜烂、渗水、湿水淋漓，浸淫成片，搔痕结痂，部分呈暗褪色，瘙痒无度，舌质红，苔薄而腻，脉弦滑。

中医诊断：浸淫疮。

西医诊断：泛发性急性湿疮。

中医辨证：蕴湿郁久化热，复为邪袭，风湿热相搏，客于肌肤而成。

治则：祛风清热，解毒利湿。

方以：自拟解毒渗湿汤加减。

处方：防风6g　苦参12g　金银花12g　黄芩9g
白鲜皮9g　蒺藜12g　蝉蜕6g　地肤子15g(布包)
苍术9g　龙胆草12g　生薏米30g　车前草15g
酒大黄6g　六一散12g　夜交藤18g　黄柏9g
萆薢12g　赤芍15g

7剂，清水煎服，每日1剂，每剂分2次，早晚饭后1小时左右各送服1次。

外用：先用清解燥湿止痒洗方（龙胆草45g，地榆45g，艾叶15g，苦参30g，防风12g，刘寄奴30g，蒜秸5根），水煎后温洗患处，每日1次，每次30分钟，每剂药可洗两天。然后用冰黛三黄散，在有渗水处部位用粉末薄薄地干撒，没有渗水的患处用粉末调茶油（或其他植物油）薄涂。每日早晚换药各1次。

二诊：2003年，5月22日。

上方服7剂后，痒疹均减，湿水减少，口干尚可，睡眠安宁，饮食略增，大便通畅，小便淡黄，舌质红苔薄黄微腻，脉弦。

守前法，继上方加减：照前方去酒大黄、六一散，加当归6g、生地12g，续服7剂，服法同上，外用药照旧。

三诊：2003年6月5日。

前方7剂服完后，患者又重用前方再服7剂后来院门诊诊治。

服前方14剂后，湿疹皮损已基本消失，皮肤干燥脱屑，偶有微痒，惟体力较弱，动作无力而微汗，舌红，苔薄，脉弦。

此时治之，仍守前法去苦寒之药加扶正养阴之品以善其后。

前方去银花、龙胆草、苦参、黄芩、黄柏，加党参9g、黄芪9g、丹参9g、白芍15g、鸡血藤6g、石斛15g，7剂水煎服，服法用上。

外用药改用冰黄肤乐软膏与喜疗妥软膏交叉涂擦，早晚各1次。

患者共服涂药35剂后，临床治愈。

[**按语**] 本病案之病因系内蕴湿热，复感邪毒所致。故方中以苦参泄血中之热，燥湿解毒，祛风止痒；与黄芩、黄柏合用能加强清热燥湿，泻火解毒之功；防风祛风除湿；蝉蜕祛风止痒；地肤子、白鲜皮清热利湿止痒，善除皮肤湿疹、疱疹、疮毒；蒺藜、苍术祛风化湿；龙胆草、薏米清热解毒祛湿；黄芩、栀子、金银花清热解毒，凉血通瘀，燥湿除烦；车前草、六一散清热利湿消肿；黄柏、萆薢清热利湿，若皮疹糜烂渗液较多时，就得加重银花、黄柏、苍术、萆薢的用量；白芍、生地、当归、赤芍滋阴养血、清热凉血、润燥祛风以止痒，又有行血灭风之功，避免过用苦寒而伤阴；夜交藤养心安神；丹参、鸡血藤养血活血止痒；党参健脾补血生津，生黄芪益气托毒，两者合用，有扶正固本之功。

从整个方解中可以看出本病治则虽以祛风清热解毒利湿为主，但在临证时，还要根据用药过程病情的变化进行调整，做到方证一致，才能收到满意疗效。

案例2 林某发，男，37岁。

初诊：2003年3月23日。

主诉：全身泛发暗红色丘疹，剧痒6年。

现病史：6年前开始全身泛发暗红色丘疹，瘙痒明显，有时渗液，经常反复发作，缠绵不愈。在某医院按湿疹治疗，用泼尼松、西替利嗪、炉甘石洗剂，肤轻松软膏等，基本痊愈。但前年8月，原病复发，再用上药则疗效不佳，夏季病情稳定，瘙痒减轻。此后每于秋季皮疹复发，丘疹逐渐发展，皮损肥厚，瘙痒剧烈，采用多种疗法效果不理想。近阶段因发病较剧，瘙痒无度，昼夜不能安静，全身疼痛，疲惫无力，纳谷不香，大便偏干，小便色黄，遂来我院门诊。

检查：全身泛发暗红色丘疹，除面部外，全身皮肤粗糙，部分增粗肥厚，有色素沉着，呈深褐色，触之较硬，皮纹显著，少数皮损呈苔藓样变，伴有抓痕血痂，舌质红，苔薄白微腻，脉弦滑。

中医诊断：慢性泛发性湿疮。

西医诊断：慢性湿疹。

中医辨证：血虚生风化燥，脾虚湿浊凝聚肌肤所致。

治则：养血祛风润燥，健脾活血祛湿。

方以：用自拟养血祛风止痒汤加减。

处方：生地 15g　熟地 15g　白芍 15g　赤芍 15g
全蝎 5g　忍冬藤 15g　陈皮 6g　白鲜皮 12g
蒺藜 12g　苦参 15g　丹参 12g　茯苓 15g
益母草 12g　鸡血藤 12g　夜交藤 18g　酒大黄 6g
北沙参 12g　鸡内金 9g

7 剂，清水煎服，每日 1 剂，每剂分 2 次，早晚饭后半小时至 1 小时各送服 1 次。

外用加味疯油膏涂擦患处，每日 2 次，早晚各 1 次，每次涂擦轻揉患处半分钟。

二诊：2003 年 3 月 30 日。

服擦药后瘙痒减轻，皮损仍粗糙，烦躁稍减，口已不干，夜寐有改善，饮食略增，二便自如。

继投上方酒大黄改为 3g，去苦参，加白术 6g，连服 14 剂。服法同上，外用药照旧。

三诊：2003 年 4 月 14 日。

皮损变薄软化，瘙痒基本消失。治宜守前方化裁追之。照前方去全蝎、鸡血藤、酒大黄，加秦艽 6g、威灵仙 6g、黄连 6g，续服 7 剂，服法同上，外用药照旧。

2003 年 4 月 25 日，患者来院检查，瘙痒已消除，皮疹已消退，一切恢复正常而告愈。

[按语] 本案例为顽固的慢性、泛发性湿疹，系病久耗伤营血，化燥生风，肤失濡养，脾虚失于运化，湿浊凝聚肌肤而致。故方中以生地、熟地、赤芍、白芍滋阴养血，清热凉血，润燥祛风以止痒，丹参、益母草、鸡血藤养血活血止痒，使粗糙肥厚之皮损，得以润薄软柔，并共奏“治风先治血，血行风自灭”之效；夜交藤养血安神；苦参泻血中之热，燥湿止痒；白鲜皮苦寒燥湿，清热止痒；地肤子清热利水止痒；茯苓健脾燥湿；陈皮理气疏通壅滞，调中燥湿化痰；忍冬藤清热解毒，祛风通络；鸡内金消食健胃化积；全蝎善能走窜，消肿散结，止痛止痒，功能最捷；酒大黄攻下通便，同时具

有活血通瘀，解毒泄热之效，具有釜底抽薪之妙，此次用之亦有此意；秦艽、威灵仙祛风湿，通络止痛，清湿热；银花清气血之热毒，与秦艽、威灵仙三者合用，能把久郁血分之湿热蕴毒清之。与方中其他药物合用就能达到散风止痒，清热解毒的作用。由此可见，后阶段诊治，既未持“效不更方”之定论，而方药随症有所增减，又未离养血祛风、健脾燥湿之宗旨。化裁方药，变不离宗，方药切中病机，故收效甚佳。

案例3 柳某，男，6个多月。

初诊：1996年5月6日。

主诉：其母代诉，患儿出生后半个多月头面部初出现散在细小的红斑和红丘疹，至今已达6个多月。

现病史：患儿出生后半个多月起，出现头面部部分区域散在红斑和细小丘疹，有痒感，继而形成水疱，经摩擦或搔抓后渗液糜烂结成淡黄色薄痂。由于皮肤瘙痒难忍，所以患儿烦躁，夜间哭闹不安，影响睡眠。患儿系母乳或牛奶喂养，纳食一般，大便干燥，小便短赤。

检查：头皮、脸面可见多处粟粒状红斑、丘疹、水疱，部分渗液，糜烂，融合成片，结成淡黄色薄痂，舌质红，花剥苔，地图舌，手纹紫滞至风关。

中医诊断：胎敛疮。

西医诊断：婴儿湿疹。

中医辨证：胃强脾弱，湿热蕴蒸，复感风热邪毒，浸淫肌肤而成。

治则：疏风清热，健脾利湿，活血解毒。

方以：自拟祛风健脾除湿汤加减。

处方：金银花5g　黄芩2g　紫草3g　防风2g
蝉蜕2g　地肤子5g（布包）　白鲜皮3g
生地5g　丹皮2g　赤芍5g　萆薢2g
薏米6g　厚朴2g　枳壳2g　瓜蒌6g
车前草5g　夜交藤6g　鸡内金5g

7剂，清水煎服，每日1剂，每剂可分3~5次，饭后每次送服10ml左右汤药为宜。

外用：先以绿茶一撮加少许食盐用开水泡之，泡法如泡茶一样，然后将茶水温洗患处。阴干后，有渗水的用冰黛三黄散粉末干撒患处。待渗液干后，再以茶油（或其他植物油），把冰黛三黄散调成糊状薄涂患处，每日换药2

次，早晚各1次。

二诊：1996年5月13日。

服涂药7天后，颜面头皮瘙痒轻减，皮损逐渐干燥变薄，已无糜烂渗出，夜寐大有改善，能安静入睡，饮食略增，大便正常，小溲色淡黄。

效不更方，治宜守前法，照上方追服7剂，外用药同上，外洗可改为每周2次。

1996年5月20日。

来院检查，其母告之上方自已又在外面按原方到药店购回继服7剂，皮疹基本消退，未见新起损害，一切恢复正常而告愈。

［**按语**］婴儿湿疹中医称胎敛疮，又称奶癣。病因是其母在妊娠期间，饮食多吃辛辣荤腥膏粱厚味之品，致湿热凝聚，胎儿受毒所致；或因先天不足，胃强脾弱，运化失职，湿热内生，蕴蒸肌肤，复感风热、邪毒两者相搏所致。故治之以银花、黄芩、紫草抗炎清热，凉血解毒；防风、蝉蜕、地肤子、白鲜皮祛风胜湿止痒；生地、丹皮凉血活血解毒；赤芍、萆薢、薏米健脾渗湿利水；车前草清热利水祛湿；患儿胃肠积滞，湿热内蕴，则以厚朴、枳壳、瓜蒌理气和中，通肠导滞；鸡内金消食健胃化积，可使滞热得去，湿热得解；夜交藤养心安神。诸药合用，共奏疏风清热、凉血解毒、健脾燥湿之功；切中胎敛疮湿热型之病机，故获佳效。另外现代药理研究证实方中银花、黄芩、生地、丹皮等药都具有一定的抗炎抗过敏作用。再则对小儿选用清热解毒药时应注意方中苦寒药不宜多用，应以甘寒清热为主。

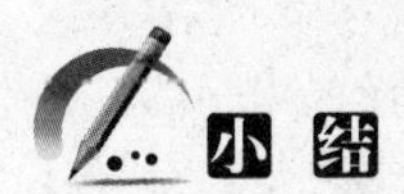

小结

中医临床上对于湿疮的治疗应该抓住风、湿、热3个病机要点，同时注重调理脾胃，扶正祛邪，控制瘙痒。

1. 辨明风、湿、热孰重孰轻

湿疮的发生和风、湿、热邪侵袭密切相关，但在疾病的发展过程中，每个阶段风、湿、热邪的轻重不同，治疗方法各异。从临床特点来看，风邪重者，皮损游行善变，发展迅速，丘疹常见，渗出较少，皮损多泛发，容易发生在上部；湿邪重者，皮损位置相对固定，缠绵难愈，渗出较多，易发生在下部；热邪重者，皮损色鲜红，斑疹、斑片常见；湿热入血者，皮疹以鲜红色丘疹为多，抓痕累累。风邪重者，治宜祛风除湿；湿邪重者，宜健脾除湿，或者清热除湿；热邪重者，宜清热凉血，祛风除湿。

2. 分清湿重于热，热重于湿

湿邪贯穿湿疹发病始终，重视祛湿在湿疹治疗中具有重要意义。湿邪往往和热邪混杂为病，分清湿、热孰轻孰重直接关系到临床疗效。从临床特点来看，湿重于热者，皮损往往肥厚，色泽黯红，或晦暗、渗出较多；热重于湿者，皮损色泽鲜红，水肿较重，容易继发感染。对于热重于湿者，常用龙胆草、车前草、黄柏、茵陈蒿、土茯苓等药物清利湿热；对于湿重于热者，常用茯苓皮、冬瓜皮、陈皮、白扁豆、萆薢等药物健脾利湿。

3. 顾护脾胃

脾主运化，胃主受纳，湿邪的产生往往和脾胃功能异常有密切关系。湿疹的发生多由于湿蕴于内，外受风、湿、热邪侵袭而发病。单纯风、湿、热邪侵袭，而无内湿者，病情容易控制；兼有内湿者，缠绵难愈。所以在湿疹治疗过程中，不仅要除湿，更需要顾护脾胃，防止内湿的产生；同时湿疹治疗周期长，患者长期服用药物，容易造成脾胃功能异常，特别是清热除湿的苦寒药物。在治疗过程中可以加入生白术、生稻叶、荷叶、大豆黄卷等药物，健脾而不妨碍清热。

4. 重视止痒

瘙痒是湿疹患者最痛苦的症状，及时控制瘙痒是控制病情发展的关键。常用的止痒方法有：

（1）除湿止痒法：常用药物有白鲜皮、地肤子、苦参等。

（2）祛风止痒法：常用药物有荆芥、防风、苍耳子、白蒺藜等。

（3）搜风止痒法：常用药物有全蝎、露蜂房、僵蚕、乌梢蛇等。

（4）养血润燥止痒法：常用药物有鸡血藤、首乌藤、秦艽等。

（5）熄风止痒法：常用药物有川牛膝、天麻、钩藤、羚羊角（代）等。

（6）重镇安神止痒法：常用药物有珍珠母、生龙骨、生牡蛎等。

（7）杀虫止痒法：常用药物有百部、蛇床子、艾叶等。

5. 慢性湿疮治疗中守和变

慢性湿疮是一种反复发作的皮肤疾病，治疗周期长，故在长期的治疗过程中存在着治疗方法守和变的问题。守则抓住主要病机，基本治疗方法贯彻始终，从本论治；变则根据病情变化，急则治其标，从标论治。守则要坚持，是建立在对疾病本质的深刻认识上，建立在丰富的临床经验基础上，建立在和患者的互信上，常常在临床上看到一些老中医坚持一方到底，坚持数月或更长时间治愈某些疾病，这是年轻医生所欠缺的。变则要灵活，通过和对患者的全面认识，治疗中逐渐认识到疾病的根本病机，及时调整治疗方法，以求更好的疗效。守和变在临床上辩证统一，既不能墨守成规，也不能慌乱变法。

6. 湿疮治疗过程中动物药的使用

湿疮的治疗过程中很多情况下会用到动物药，如全蝎、僵蚕、露蜂房、乌梢蛇、白花蛇、蝉蜕等，有祛风止痒、解毒通络的作用，其功效比植物药作用强。但是由于湿疮是一种变态反应性疾病，动物蛋白常常是过敏原之一，所以在湿疮急性发作时，应尽量避免使用，防止病情加重。慢性湿疮可根据具体情况选用。

十一、接触性皮炎

接触性皮炎是由于皮肤或黏膜单次或多次接触某些外源性物质后，在接触部位甚至以外的部位发生的急性或慢性炎症反应。其临床特点是起病较急，皮损为红斑，肿胀、丘疹、水疱甚至大疱。人体先天秉性不耐是发病的内因，而接触外界原发性刺激物和接触性致敏物是发病的外因。由于肌肤腠理不密，致敏接触物客于皮肤；或致敏接触物之气味敛于肺经，其辛热之气毒可动风生火，与机体中内蕴之湿相搏结；或因肺主皮毛，肺经藏敛致敏接触物之毒外淫肌肤而致皮肤潮红起疹、肿胀、起疱，瘙痒无度而发病。

案例 肖某，女，38 岁。

初诊：2012 年 6 月 4 日。

主诉：头面部皮肤肿胀，伴瘙痒、渗水 2 天。

现病史：3 天前用染发剂染头发，2 天后始觉头皮及面部发红斑，继而肿胀、渗出、糜烂，自觉瘙痒，灼热，遵医嘱内服泼尼松及外用消炎药水疗效不显，头面红肿痒痛加重，糜烂渗液明显，两眼睁不开，夜不能寐，饮食不香，大便干燥，小便短赤。

检查：头皮、面部、双耳皮肤潮红，红肿成片，框廓鲜明，触之灼热，其上分布有大小不等的密集水疱，双眼部分糜烂渗水，双眼肿成一条缝，白睛色赤，热泪如汤，面目全非，舌质红绛，苔微黄，脉滑数。

中医诊断：风毒肿。

西医诊断：接触性皮炎（染发皮炎）。

中医辨证：湿热内蕴，外染毒邪。

治则：清热利湿，凉血解毒。

方以：化斑解毒汤加减。

处方：生石膏30g（先煎）　　知母12g　　金银花15g

野菊花12g　　连翘12g　　生地15g　　赤芍18g

丹皮12g　　黄芩12g　　白鲜皮12g　　苦参12g

蝉蜕6g　　防风6g　　泽泻12g　　车前草15g

白茅根15g　　竹叶12g　　酒大黄6g

5剂，清水煎服，每日1剂，每剂分2次，早晚饭后半小时至1小时各服1次。

外用：先以急性皮炎洗方（药物组成：绿茶一撮，龙胆草30g，地榆30g，马齿苋30g，黄柏8g，苦参20g，艾叶9g，蒜秸5根，食盐3g。本外洗方具有清热燥湿，收敛止痒的作用。对急性皮炎，湿疹局部红斑肿胀明显或有糜烂渗出者，煎取药液湿敷常能收到较满意的效果，且无明显不适）清水煎取液，放凉后温温湿敷患处。每次5分钟，每日2次，然后用冰黛三黄散（药物组成黄芩粉、黄柏粉各10g，黄连粉5g，六一散45g，青黛6g，冰片3g组成，有清热解毒燥湿止痒作用）薄薄干撒湿敷过的湿润皮肤上，若渗水干涸可用茶油调成糊状薄涂于患处，每日2次。眼睛部位可用四环素可的松眼膏点眼。

二诊：2012年6月9日。

内服与外用药5天后，原有水疱及湿烂处大部分都干涸，瘙痒明显减轻，惟头皮前额处仍有新起小水疱，眼四周潮红，微肿，夜寐安宁，饮食略增，大小便自如，舌脉同前。知方药切中病机，效不更方。

照前方去酒大黄，加甘草3g，续服5剂，服法同上。外用药外洗方改每日湿敷1次。外涂药仅用于尚有皮损的患处。用药同上。

前后共内服、外敷药10剂，由于内外兼治故收效甚捷，一切恢复正常，告愈。

［按语］ 本案例系因外感毒邪，入里化热，湿热内蕴，外发肌肉所致。故方中以金银花、野菊花、连翘清热解毒；生石膏、知母意在清热解毒泻火；生地、丹皮、赤芍凉血活血散瘀；黄芩清热燥湿；白鲜皮、苦参、蝉蜕、防风祛风胜湿止痒；泽泻、白茅根、车前草利水湿，消肿胀；竹叶上清心火，下通小便，使心火下移，从小便而清；酒大黄苦寒清热泻下通便，使湿热毒

邪从二便出，并有釜底抽薪之妙，诸药合用就能达到清热利湿，凉血解毒之效。配以外用洗方和粉膏剂，清热燥湿，消肿解毒，收敛止痒。这样内外兼治，用药切中病机，故收效甚捷。

十二、药物性皮炎

药疹又称药物性皮炎，中医称之为“中药毒”。是药物通过注射、内服、吸入、灌肠、栓剂使用，甚至通过破损皮肤等途径进入人体后，在皮肤黏膜上引起的炎症性皮疹，严重者尚可累及机体的其他系统。其特点是发病前有用药史，并有一定的潜伏期，常突然发病，皮损形态多样，颜色鲜艳，泛发全身或仅限于局部，病情轻重不一，严重者可累及多个系统，甚至危及生命。男女老幼均可发病。总因禀赋不耐、毒邪内风所致。或因风热之邪侵袭腠理；或由湿热蕴蒸郁于肌肤；或是外邪郁久化火，血热妄行，溢于肌表；或是火毒炽盛，燔灼营血、外伤皮肤，内攻脏腑，日久导致耗伤阴液，气无所生，形成气阴两伤，脾胃虚弱之证。

病例　邓某贤，男，48 岁。

初诊：1970 年 9 月 14 日。

主诉：全身潮红，痒、出皮疹脱屑已半个月。

现病史：患者半个月前因全身皮肤瘙痒，到村里卫生站肌注卡古地钠注射液，每日 1 针，2 天后发现全身皮肤弥漫潮红，并起粟粒样红疹作痒，随之皮肤如麸皮样皮屑脱落，双手皮肤成片脱落如脱手套，双足皮肤亦见成片脱落如脱袜子一样，彻夜不能入睡，上下眼睑肿胀不能睁开，口干，饮食尚可，大便 2 日未解，小便自如。经服泼尼松治疗后，病情有所控制。遂来公社卫生院找余诊治。

检查：面部、四肢、躯干皮肤弥漫性潮红，轻度脱屑，手足部仍可见未完全脱落之厚皮，部分见抓破，可见少许渗出液与痂皮，双眼上下眼睑因肿胀，睑裂变小，不能睁眼。舌质红，苔薄白，脉弦略数。

中医诊断：中药毒。

西医诊断：剥脱性皮炎。

中医辨证：热入营分，外受毒邪，毒热灼伤阴液所致。

治则：清热凉血，养阴解毒

方以：自拟清营解毒汤加减。

处方：生地 30g　　赤芍 15g　　丹皮 12g　　金银花 15g

黄芩 12g	淡竹叶 15g	槐花 12g	紫草 15g
玄参 18g	北沙参 15g	丹参 12g	白芍 15g
熟地 15g	地骨皮 12g	白鲜皮 12g	酒大黄 6g
莲子心 3g	芡实 15g		

5 剂，清水煎服，每日 1 剂，每剂分 2 次，早晚饭后半小时至 1 小时送服 1 次。

外用：先以急性皮炎洗方（方组功用见接触性皮炎），水煎取液，放冷后湿敷患处，每次 5 分钟，每日 2 次，然后再冰黛三黄散（方组功用见接触性皮炎），调茶油或其他植物油调成糊状油膏，薄薄外敷患处，每日亦是 2 次。

二诊：1970 年 9 月 19 日。

上方内服外用 5 天后，皮肤潮红明显减轻，流滋已止，脱屑亦少，瘙痒程度见缓。饮水渐少，饮食自调，大小便自如。舌红转淡，苔薄脉弦略数亦静。症势大有好转，说明药证相符，故治宜守前法化裁追之。佐以养血熄风止痒之剂。

照前方去酒大黄、地骨皮，加珍珠母 15g（先煎）、牡蛎 15g（先煎），连服 10 剂，服法同上，外用照旧。

三诊：1970 年 9 月 29 日。

上方续内服外用 10 天后，皮疹大部分消退，潮红瘙痒渐退，皮屑脱落处有淡紫色色素沉着，余无它见。效不更方，故按上方去莲子心、槐花，加绿豆 30g、甘草 3g，再服 5 剂。外用白玉膏外涂擦，每日早晚各 1 次。

1970 年 10 月 4 日，患者电告，皮损全部消退，一切恢复如常而告愈。

［**按语**］本案例因肌注卡古地钠注射液后引起的剥脱性皮炎，中医认为热毒入营，伤阴耗液，肤失所养，致使肌肤甲错，层层脱落所致。故方中重用生地配赤芍、丹皮清热活血，凉血解毒；金银花、黄芩、淡竹叶、槐花、紫草抗炎清热，凉血解毒，清心泻火；热盛易耗津液故以沙参、玄参、生地、丹参养阴生津，滋阴润燥，凉血解毒润其肤；丹参、莲子心清热养血以护心阴；芡实能补脾固肾，补脾则能利湿，固肾则能涩阴；又以酒大黄通便攻下，有釜底抽薪之意；地骨皮、白鲜皮、丹皮以皮行皮、清热胜湿祛风止痒；待后皮疹大都消退，潮红脱屑减轻，尚感瘙痒之时再以珍珠母、牡蛎熄风止痒。最后皮肤已趋正常，仍有干燥发痒之感加以熟地、白芍、丹参养血润燥并配上绿豆、甘草来解百药之毒，用于此症更为美备。本病例整个诊治过程章治分明。用药丝丝入扣，故能获效佳捷。

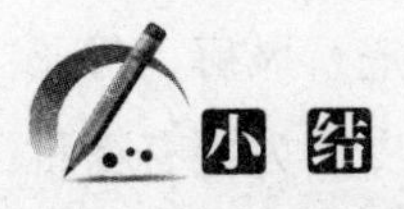

小结

中医对药疹的诊治过程，应掌握如下几个要点：

1. 立即停用可疑过敏药物

药毒为先天禀赋不耐，脾失健运，复受药毒之邪，毒邪入于营血，外侵肌肤腠理，内传经络脏腑而引发。中药毒有两种情况：一是药物过量引起的中毒现象，一是患者禀赋不耐引起的过敏反应。多种给药途径如内服、外用、注射等，产生的过敏症状亦不相同。但归根结底，避免继续应用可疑过敏药物是治疗本病的重中之重。

2. 审慎辩证，顾护脾胃

由内服药物引起的，因药物首先入胃，脾胃为受纳传化的枢纽，运化功能受碍，则脾湿不运，湿浊停胃，故先出现纳呆泛恶等症状，舌苔多腻，治疗应以化湿为主，郁久不除，则湿化为热，亦能入血；热入营血，心火亢盛，若不能及时缓解，势必造成阴液灼伤，故治疗以滋阴养液为主；外用药物所致的药毒，大多先刺激皮肤，易于发现，如不加重视，则由表入里，亦能入营血。故治疗必须审慎辨证，方不致误。

3. 初起名实，后期多气阴两伤

本病初起以邪实为主，多属风热、血热、湿热、火毒之证，邪热是矛盾的主要方面，治疗以清热为主要原则，风热证宜配合祛风之品，如荆芥、防风、蝉蜕等；湿热证宜配利湿之品，如苍术、黄柏、薏米仁、泽泻等；血热证宜配合凉血之品，如生地黄、牡丹皮、赤芍等；火毒证宜加强清火解毒之力，如板蓝根、蒲公英、野菊花、败酱草等。药毒后期可至气阴两伤，扶正补益为主要原则。阴虚者以养阴生津为主，可加入天花粉、天冬、麦冬、沙参等；气虚者配合益气之品，如黄芪、党参、白术等。

4. 及时中西医结合治疗

本病大部分起病急、发展快、病情重，治疗应中西医结合，重症患者应早期足量使用皮质类固醇激素治疗，注意观察生命体征，调节水及酸碱平衡，避免电解质紊乱，选择有效抗生素防治感染，必要时可输注白蛋白、全血及血浆。

十三、玫瑰糠疹

玫瑰糠疹是一种常见的急性、自限性、炎症性皮肤病。因血热受风而成，症见色如玫瑰，脱屑如糠秕而得名。中医称之风热疮、血疳疮、风癣、母子疮等。本病特点为初起于躯干、逐渐四肢近心端扩散。典型皮损为覆有糠秕样鳞屑的椭圆形玫瑰色斑疹或圆形斑片，皮损长轴与皮纹走行方向一致。发生于肋骨的皮疹，其长轴与肋骨方向平行排列。有不同程度的瘙痒，好发于青年与成年人。多见于春秋季节，病程4～8周，通常具有自愈性，一般不复。但个别病人也有久治难愈的。本病多因内有血热，复感风邪，或外感风热之邪而成。

案例 林某昌，男，32岁。

初诊：2007年3月17日。

主诉：右胸背两肋间起指盖大椭圆形皮疹已10日。

现病史：患者于10天前洗澡时无意中发现右胸背两肋间起两块淡红色斑片，无自觉症状，不介意。过3天后发现原先见到的淡红色指盖大斑片色转红，并增大成椭圆形大斑疹，边缘微高起，斑疹中心产生糠秕样薄鳞，有瘙痒感。1周后又发现前胸后背密布比原先少些形态相似的皮损，瘙痒明显，伴口微干，夜寐一般，饮食二便自调，曾到本单位卫生所及附近社区卫生院治疗未效，遂来本院门诊就诊。

检查：右胸背两肋间有两块椭圆形直径约2cm×3cm皮疹，色红浸润，边缘微高起，上有薄鳞屑，其长轴与肋骨方向平行排列。附近出现形态相似红斑，直径约0.5cm×2cm，呈椭圆形或圆形，斑片上亦可见到少量细薄皱纹，纸状鳞屑，散在分散，互不融合，发生于胸背腋下及肋骨的皮疹其长轴亦是多见与肋骨方向平行排列，皮疹之间可见正常皮肤。舌质红，苔薄黄微腻，脉浮数。

中医诊断：风热疮。

西医诊断：玫瑰糠疹。

中医辨证：外感风热，内蕴血热，凝滞腠理所致。

治则：祛风清热，凉血解毒。

方以自拟方：解毒消斑汤加减。

处方：金银花18g　连翘12g　生地15g　赤芍15g
紫草18g　丹皮12g　防风6g　牛蒡子9g
蝉蜕5g　蒺藜12g　知母9g　生石膏18g
淡竹叶15g　黄芩12g　苦参12g　白鲜皮12g

地肤子 15g　　　甘草 3g

7 剂，清水煎服，每日 1 剂，每剂分 2 次，早晚饭后半小时至 1 小时各送服 1 次。

外用颠倒散洗剂（其组成是硫黄粉、大黄粉各 10g，加澄清后的石灰水 150 毫升，混合即成，临用时摇匀后外涂）外涂患处，每日 2 次，早晚各 1 次，颠倒散洗剂具有凉血清热散瘀的作用。

二诊：2007 年 3 月 22 日。

患者服敷上方 7 剂后，皮损明显消退，红斑转暗，鳞屑也减少，瘙痒亦见缓解。宜守前法追之。

照前方续服 7 剂，服法同上，外用药照旧。

三诊：2007 年 3 月 29 日。

患者前后共服敷上方 14 剂后，大部分皮损消退，呈现淡红色半环状皮损，中心消退。边缘稍有浸润，痒感已不明显，舌红苔薄黄脉缓。治仍守前法化裁追之。

上方去知母、生膏，加泽泻 15g、薏米仁 30g 来延续上方加强健脾除湿利水泻热的功用，再服 7 剂。

2007 年 4 月 5 日，患者来院检查，红斑全部消退，皮肤颜色正常而告愈。其后随访 1 年，未见复发。

［按语］本病例系内蕴血热，复感风热，内外合邪，凝滞腠理所致。故方中以金银花、连翘辛散表邪，清热解毒而不伤阴；生地、紫草、赤芍、丹皮清热凉血，活血散瘀解毒化斑；知母、生石膏清肺胃与肌肤之热，泻火除烦而不伤胃气；防风、牛蒡子、蝉蜕、蒺藜清热祛风，胜湿止痒；黄芩、淡竹叶清热透散，祛湿解毒除烦热利尿；苦参、地肤子、白鲜皮加强消疹止痒之功；甘草泻火解毒，调和诸药。本例治疗的特点：清热凉血解毒，祛风除湿止痒药同时应用，相互配伍，其功用起到协同作用，相得益彰，故效果更佳。

小结

中医对玫瑰糠疹的治疗，应当紧紧抓住其血热与风热两个基本病机，同时注重祛湿法、通络活血法的灵活运用。

1. 注重祛湿法的运用

风为六淫之首，百病之长，易夹湿而致；或因肝热伐脾，脾失健运，内生湿邪；或因饮食不节，喜食肥甘厚味油腻生冷，脾胃失运，痰湿内生。湿性黏滞，缠绵难愈，故对于病情迁延不愈，逾4周而不愈者，应当酌情配伍清热燥湿、淡渗利湿或者清热利湿药，常用苦参、茵陈蒿、泽泻、土茯苓、生薏米仁、茯苓皮、车前子、苍术等。

2. 注重通络活血法的应用

风为阳邪，极易生热化燥，与血热相结，则煎灼津液，致营血浓缩成瘀；或伤阴耗气，推行血液无力，致血虚血瘀；或风邪夹湿阻于经络，致气滞血瘀；或因久病，络脉阻滞。故在临床配伍中常加入鸡血藤、首乌藤、忍冬藤、红藤、红花、桃仁、威灵仙、当归、川芎等通络活血之品。

3. 注重安神之品的运用

个别玫瑰糠疹患者因夜间瘙痒明显，影响睡眠，休息不佳，心情急躁，以致愈合延迟或病情加重，在临证中常配伍诸如合欢皮、首乌藤、酸枣仁、煅珍珠母、煅龙骨、煅牡蛎等安神镇静药物，既有助于睡眠，又可止痒。

十四、银屑病

银屑病中医称松皮癣、白疕、干癣、白癣，是一种常见红斑上覆盖着银白色鳞屑，并易复发的慢性炎症性皮肤病。其临床特点：以大小不等，界限清楚的红斑，覆盖银白色鳞屑，抓后层层白屑，如云母片状脱落见发亮薄膜，剥去薄膜可见基底部筛状出血点。本病男女老幼皆可罹患，多见于青年男女，男性略多于女性，我国北方发病率高于南方。有明显的季节性，多在冬季发病或加剧，夏季自行痊愈或减轻，部分患者可相反，数年之后则季节性不明显。少数病人有家族遗传病史。

本病外因风寒湿热燥毒之邪，侵袭肌腠，内因禀素血热，饮食不节，情志内伤所引起。风寒湿热燥毒之邪，饮食不节，情志内伤是本病的诱发因素。血热风燥、血虚风燥为本病特点。经络阻隔、气血凝滞是发病转归中的一个重要环节。

案例1 阮某秋，男，31岁。

初诊：2008年4月11日。

主诉：全身皮肤红斑，上附银白色鳞屑已达14年。

现病史：患者于14年前，先在两肘外侧出现少数斑块，上盖银白色鳞屑，嗣后皮疹逐步增多，融合成片，覆盖两肘及散发手臂，作痒频频。曾到当地某医院就诊，诊断为“牛皮癣”，使用多种药物治疗后症状有好转，但均未治愈，仍时轻时重，反复不断。今年春节过后调到我市文教单位工作。因工作紧张，精神疲劳，皮疹骤然发展至全身，瘙痒甚为明显，表面脱屑。饮食二便如常，遂来我院门诊治疗。

检查：前胸、腹、背、四肢遍布大小不等，形态不一的红斑，小者如蚕豆，大者如地图，上覆银白色鳞屑，皮损以双肘、双手伸侧，臀部、腰背双下肢伸侧为甚，其中部分融合成片，剥去鳞屑如云母，层层脱落，可见到光滑薄膜，刮去薄膜，则见细小筛状出血。舌红，苔薄黄，脉弦近数。

中医诊断：白疕风（风热血燥型）。

西医诊断：寻常型银屑病。

中医辨证：风热之邪入里化热，蕴结血热，肤失濡养所致。

治则：祛风清热，凉血解毒。

方以：自拟凉血消银汤加减。

处方：

金银花15g	连翘12g	紫草15g	生地15g
赤芍15g	丹皮12g	丹参12g	槐花15g
防风9g	蒺藜12g	蝉蜕6g	地肤子15g(布包)
白鲜皮12g	知母9g	生石膏15g	黄芩12g
淡竹叶15g	甘草3g		

7剂，清水煎服，每日1剂，每剂分2次，早晚饭后半小时至1小时各送服1次。

外用紫云膏（具有润肤消肿解毒止痒作用）外搽，每日2次，早晚各1次。首次外搽前先以急性炎症洗方（方组成作用见接触性皮炎）煎水熏洗患处，使皮肤干净，然后再外搽药膏，其后隔2～3日洗1次，晚上睡觉前洗为宜。

二诊：2008年4月18日。

患者在服完上方7剂，配合外洗3次，外搽膏药后，双下肢伸侧和臀部皮损逐渐消退，痒感有缓解，其他处鳞屑亦见减少。效不更方，宜守前法追之。

照前方继服7剂，外用照旧，涂药膏改每日1次，外洗改每周2次。

三诊：2008年4月25日。

未见新发皮疹，原有皮疹转淡红，进一步消退，腰背皮肤皮损消失大半，双肘臀部皮损变薄，鳞屑更少，痒感大好转，舌脉同前。治疗仍守前法化裁追之。

照上方去知母、生石膏、槐花、黄芩、淡竹叶，加熟地12g、白芍12g、北沙参18g、珍珠母30g（先煎）、牡蛎30g（先煎），续服7剂，服法同上，外用药仅紫云膏外搽未消退之皮损处，每日1次。

四诊：2008年5月2日。

经内服28剂，配合外搽药，并熏洗药14天后，腰背上肢皮损均趋消退，双下肢臀部皮疹已平复。

再续服西黄丸（中成药），每日2次，每次1小瓶（即3g），共服15天以善后。

［按语］ 本案例系外感风热，入里化热，蕴结血热，肤失濡养所致。故方中金银花、连翘、紫草辛散表邪、抗炎清热凉血解毒而不伤阴；生地、赤芍、丹皮、丹参、槐花清热凉血，和血养血，活血散瘀、解毒化斑；知母、生石膏清肺胃与肌肤之热，泻火除烦而不伤胃气；防风、蒺藜、蝉蜕清热祛风胜湿止痒；地肤子、白鲜皮加强消疹止痒之力；黄芩、淡竹叶清热透散，燥湿解毒，除烦热利尿；甘草泻火解毒，调和诸药。本方合用起到祛风清热、凉血解毒之功效。此外在诊治过程中也应随临床症状变化在辨证施治用药上，也得灵活而变，才能获捷效。如本型病例风热血燥，在治疗到后期大都将原方中苦参之品删除，加用养血润肤熄风止痒之品熟地、白芍、北沙参、珍珠母、牡蛎等来荣肌肤，潜虚风则痒自止，从而达到固本祛邪的目的，仅用1个多月，使病情得到及时控制，逐渐痊愈。

案例2 程某梅，女，28岁。

初诊：2003年5月3日。

主诉：全身皮肤起红疹，上附灰白色干燥鳞屑，作痒反复达12年之久。

现病史：患者于12年前出现四肢及背皮肤散在紫红色花生大斑块，上附少量灰白色鳞屑，且有痒感。嗣后逐渐扩大增多散在小如钱币，大如地图样成片红斑，边缘略高，上覆盖多层银白色鳞屑，瘙痒明显，经多家医院诊治，均诊断为银屑病。治疗期间症状都有不同程度改善好转，但未治愈。仍时轻时重，短时间内反复发作不断。近月来病情加重，伴口干，夜寐欠宁，饮食不香，大便干，小便色赤。遂来本院门诊求治。

检查：四肢、手背、胸部、背均见银币至地图样红斑，连成片状，以背部为多，边缘略高出皮肤，皮肤干燥有裂纹，裂纹有多层云片状银白色鳞屑，瘙痒异常，搔抓时鳞屑层层如雪片脱落。鳞屑强行剥离后，底面可见筛状出血点。舌质紫暗，苔薄，脉滑数。

中医诊断：白疕风（风湿热毒蕴肤型）。

西医诊断：寻常型银屑病。

中医辨证：风湿热毒侵入营血，蕴郁肌肤，熏蒸所致。

治则：清热利湿，祛风活血，凉血解毒。

方以：自拟清利凉血解毒汤加减。

处方：金银花 15g　连翘 12g　紫草 15g　生地 15g
赤芍 15g　丹皮 12g　白芍 12g　防风 9g
蝉蜕 6g　白鲜皮 12g　蒺藜 12g　土茯苓 15g
全蝎 3g　乌梢蛇 6g　露蜂房 5g　僵蚕 6g
酒大黄 6g　车前草 15g

7 剂，清水煎服，每天 1 剂，每剂分 2 次，早晚饭后半小时至 1 小时各送服 1 次。

以加味疯油膏（润肤祛风，软坚散瘀，解毒止痒功效）外涂擦于患处，每天早晚各 1 次。

二诊：2003 年 5 月 10 日。

患者内服配合涂药 7 天后，皮损由红转淡红，未见新生皮疹，瘙痒减轻。守上方继服。

照上方去酒大黄、车前草，加川芎 6g、当归 6g，14 剂服之，服法同上，外用照旧。

三诊：2003 年 5 月 24 日。

患者继服 7 剂药后，见到症状好转，又按原方再服 7 剂，外用药不变。服 14 剂药后，双下肢及躯干部皮疹大部分消退，呈现色素脱失，上肢皮损色虽已淡退，但瘙痒时仍见，舌淡红，苔薄，脉弦。治宜守前法化裁追之。

照上方去搜风止痒、攻毒通络之虫类全蝎、露蜂房、乌梢蛇、僵蚕，加益气养阴，生津解毒之药太子参 15g、黄芪 12g、北沙参 15g、甘草 3g，追服 7 剂，服法同上。

外用仅涂尚未完全消退仍有痒感的皮损，每日 1 次。

四诊：2003 年 5 月 31 日。

皮损全部消退。但余邪尚存，“宜将胜勇追穷寇”，故以祛邪扶正兼顾之法再服 7 剂，以防“残敌”卷土重来。

［按语］本案例系风湿热毒蕴郁肌肤所致。故方中以银花、连翘、紫草、清热凉血解毒化斑；生地、赤芍、丹皮、白芍清热凉血，养血和血，活血化瘀；蝉蜕、防风、白鲜皮、蒺藜祛风清热，胜湿止痒；土茯苓清热解毒，除湿通络；全蝎、乌梢蛇、露蜂房、僵蚕祛风通络，解毒止痒，酒大黄攻下通便，有“釜底抽薪”之意，车前草利水湿，消肿胀，诸药合用共奏清热凉血，解毒化瘀，祛风燥湿之功效。其中随症之变化作之增减；如二诊将原方去除酒大黄、车前草，系实火湿热，从二便出，恐耗气损血不利运行，故加川芎、当归配对来活血、养血、利气与方中其他药物并举，有润燥相济，使祛瘀而不伤血，养血而免致血塞气滞，与原方其他药共奏活血祛瘀，养血和血之功，与方中活血通络之品配合，有“治风先治血，血行风自灭”之意。到了三诊，大部分皮损已消退，痒感已大缓解，故此时将原方中全蝎、乌梢蛇、露蜂房、僵蚕几味有搜风止痒、攻毒通络功效的虫类药删掉，加以太子参、黄芪、北沙参、甘草益气养阴生津解毒之品来收获善效。由此可见，临床应用的关键，是辨证要准确，根据具体情况，进行适当加减，才能收到满意的疗效。

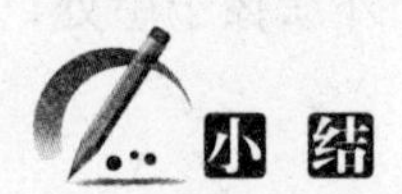

小结

归纳而论中医对银屑病临床诊治应掌握如下几个要点：

1. 辨证论治

银屑病的基本皮损为红斑，中医学认为“斑出于血分，疹出于气分”。故对于本病的治疗应该抓住血热这个病机要点。但因疾病发展、失治误治等原因，本病发展为不同转归，根据不同证型进行辨证论治。

2. 辨明银屑病分型、分期

寻常型进行期皮损新发，量多而小，色鲜红，瘙痒剧烈，抓破出血，治宜清热凉血、解毒化斑，重用水牛角、生地黄、紫草、赤芍、玄参、知母等清热凉血；以及蒲公英、板蓝根、重楼、白花蛇舌草等清热解毒。寻常型静止期及消退期皮损色淡，斑片大而鳞屑较少、干燥，佐以滋阴养血，健脾除湿，配以当归、生地黄、鸡血藤等养血活血和白芍、麦冬等滋阴润燥之品；茯苓、白术、生苡仁、山药等健脾除湿。顽固性银屑病患者，病程较长，皮损颜色暗红，浸润肥厚，经久不退，鳞屑较厚，治宜凉血活血、解毒化瘀、健脾益气，重用丹参、赤芍、牡丹皮等凉血活血，配以桃仁、红花、莪术、鬼箭羽等活血化瘀，配以当归、鸡血藤、白芍养血活血；久病入络，可适当加白僵蚕、水蛭、全蝎、乌梢蛇等搜风通络药物。脓疱型银屑病注重清热解毒、健脾除湿药物的应用，选用白术、茵陈蒿、黄柏、泽泻、薏米仁等。关节型银屑病在祛风散寒的同时，选用羌活、独活、络石藤、天仙藤、桑枝等祛风通络药物可达到事半功倍的效果。

3. 随症加减

皮损瘙痒明显者，加白鲜皮、地肤子、白蒺藜、全蝎、苦参；咽喉肿痛者，加板蓝根、牛蒡子、山豆根、金莲花；月经色暗者，加益母草、香附、女贞子、墨旱莲；病程日久，反复不愈者，加乌梢蛇、全蝎、蜈蚣、水蛭；脓疱泛发者，加蒲公英、紫花地丁、半枝莲、紫草、白花蛇舌草、土茯苓；关节肿痛明显者，加牛膝、木瓜、羌活、独活、秦艽、忍冬藤；大量脱皮，口干唇燥者，加玄参、麦冬、天冬、天花粉、石斛；下肢较多者，加茜草根、紫草根、川牛膝、独活；冬季加重者，少加桂枝、熟地黄；因感冒加重者，加金银花、连翘。

4. 用药护理

斑块型银屑病鳞屑较厚，外用药物宜按揉 10～15 分钟，再用保鲜膜等包裹皮损表面即封包 30 分钟，促进药物吸收。静止期银屑病注意多用凡士林、橄榄油等滋润皮肤。

5. 药浴

针对不同皮损可选择不同中药浴，称之为“辨证施治”，血热内蕴证，选用地榆、马齿苋、紫草、板蓝根、大青叶等；血虚风燥证，选用大皂角、威灵仙、苍术、桃仁、杏仁、山药等；血瘀证，选用首乌藤、丹参、鸡血藤、红藤、当归、白芍等。

十五、皮肤瘙痒症

皮肤瘙痒症中医称“痒风”“诸痒”“风瘙痒”，是一种自觉瘙痒而无原发性损害的皮肤病。其特点是皮肤阵发性瘙痒剧烈，往往夜间为甚，搔抓后引起抓痕、血痂、色素沉着，皮肤肥厚及苔藓样变。好发于老年及青壮年人。多见于冬季，少数亦有夏季发作。开始痒只限于一处，随后逐渐扩展至身体大部或周身。本病病因复杂，病机变化万千。究其根源，内因与气血相关，外因常与风邪相关，凡禀性不耐、气血虚弱，卫外失固，气滞血瘀，血热内蕴等，均可成为本病的内在原因；其他如外界的风、寒、暑、湿侵袭，或食入辛辣炙煿、腥发动风之品，以及皮毛、羽绒等衣物接触、摩擦，均可导致本病。

案例 史某光，男，73岁。

初诊：2011年2月2日。

主诉：全身皮肤瘙痒已8年。

现病史：患者全身瘙痒，时轻时重反复发作已达8年，秋冬季瘙痒明显，尤以夜间明显，影响睡眠，夏季相对瘙痒缓解一些。经多种药物治疗，瘙痒仅是暂时改善好转一些，或不痒数日后又发作，从未治愈过。近年来瘙痒加重，多以夜间为甚，多要连续着，强烈地搔抓至皮肤发红起抓痕、血痂，发生疼痛时方才住手。瘙痒时间短的只有数分钟，若劳累或情绪受影响或吃辛辣荤腥动风之品及气候变化，剧痒可达数小时之久。伴神情倦怠，面色少华，心悸失眠。常是“昼不精，夜不瞑”，饮食不香，二便自如，遂来本院门诊求治。

检查：皮肤干燥，有糠状脱屑，四肢躯干有散在不规则抓痕血痂，沿抓痕有线状色素沉着，湿疹化或苔藓样变继发损害。舌淡红，苔薄白，脉弦细。

中医诊断：痒风。

西医诊断：皮肤瘙痒病。

中医辨证：血虚风燥，肤失濡养而致。

治则：养血消风，润燥止痒。

方以：自拟养血润肤饮加减。

处方：党参12g　生芪12g　当归9g　制首乌15g
熟地15g　生地15g　赤芍15g　白芍15g
麦冬12g　丹参12g　大血藤12g　夜交藤18g
珍珠母30g（先煎）　牡蛎30g（先煎）　防风6g
乌梢蛇6g　苦参12g　白鲜皮12g

7剂，清水煎服，每日1剂，每剂分2次，早晚饭后半小时至1小时各送服1次。

外用紫云膏（具有润肤消炎解毒止痒作用）薄薄外涂，每日2次，早晚各1次。

二诊：2011年2月9日。

患者治疗1周后，瘙痒明显减轻，夜间能安静入睡，饮食正常，精神状态良好。宜守前法化裁追之。上方稍做更改，去乌梢蛇、苦参，加沙苑子

12g、蝉蜕5g。继服14剂基本不痒，皮肤抓痕大都消退，逐渐光滑，润泽恢复。为巩固疗效再服上方5剂，基本痊愈。

[按语] 本案例老年性皮肤瘙痒病，系血虚风燥，肤失濡养所致。故方中以党参、黄芪益气固表；当归、制首乌滋阴养血润燥；熟地、生地、赤芍、白芍、麦冬养血柔肝，活血凉血，生津润燥；丹参、大血藤养血补血、活血和血、行血通络；夜交藤、珍珠母、牡蛎养心安神，清心除烦，平肝熄风；防风、乌梢蛇、苦参、白鲜皮祛风胜湿止痒。

全方合用共奏养血柔肝、凉血祛风、润燥止痒之效，故能获取佳效。现代医学认为老年人皮脂腺萎缩，皮脂分泌减少或洗浴过多均可导致表皮角层中所含的水分减少，痒阈降低。所以在治疗时应重视养血祛风，切忌过用大量燥热之品和风药。另嘱患者忌热水浴，忌用碱性肥皂，忌食辛辣之品以免水液丢失，加重病情。另中医认为剧痒乃风重之故。治则着重凉血清热，佐以活血消风。临床证明凉血清热与活血消风配合使用，除了可有效减轻瘙痒外，亦可缩短病程，皮损较快消退起到良好的作用。

小结

中医对皮肤瘙痒诊治过程，要掌握好如下几个方面：

1. 止痒与治风

风瘙痒是临床上常见的皮肤病。瘙痒的产生虽然原因复杂，但风邪阻滞肌肤不得宣泄是最常见的病因，故有"无风不作痒"之说。在治疗风瘙痒时治风是首要大法。但风为百病之长，在致病的过程中往往有寒、热、湿、毒、虫等相互作用，形成风湿热毒瘀等复杂证候。在治疗时，应明辨病因，对症下药。在疾病早期多是风热、风寒瘙痒，治宜清热疏风或疏散风寒。夹湿一般病程较长，治疗困难，治疗宜依据病位合理应用祛湿、化湿及利湿等方法。在疾病后期往往还有血虚风燥占主导病机，治疗宜养血熄风。总之，治风是止痒的首要，风去痒自灭。

2. 病因治疗

瘙痒症的临床表现比较单纯，诊断亦较容易，但治疗较困难。在治疗上要明辨病因，有的放矢。究其病因有可能是全身性的，也可能是局部性的；既可能是内源性的，又可能是外源性的。因此，对于瘙痒症患者，首先必须寻找引起瘙痒的原因，针对不同的病因，标本兼顾，达到事半功倍的效果。

如患者有糖尿病，出现皮肤瘙痒只是糖尿病的一个首发症状，但控制血糖，治疗糖尿病则成为治疗瘙痒的关键。

3. 重视皮肤护理

老年性风瘙痒，多由于气血亏损，阴血不足，肌肤失养所致。治疗特别注意皮肤的合理护理。老人喜欢热水洗浴，而恰恰热水洗浴就是脱脂干燥的主要原因，一定嘱咐避免烫澡，减少洗浴，洗澡后及时保湿护理，如外用润肤露等护理皮肤，结合口服养血润燥的中药往往事半功倍。

4. 局限性风瘙痒

对于局限性风瘙痒，特别是肛周风瘙痒，要特别注意局部因素引起的瘙痒，如痔疮、肛裂、便秘、腹泻等均可能会诱发。要仔细询问大便的次数、形状、黏稠等，及时治疗肛周疾病，结合辨证论治选择燥湿止痒或通腑解毒化湿之剂会有较理想的效果。

5. 血风疮

对于患者瘙痒剧烈，夜不能寐，抓痕累累，属于血风疮范畴，治疗适当加入理血安神之剂往往可以奏效，如加入赤芍、牡丹皮、生龙骨、生牡蛎、合欢皮等。

6. 选方用药方面

有荆防汤、乌蛇祛风汤、养血熄风汤、当归饮子、麻黄桂枝各半汤、龙胆泻肝汤、犀角地黄汤、除湿胃苓汤、四物汤、当归拈痛汤、参苓白术散、羌活渗湿汤等。常依据辨证合理选用。

十六、会阴部瘙痒

本病是一种只局部在阴部，而不累及其他部位的瘙痒病，故称阴痒。本病以肛门、阴囊、女阴等处最为多见，一年四季均可发病，常见于已婚妇女，为妇女常见虫证之一。本病以女阴部沾染毒虫，引起局部瘙痒湿烂为特征，相当于现代医学的滴虫性阴道炎或男性阴囊瘙痒病。本病多因湿热下注、肝脾亏损、肾阴虚亏、外阴肛门皮肤失养所致。七情郁火、伤损肝脾、湿热下注为本病病机特点，另外，局部多汗、摩擦、股藓、白带多、阴道真菌病、淋病也是本病的诱发因素。

案例 谢某英，女，33岁。

初诊：2010年5月17日。

主诉：外阴部瘙痒，灼痛已月余。

现病史：患者于1个多月前发现大阴唇、小阴唇微红起粟粒样丘疱疹作痒，如虫行皮中。抓破后湿润流黄水，有灼热疼痛，曾用低浓度高锰酸钾液清洗和坐浴，效果不理想，且亦见黄白带下，量多有腥臭气味，伴有口干口苦，身热面赤，心烦少寐，饮食欠佳，大便偏干欠畅，小便色黄。由本院妇科转到本科诊治。

检查：大阴唇、小阴唇外侧皮肤潮红微肿作痛，内侧表皮破溃流滋，浸淫附着的白色膜状物，擦破后有受损的溃烂面，白带多，呈黄白色稠厚豆渣样，镜检真菌（十），舌质红，苔薄，脉弦数。

中医诊断：阴痒。

西医诊断：真菌阴道炎。

中医辨证：肝胆湿热流注下焦所致。

治则：清热渗湿，佐以杀虫。

方以：自拟方清解除湿汤加减。

处方：龙胆草15g　黄柏12g　黄芩12g　生地15g
当归6g　赤茯苓15g　椿根皮18g　萆薢12g
山药30g　车前草15g　六一散18g　苦参15g
白鲜皮12g　地肤子15g（布包）　蛇床子15g
酒大黄6g　蒺藜12g　苍术12g　薏米仁18g

7剂，清水煎服，每日1剂，每剂分2次，早晚饭后1小时左右各送服1次。

外用：冰黛三黄散，糜烂渗湿作痒痛者，用研极细粉末干涂患处，若已干燥可用茶油调成糊状薄薄外敷患处。每日3次，早、中、晚各1次。最好在外涂敷药前，先把内服药渣加绿茶一撮、芒硝30g、百部18g、白矾15g、食盐3g放入器皿内（忌用铁器）加开水2000ml浸泡半小时后过滤，用过滤的药汤水，先拿100至200ml清洗患处后，再把留下的大部分汤药水坐浴，每次20~30分钟，开始时每天可清洗坐浴2次，嗣后病情轻减，可改为1次。

二诊：2010年5月22日。

患者经过七天内服与外洗涂药后，外阴部潮红变浅，肿痒消除，外侧已无浸淫，内侧溃烂面已结痂，豆渣样白带大有减少。口干苦已解，夜寐饮食二便自调，舌质红，苔薄黄脉弦。效不更方，宜守前法追之。

照上方继服7剂，外用照旧，外洗改为隔日1次。

2010年5月29日，经过2周14剂方药诊治后，患处肿消痒止，症状消失，镜检真菌（一）而告愈。2个月后随访无复发。

[**按语**] 本案例系湿热下注所致。故方中龙胆草、性味苦寒，功在燥湿清热，入肝胆膀胱经，苦寒沉降，长于清泻肝胆实火，三焦湿热；黄芩、黄柏、苦参清热燥湿，泻火解毒，三药共辅龙胆草清利三焦实热而燥湿；生地、当归滋阴养血清热；赤茯苓、淮山药、薏米仁健脾渗湿消肿利水；车前草长于利湿消肿兼可清热；六一散中滑石性寒而滑，寒能清热，滑可利窍，除膀胱之热结而通利水道；甘草清热解毒，故六一散能利水消肿，兼可清热除烦止渴，釜底抽薪，标本兼治；苦参、白鲜皮、地肤子苦寒能散能泻，清热祛风胜湿止痒；蛇床子燥湿祛风杀虫止痒；椿根皮、蒺藜、苍术清热祛风燥湿止带，苍术既能内化湿浊，又能外祛风湿；酒大黄攻下通便，有釜底抽薪之意。诸药合用共奏清肝利湿，解毒止痒之功效。由于方药切中病机，故能获得满意疗效。另据现代药理研究：龙胆草、黄芩、生地、苦参、地肤子、甘草等药具有抗炎、抗感染、抗过敏的作用。

十七、结节性痒疹

结节性痒疹中医称之为“马疥”，是一种慢性炎症性瘙痒性（即神经功能障碍性）皮肤病。其特点是患处起结节，皮损坚硬，顽固难消，有剧烈瘙痒。多见于成年人，尤以妇女为多。好发于四肢，尤以小腿伸侧最常见，表现为淡红色或褐色黄豆大小坚实结节。数目多个逐渐增多至十几个，病程较长，往往经年累月不愈，甚至二十年不好。皮肤高低不平，根硬结而剧痒。本病多因体内蕴湿，兼感外邪风毒，结聚肌肤而成。

案例 胡某仙，女，38岁。

初诊：2013年12月2日。

主诉：四肢、躯干起丘疹，结节、剧痒已近半年。

现病史：患者自诉于半年前与远来亲戚一起到郊外森林公园游玩时，四肢暴露部位被小昆虫叮咬过，回家后先在下肢小腿伸侧发现散在分布淡红色丘疹作痒，经搔抓后迅速变成十几个不融合，孤独存在黄豆至蚕豆大小表面光滑的坚实结节，嗣后逐渐扩展四肢，躯干，并随病程迁延，结节不断增多，反复不已。由于长期阵发性剧烈瘙痒，搔抓后结节周围皮肤角化增厚，并见抓痕和血痂。期间曾到省市皮肤病医院诊治，均诊断为“结节性痒疹”。经口服并肌内注射脱敏药，外用激素类药膏，局部封闭、冷冻、激素等治疗，均未能根治，一直不愈。近周来，瘙痒阵发频率变短增多且较甚，夜间影响睡眠，并伴见面色无华，神疲乏力，性情急躁，饮食不香，大便偏干，小便黄。遂来本院门诊诊治。

检查：双下肢、前臂、胸背均有黄豆至蚕豆大小浅褐色坚实的结节，高出皮肤，结节四周表面粗糙增厚，部分呈苔藓样变，遍布抓痕、血痂、并见少量细屑。舌质淡红，苔薄白，脉弦涩。

中医诊断：马疥。

西医诊断：结节性痒疹。

中医辨证：湿毒凝结，经络阻隔，气血凝滞而成结节。

治则：除湿解毒，疏风化痒，活血通坚。

方以：自拟方七虫三黄汤加减。

处方：全蝎虫 5g　蜈蚣 3g　乌梢蛇 5g　露蜂房 5g
僵蚕 9g　地龙 5g　穿山甲 3g　黄连 6g
黄柏 9g　黄芩 12g　丹参 12g　红花 5g
夏枯草 18g　苦参 15g　白鲜皮 12g　夜交藤 18g
川芎 6g　当归 6g

14 剂，清水煎服，每天 1 剂，每剂分 2 次，早晚饭后一小时左右各送服 1 次。

并配大黄䗪虫丸每天 2 次，每次 1 丸，以汤药送服。

外用祖传百草膏（具有祛湿解毒，破瘀消肿，软坚通络之功效）外敷结节处，每天换药 2 次，早晚各 1 次。

二诊：2013 年 12 月 16 日。

患者服敷药 14 天后，瘙痒明显减轻，无新抓痕可见，睡眠好转，效不更方，宜守前法继服 14 剂，服法同上，外用药照旧。

三诊：2013 年 12 月 30 日。

瘙痒阵发次数减少，时间缩短，有缓解趋势，但未消除，小结节已变平，大结节软缩变小，未见抓痕及新生的结节，治宜守前法化裁追之，大黄䗪虫丸停服。

在上方的基础上删去大半虫类药蜈蚣、全蝎、穿山甲、露蜂房、地龙及苦寒之品黄芩、黄连、黄柏，改为祛风止痒，调和气血为主。

处方：僵蚕 6g　乌梢蛇 5g　苦参 12g　丹参 12g

白芍15g　　生地12g　　当归6g　　夜交藤18g
夏枯草15g　　白鲜皮12g　　土茯苓12g　　丹皮12g
蒺藜12g　　赤芍15g　　何首乌15g

再服28剂后瘙痒消失，结节全部消除，一切恢复正常而告愈。

[按语] 本案例湿毒瘀阻所致，治以除湿解毒、活血止痒。故方以全蝎、蜈蚣相须为用，熄风解毒，通络散结，功效倍增；僵蚕疏散风热，祛风止痒，解毒散结；白蒺藜长于平肝、疏肝，祛风止痒，与僵蚕相配能增强祛风止痒之力，又有解毒散结之功；露蜂房祛风、攻毒、杀虫，乌梢蛇祛风、攻毒、通络，与露蜂房二药配用增强祛风、攻毒、杀虫、通络之力；黄芩、黄连、黄柏“三黄”组合并用，清热燥湿，泻火解毒作用显著；穿山甲祛瘀通络，其走窜之性，无微不至，故能宣通脏腑，贯彻经络，透达关窍，凡血凝血聚为病，皆能开之。地龙清热熄风，通络利水，与穿山甲合用会起相辅相助，祛瘀通络功效大大增强；丹参、红花、夏枯草有活血化瘀，软坚散结；苦参、白鲜皮清热燥湿止痒；夜交藤宁心安神；当归、川芎配用，具有活血、养血、行气三者并举，且润燥相济，使祛瘀而不伤气血，养血而免致血壅气滞，共奏活血祛瘀，养血和血之功；与活血通络之品配合，有“治风先治血，血行风自灭”之意。三诊之后瘙痒减轻，大有改善缓解，丘疹结节小的变平，大的变小变软，故此时治则宜随症变而变，改用散风止痒、调和气血，在上方的基础上作了调整，删掉大半虫类药，以防长期使用会耗损气阴，不利善后。故除保留原方大部分仍可除烦、祛风软坚散结之药外，加以生地、赤芍、白芍、丹皮、制首乌滋补肝肾，养血凉血活血化瘀，畅通血脉；土茯苓利湿祛热，能入络，搜剔湿毒之蕴毒，与上方保留之药品合用共奏疏风止痒，活血软坚，除湿解毒，又加强了活血化瘀养血安神的作用，故得以痒止病除，一切恢复正常而告愈。

十八、神经性皮炎

神经性皮炎中医称“牛皮癣”“摄领疮”，是一种常见的患部皮肤状如牛颈之皮（即神经功能障碍性）慢性瘙痒性皮肤病。其特点是，项、肘、膝及尾骶等处皮肤出现红斑疹高出合成片，表面粗糙皮肤纹理加深肥厚如牛颈之皮或状如苔藓样变常对称分布，皮损剧烈瘙痒，以青壮年患者为多。因状如牛颈之皮，厚而且坚，故命名为“牛皮癣”。又因其病程长，易反复发作，顽固难愈，则称为“项癣”。

本病多因情志不遂，风邪外侵，内伤脾胃，以致营血失和，肌肤失养引起。情志不遂、风邪外侵、内伤脾胃是本病的诱发因素，营血失和、经脉失疏为本病病机特点。局部衣领的摩擦、搔痒刺激、饮食失节、日晒、药物等均可导致营血的失调、经脉的失疏，而使皮肤粗糙肥厚。

案例1 张某东，男，53岁。

初诊：2012年5月15日。

主诉：周身散在片状粗糙肥厚之皮损，瘙痒已达8年多。

现病史：患者于8年前先见颈后颈部两侧自觉瘙痒，时轻时重，经搔抓汗渍、衣颈摩擦后皮肤变成片状粗糙肥厚，曾涂多种药膏、贴膏均不见效。且逐渐扩张发展；近年来双肘伸侧、腘窝、腰下、尾骶等处都均有粗糙肥厚之皮损，剧痒阵发性发生，尤以夜间为甚，影响睡眠，并常伴心烦易怒，饮食尚可，大便偏干，小便略黄。屡经治疗迄今未控制，遂来本院门诊就医。

检查：颈项两侧，左侧3cm×4cm，右侧4.5cm×5cm皮损，粗厚部分呈苔藓样变，边界清楚，色褐红色，双肘伸侧、腘窝及尾骶部也有类似皮损，表面有少许薄层鳞，四周可见散在抓痕、血痂。舌红，苔薄黄，脉弦近数。

中医诊断：牛皮癣（血热生风型）。

西医诊断：神经性皮炎。

中医辨证：血热生风，日久化燥，肤失濡养所致。

治则：凉血清热，祛风止痒。

方以：自拟方凉血祛风止痒汤加减。

处方：羌活6g　柴胡5g　当归5g　生地18g
赤芍15g　白芍15g　丹皮9g　丹参12g
茯苓15g　苦参12g　蛇床子12g　地肤子15g（布包）
蒺藜12g　乌梢蛇6g　蝉蜕6g　合欢皮15g
夜交藤18g　酒大黄6g

7剂，清水煎服，每日1剂，每剂分2次，早晚饭后半小时至1小时送服1次。

外用冰黄肤乐软膏与加味疯油膏交叉早晚各外涂1次。同时要消除患者对疾病的顾虑，避免搔抓和热水烫洗，避免饮酒，喝浓茶及忌食辛辣之物。

患者服敷药7剂后，瘙痒明显减轻，皮肤开始变滋润，柔软，大便已通，余无大变。效不更方，宜守前法化裁追之。

照前方去酒大黄加山楂12g，继服28剂，服法同上，外用药照旧。

三诊：2012年6月19日。

上方续服18剂，外用药交叉外涂28天后，皮损褐红色已退，下半身瘙痒已解，帼窝尾骶部皮损基本消失，项后颈部双肘伸侧皮疹亦见明显好转。皮疹变薄，痒已不甚，心烦时仍见，夜寐饮食二便自调，舌淡红，苔薄，脉弦。仍守前法化裁追之。

照上方去苦参、山楂，加夏枯草15g、何首乌15g，续服28剂，服法同上，外用药照旧。

2012年7月20日，来院检查周身皮损全部消退，瘙痒消失，一切恢复正常而告愈。

［按语］ 本案例血热化燥，肤失濡养所致。故方中当归养血活血；生地、白芍、赤芍、丹参凉血和血，活血软坚，通络化瘀；茯苓健脾安神；苦参清热燥湿止痒；蛇床子、地肤子清热利湿止痒；蒺藜疏肝祛风止痒；在鳞屑性和瘙痒性皮肤病中，经常应用。加羌活能引药入足太阳膀胱经，使药力直达病所，具有祛风止痒作用；夜交藤、合欢皮宁心安神熄风；合欢皮又能以皮达皮引药表达之功；柴胡疏肝解郁；乌梢蛇味甘寒无毒，乃搜剔之品，功擅祛风通络止痛，内走脏腑，外彻皮肤能收一切皮肤风邪。皮肤粗糙顽厚，必借乌梢蛇之类搜剔窜透，方能使浊开凝开，经通络畅，邪去正复；加蝉蜕祛风止痒，更功其力；酒大黄攻下通便，有釜底抽薪之妙。其诊治过程，理法方药环环相扣，药专力伟配伍合理，因而事半功倍迅速取效。

案例2 徐某祯，男，38岁。

初诊：2013年8月7日。

主诉：周身皮肤泛发性肥厚、粗糙、苔藓化、瘙痒2年多。

现病史：2年前患者因婚姻失败，离婚后一段时间情绪烦恼，以酒解愁，常醉后反胃呕吐，呕吐之物浸渍于颈项、胸臂等处，始见颈项皮肤出现淡红色扁平丘疹，阵发性瘙痒，时轻时重，搔抓有抓痕及血痂。1个多月后，逐渐融合成席纹状斑片，边界清楚，斑片上有少量薄屑随气候变化、衣领摩擦或情绪波动，瘙痒则剧，尤以夜间为甚，影响睡眠，当地医院诊为“神经性皮炎”。给予药物治疗，皮损可暂时消退，瘙痒缓解，但时轻时重，反复发作，从未控制。常伴见口苦咽干，喜喝冷饮，心烦易怒，手心热，夜寐欠宁，饮食不香，大便干，小便赤。两天前被其父亲从家乡接到我市，今天前来本院门诊医治。

检查：耳后、面颊皮肤散在大小不一黯褪色、苔藓化斑片，部分有抓痕、血痂，颈项肘外侧帼窝、胸背、骶尾泛发大片皮肤浸润粗厚，部分呈苔藓样变，上有少量细薄碎屑，触之较硬结实，抓之薄屑可起，但不易脱落，亦可见到抓痕血痂，皮损呈圆形或多角形，有的融合成片，有的趋向融合，呈皮色或淡褐色，舌淡红，苔薄黄，脉细滑。

中医诊断：牛皮癣（风湿蕴肤型）。

西医诊断：泛发性神经性皮炎。

中医辨证：肝气郁结，脾受湿阻，复感风邪蕴肤所致。

治则：清热祛湿，搜风止痒。

方以：自拟方清热祛湿搜风汤加减。

处方：金银花 15g　连翘 12g　生地 15g　赤芍 15g
丹皮 12g　黄柏 15g　黄连 6g　黄芩 15g
升麻 3g　蝉蜕 6g　乌梢蛇 6g　羌活 6g
苦参 12g　白鲜皮 12g　蒺藜 12g　地肤子 15g（布包）
土茯苓 15g　酒大黄 6g

14 剂，清水煎服，每天 1 剂，每剂分 2 次，早晚饭后半小时至 1 小时各送服 1 次。

外用加减疯油膏外涂患处，每日 2 次，早晚各 1 次。晚上外搽油膏前，可先用养血祛湿止痒洗剂（方组当归 30g，白鲜皮 30g，紫草 20g，地肤子 30g，薄荷 6g，熟地 30g，百部 30g，冰片 6g（后入），甘草 9g。具有活血润肤，杀虫止痒之功用），水煎后温洗患处，每日 1 次，每次 15 分钟为宜。临睡前洗之，然后外涂油膏较为理想。每剂洗剂可洗 2 天。另外在治疗的同时，不可忽视调节情绪。

二诊：2013 年 8 月 21 日。

患者服上方 14 剂并配合外洗，外涂外用药后，皮肤瘙痒减轻，抓痕量少，皮损浸润趋薄或倾向大部软化，未见新皮疹，情绪尚可，夜能入眠，二便自如，舌脉同上。前方有效，效不更方，照上方去酒大黄，加当归 6g，继服 14 剂，服法同上，外用药照旧。

三诊：2013 年 9 月 4 日。

经前后调治 28 天后，皮损已消，皮肤已不作痒，心静神安，情绪稳定，舌淡红苔薄脉缓滑。嘱停上方，改服中成药，茵胆平肝胶囊及疏风解毒胶囊，每天2次，每次各服2粒。外改用西药药膏喜疗妥软膏外搽，每日临睡前外擦患处1次。续调半个月后致使瘀散皮润，热消湿去，风清痒止，一切恢复正常而告愈。

[按语] 本案例系肝气郁结，脾受湿困，不能运化水湿，水湿停留于肌肤，又外感风邪湿热之毒所致。故方中黄柏、黄芩、黄连“三黄”组合并用，清热燥湿，泻火解毒作用显著；银花、连翘，辛散透邪，清热解毒而不伤阴；生地、赤芍、丹皮滋阴养血，清热凉血，散瘀化斑；加羌活引药入足太阳膀胱经，使药力直达病所，具有祛风止痒作用；升麻清热解毒，升举阳气；蝉蜕入肺、肝经，功能疏风散热，与升麻配伍，既增强清热解毒，疏风散结之力，又有升举清阳之效；苦参、白鲜皮、蒺藜、地肤子能收能泻，清热祛风燥湿，能加强消疹止痒之功，是鳞屑性和瘙痒性皮肤病常选用之清热祛风胜湿止痒药物；土茯苓清热解毒，除湿通络；乌梢蛇味甘寒、无毒，乃搜剔之品，功擅祛风通络止痛攻毒，内走脏腑，外彻皮肤，能收一切皮肤风邪。皮肤粗糙顽厚，必借乌梢蛇之类虫药搜剔窜透，方能使浊开凝开，经通络畅，复加蝉蜕更助其力；酒大黄苦寒攻下通便，具有活血通瘀，解毒泄热之效，此处用之，亦有釜底抽薪之意。诸药配合，功专力猛，故药后风湿蕴毒消除，瘙痒消失，皮损全部消退，一切恢复正常。

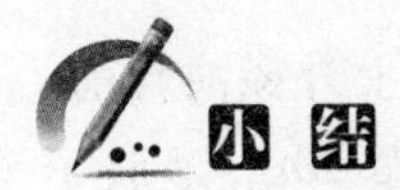

小结

中医对神经性皮炎在诊治上应掌握如下4个要点：

1. 辨证要素

由于现代社会人们的生活节律加快，工作和生活压力增加，牛皮癣已经成为常见病和多发病。关于其病机的认识，一般来讲，外与风湿郁阻肌肤有关，内与肝气亢旺有关，久病则血虚风燥肌肤失养。在中医治疗上，既要针对风湿郁阻肌肤的外因，也要针对肝气亢旺的内因，久病更要考虑血虚风燥的病机转换，孰轻孰重，把握分寸。辨证施治断不可将3种证候完全分离，要考虑其内在的联系和刻下的表现。

2. 重视止痒

由于本病表现突出一个痒字，止痒治疗尤为关键。在止痒的对策和方法上，依据中医的“无风不作痒”观点，虽风、湿、热、毒、虫、虚、瘀均可致痒，但风为贼首，擒贼擒首，治风止痒尤为关键。虽辨证有不同，但荆芥、防风、苦参、白鲜皮、地肤子等祛风胜湿之品不论何证型，结合配伍均可使用。在外治方子中，祛风胜湿更是必选之品，如苍术、苍耳子、白鲜皮、地肤子、蛇床子、艾叶等或用于外洗或入膏散。

3. 活血通络

对病久入络，肌肤肥厚，如牛项之皮，治疗中必用活血化瘀，通经活络之品，体现"治风先治血，血行风自灭"的古训。事实上，本期患者风湿久郁，非重用活血化瘀、通经活络之品不可，如全蝎、蜈蚣、水蛭、土鳖虫、威灵仙等这些药的使用，不但起到止痒之效，而且可以改善组织营养，减轻皮肤肥厚。

4. 疏肝理气

肝气亢旺在本病的发病中起到至关重要的作用。没有患者的焦虑、紧张、情志异常，纵有外在风湿之邪，也不能发为牛皮癣，即所谓外因要靠内因而起作用。在肝气亢旺证的治疗中，丹栀逍遥散是常用的方剂，疏肝健脾，木土共调。笔者在临床中，初因用丹栀逍遥散方义之外，更注意对心的调理，因为情志致病，心肝同患、心肝火旺也是临床最常见的证型，故临床上患者除烦躁易怒外，必有心绪不佳、失眠多梦等症状，因而在遣方用药中必配伍百合、黄连、合欢皮、酸枣仁、珍珠母等调心安神之品。

十九、多形红斑

多形红斑中医称"猫眼疮""雁疮""寒疮"，是一种由多种原因引起的急性炎症性皮肤病。其特点是发病急骤，皮损为红斑、丘疹、水疱、紫癜、风团等多样性损害和具有彩虹样特征红斑，且常伴有黏膜损害。好发于脸面，亦常对称性发生于手足背及关节附近，重则可波及金身。每于初春秋末季节发作或复发，少见于严寒隆冬，常以青年女性多见。猫眼疮是因其疮形如猫之眼，光彩内烁而得其名。本病多因风寒侵袭，脾经湿热，血热内蕴，药毒内攻所引起。外感风寒、脾经湿热是本病的诱发因素，气血凝泣、湿热阻络为本病病机特点。

案例 许某英，女，26岁。

初诊：2014年10月30日。

主诉：上下肢发疹瘙痒，一到天冷时必发，反复已达3年。

现病史：患者近3年来秋末初冬季天冷时，开始于两手足背、膝部、手掌及其侧缘出现红斑瘙痒，时起水疱，少数烂结痂，颜色暗红，皮肤发凉，遇冷加重，并伴腕、膝、踝关节疼痛，下肢沉重感，当春暖时可自愈，曾按冻疮治疗无效。比较怕冷，喜热，口淡不渴，便溏，尿清。

检查：两手足背、膝部、手掌及其侧缘皮肤可见散在黄豆至蚕豆大小，水肿性红斑呈圆形，周边微隆起，呈环形，相互融合，斑多呈暗红色，少数中心部重叠水疱如彩虹样或结烂痂，舌质淡，苔薄白，脉细弦。

中医诊断：猫眼疮（寒凝血瘀型）。

西医诊断：多形红斑。

中医辨证：风寒外束，气血瘀滞所致。

治则：益气活血，温阳通络。

方以自拟方：桂灵活络汤加减。

处方：桂枝12g　羌活6g　防风9g　威灵仙9g
赤芍12g　当归9g　红花6g　黄芪15g
白术12g　茯苓15g　薏米仁30g　陈皮6g
秦艽9g　丹参12g　鸡血藤15g　夜交藤18g
木瓜12g　大枣3枚

7剂，清水煎服，每日1剂，每剂分2次，早晚饭后半小时至1小时各送服1次。

外用可涂擦驱风活络酊，每曰2次，早晚各1次，也可把每剂药渣加生姜10g，第3次水煎后温洗患处，以每晚临睡前浸洗为宜。若局部有溃破者可用大成散膏外敷，每曰换药2次，早晚各1次，另在治疗期间应注意保暖防寒。

二诊：2004年11月6日。

患者经过服、擦、洗三结合内外并治7天后，红斑转淡，瘙痒减轻，未起新疹，原水疱消失，手足稍转温暖，关节酸痛亦见缓解，下肢沉重感也有改善好转，饮食二便自调。再宗原意，效不更方，治宜守前法追之。

照前方去木瓜，加川牛膝9g，续服7剂。服法同上，外用仍旧。

三诊：2004年11月13日。

患者经上方共服14剂，并外涂擦，浸洗后，红斑全部消退，瘙痒消失，一切恢复正常而告愈。

2006年11月追踪来诊，诉2005年秋末初冬季天冷时又发作1次，按上方服7剂后即见消退。2006年秋末初冬季天冷之前自行服用上方后，未发生红斑，关节也无明显疼痛。

［按语］本案例系气虚导致皮肤腠理不固，营卫不调，复感风寒，阻于肌肤，寒凝血瘀所致。故方中以桂枝、羌活、防风温经通阳、发表散寒，可解除肌表风寒之邪；芍药敛阴和营，且可监制桂枝、羌活之温热；威灵仙祛风利湿，软坚散结，通络止痛；当归、赤芍、红花、大枣养血和血，活血通络；黄芪以补气益卫固表，防风遍行全身，为风药中之润剂与上药合用，其功益彰；白术健脾胃，温肌肉配合茯苓、薏米仁健脾除湿之功更强，如此外有所卫，内有所据，风邪欲袭而不能复入矣；秦艽、丹参、鸡血藤活血通络，除湿止痛；陈皮理气和中；夜交藤宁心安神，除湿止痛通络；木瓜引药归经，具有舒筋活络，和胃化湿。诸药相伍，共奏温经散寒、活血通络、健脾除湿、调和营卫的功效，使营卫气血运行通畅则病邪自除。

另外，据现代药理研究，认为黄芪、白术、桂枝可增加机体的免疫功能，提高机体对疾病的防御能力。薏米仁有抗过敏、止痒，减退皮肤渗液的功能，故服药二周而愈。

小结

多形性红斑在诊治过程，要掌握如下三个方面，才能获得好效果。

1. 辨明证型

猫眼疮的发生与寒、湿、热密切相关，根据证型不同，治疗方法各异。寒冷季节发病，畏寒肢冷，皮损紫黯，发于暴露部位者为风寒阻络证；好发于夏季，皮损水肿，或见水疱，口腔糜烂，关节疼痛者为湿热蕴结证；皮损泛为鲜红，多为水疱或大疱，口腔、外阴部位糜烂，高热者为火毒炽盛证，此证多为重症。

2. 随症加减

湿热重加蒲公英、连翘、黄柏、薏苡仁；畏寒肢冷明显加制附子、干姜、肉桂，斑色紫暗加川芎、桃仁、红花；面颈部加川芎；上肢明显加桑枝、片姜黄；下肢多发加独活、牛膝；四肢泛发加桑枝；纳呆加砂仁、鸡内金；失眠加远志、生龙骨、生牡蛎；瘙痒加蝉蜕、地肤子、白鲜皮；水肿或水疱明显者加车前子、泽泻；高热加羚羊角粉（代）；大便秘结加生大黄。

3. 中西医联合治疗重症型

对于火毒炽盛证患者在选用中药汤剂清热解毒，凉血利湿基础上应配合应用糖皮质激素，如地塞米松10mg口服，1天1次；泼尼松10mg口服，每天3次。同时注意补液，维持电解质平衡，加强营养支持。密切关注患者生命体征并行严格隔离消毒措施，干燥暴露，每日更换消毒床单，并注意眼、鼻、口、肛门及外生殖器黏膜损害的护理及治疗。

二十、紫癜风

紫癜风因皮肤出现丘疹扁平，色紫红而得名，是一种较常见的原因不明的皮肤及黏膜慢性或亚急性炎症性皮肤病。以多角形紫红色扁平丘疹，表面有蜡样光泽上覆少许鳞屑，有的可伴有口腔黏膜损害，表现为乳白色斑点，斑细小孤立或排列成环状、线状及不规则的网状，且有剧烈瘙痒为主要特点。多发生于四肢伸侧，黏膜常受累，慢性病程。发于口腔黏膜者称之“口蕈”。本病相当于西医的扁平苔藓。

本病由于湿热内蕴，外受风邪，风湿热搏结，阻于肌肤所致。若风湿热久羁，郁而不畅，阻于经脉，以致气血瘀滞，则皮损紫红色丘疹经久不退；或日久耗伤阴血，血虚则生风生燥，肌肤失养，故瘙痒剧烈；或肝肾阴虚，虚火上炎，口腔、唇、齿龈等部位失于润养，则出现白色皮疹。

案例 史某某，女，18岁。

初诊：2007年5月14日。

主诉：四肢屈伸侧起疹并伴见舌面起乳白色斑点已半年。

现病史：半年前无明显诱因四肢伸侧出现散在如黄豆大小紫斑点，略高出皮肤，且有发展趋势，有的已融合成片或偏向融合成片，以下肢为多，同时亦见舌面起乳白色斑点，进食时感不适，有痛感，曾到某医院做病理检查诊为“扁平苔藓”，先后服用氨苯砜、泼尼松、氯苯那敏、硫唑嘌呤等治疗无好转。近一个多月来，皮疹日渐增多，蔓延至胸腹，个别原先皮损处还出现血疱及水疱，因痒搔之抓痕遍布。口唇、颊、舌多处红肿糜烂或痒或痛，烧灼不适，吞咽时加重，伴全身乏力，口苦咽干，腰酸膝软，夜寐欠宁，饮食不香，大便偏干，小便赤黄。经病友介绍到本院专家门诊就诊。

检查：四肢屈侧处见黄豆大小圆形丘疹，有的已融合成片或偏向融合成片，略高出皮肤，边界清楚，丘疹中央凹陷状似脐窝，表面呈蜡样光泽，上有细碎鳞屑密集分布成条带状，皮沟加深，个别处还见到少量血疱及水疱，抓痕累累，以双下肢为多，胸腹部亦见单个同样皮疹，口唇舌面双颊黏膜等处亦见乳白色条索状斑块，有轻度表浅糜烂面和少量大疱，舌质暗红，苔薄黄微腻，脉弦。

中医诊断：紫癜风。

西医诊断：扁平苔藓。

中医辨证：风湿热蕴阻，虚实夹杂所致。

治则：清利湿热，滋阴降火。

方以：自拟方清热燥湿滋阴汤加减。

处方：旱莲草15g　女贞子15g　石斛15g　玄参18g
生地18g　水牛角30g　土茯苓18g　金银花18g
丹皮12g　青黛9g　丹参12g　赤芍18g
薏米30g　夏枯草18g　蒺藜12g　乌梢蛇6g
蝉蜕6g　酒大黄6g

14剂，清水煎服，每天1剂，每剂分2次，早晚饭后半小时至1小时各送服1次。

外用：皮损泛发色红者，可用复方黄芩液外涂，皮损局限肥厚色暗红者，用加味疯油膏或冰黄肤乐软膏外涂患者，口腔黏膜有损害者以康复新液漱口后，用赛霉安散或冰黛三黄散外撒患处。

二诊：2007年5月28日。

患者内服与外用药14天后，舌面红肿糜烂渐消退，疼痛减轻，血疱及水疱消退结痂，但患处仍见散在的紫红皮损，瘙痒仍明显，虑其湿热之毒衰其大半，郁热未尽，风邪仍羁绊肌肤，故治疗处方却变为以搜风清热止痒为主，投七虫三黄汤加减治之。

处方：乌梢蛇6g　全蝎5g　蜈蚣3g　僵蚕5g
地龙5g　穿山甲2g　金银花15g　黄连5g
北沙参12g　生地15g　赤芍15g　丹皮12g
蝉蜕5g　薏米30g　丹参12g　旱莲草15g
女贞子15g

14剂，水煎服，服法同上，外用药照旧。

三诊：2007年6月11日。

经服上方14剂，并外用药处理后，丘疹全消，皮肤光滑，已无烧灼不适感，遗留黑褐色色素沉着无痒痛，舌淡苔薄白，脉细弱。自觉腹胀纳差，服中药后胃脘不适，此时有针对性的治以益气固表、活血补血、健脾除湿善其后。方用二至三仁健脾汤。

处方：女贞子15g　旱莲草15g　冬瓜仁15g　杏仁9g
薏米仁30g　防风9g　黄芪15g　白术9g
枳壳6g　厚朴9g　陈皮6g　扁豆30g

14剂，水煎服，服法同上。

外用仅以喜疗妥软膏外擦色素沉着处，每晚临睡擦1次。

2007年6月25日，患者来电话自诉服最后14剂药后，腹胀纳呆、神疲倦乏等症已除，一切恢复正常。遗留色素沉着用喜疗妥软膏继续在每晚临睡前外擦一次后，在半个月前已消退。

[**按语**]本案例系风湿热蕴阻，虚实交杂所引起。上焦头面口腔表现症候系阴液大伤，肾水不济，心火独亢引发紫癜风，乃肝肾阴虚、虚火上炎所致。而四肢屈侧诱发之紫癜风亦是阴血不足、脾失健运、蕴湿不化，复感风热毒邪客于肌肤腠理，凝滞血分所致，日久肝肾受损、阴虚内热、虚火上炎而使口腔黏膜糜烂、溃疡、大疱。综观诸症，辨证为风湿热蕴阻、虚实夹杂所致。故首投清热利湿、滋阴降火之药品，方中石斛、沙参、玄参、生地滋阴以凉血；生地又可滋阴润燥；女贞子、旱莲草为二至，补益肾阴，肾阴乃人身阴液之根本；水牛角、生地、土茯苓、银花、丹皮、青黛清热凉血、解毒泻火、活血化瘀；丹参、赤芍、薏米仁、夏枯草活血软坚，化瘀散结；蒺藜疏肝祛风止痒；乌梢蛇祛风攻毒通络；蝉蜕入肺肝两经，功能疏风散热止痒，与乌梢蛇二药配伍，既增强清热解毒、疏风散热，又有升举清阳之效；酒大黄苦寒攻下通便，有釜底抽薪之意，诸药合用，使热毒之邪得解，阴血之热得清，风燥能除，肌肤得润。但周身和口唇仍见散在的紫红皮损，瘙痒明显。虑其湿除而郁热未尽，风邪仍羁绊肌肤，故二诊处方变为以搜风清热止痒为主，方用七虫三黄汤加减追服，方中以全蝎、蜈蚣、乌梢蛇、僵蚕、地龙、穿山甲搜剔宣通脏腑，贯彻经络，通达关窍，起到熄风解毒、通络散结、杀虫止痒之功效。使用虫类药，可加快本病痊愈的进程，是专理皮肉之症的良药，又是营养佳品，配合其他清热解毒、凉血养阴、祛风除湿之药，就能起药到病除之目的。最后以益气固表、活血补血、滋补肝肾及健脾除湿之药玉屏风散、二至汤、党参白术散加减以善其效。综观整个治疗过程，由于临阵章法不乱，用药丝丝入扣，善于随病证而变药方，正所谓“病万变，药亦万变”。本病的治疗患者能积极配合医师，同时也注意劳逸结合，保持情绪稳定，精神愉快，也是很重要的。

中医对紫癜风临证诊治过程中，应紧扣以下三个方面：

1. 分期论治

急性期皮损突然发生，全身泛发剧烈瘙痒的丘疹，或有点滴状、环状丘疹，注重清热解毒、祛风除湿，选用药物如金银花、生地黄、牡丹皮、紫草、车前草、虎杖、土茯苓、白茅根等；慢性期皮损可融合成棕红色或紫色较厚的圆形或带状斑块，表面粗糙，清解余毒时注意顾护阴液，选用药物如麦冬、玄参、金银花、牡丹皮、忍冬藤、苦参、全蝎。

2. 皮损辨证

皮损色红属血热风盛，宜清热解毒、祛风止痒，选用荆芥、防风、白鲜皮、地肤子、苦参、柴胡、黄芩、薄荷、蝉蜕等。色紫暗属气滞血瘀，宜益气活血，选用丹参、当归、黄芪、鸡血藤、白芍、香附、郁金等；发于口腔黏膜者，属阴虚内热、虚火上炎，宜滋补肝肾，可选用南沙参、北沙参、生地黄、石斛、天冬、麦冬、山慈菇、野菊花等；发于皮肤者属于风湿凝滞经络，气滞血瘀，久郁化热，发遍全身，宜祛风湿、通经络，选用乌梢蛇、全蝎、蝉蜕、川芎、防风、白芷、羌活、土鳖虫、桃仁、红花等；发于阴部下肢者属于肝肾不足，湿热下注，宜清热祛湿、滋阴补肾，选用车前子、泽兰、泽泻、虎杖、茵陈蒿、川牛膝、熟地黄、牡丹皮、山茱萸、枸杞子、石斛等。

3. 微观辨证

紫癜风在组织病理上有特征性损害，颗粒层增厚，基底细胞液化变性，真皮浅层淋巴细胞带状浸润是基本病理变化。从微观辨证的角度，基底层细胞具有生发功能，其液化变性被认为是肝肾不足所致。故在中医辨证的基础上加入滋补肝肾的药物对本病有良好的治疗效果。一般认为滋补肝肾药物具有很好的免疫调节作用，对应本病治疗恰到好处。常用的药物如六味地黄丸等。

二十一、白癜风

白癜风亦名曰“白驳风”，是一种后天性局限性或泛发性的皮肤黏膜色素脱失症。影响美容，易诊而难治的常见多发、皮肤病。是由于皮肤黑素细胞减少或缺失而引起。人群中至少有1% ~2%的人患白癜风。本病常始于夏季，可发生于任何年龄，但多发于青年。可单发或泛发，全对称或不对称发病，形态各异，大小不等，数目不定为其特征。病程缓慢，不易治愈。

本病多因七情内伤，肝气郁结，气机不畅，复感风邪，搏于肌肤，令气血不和、瘀血阻络、血不滋养肌肤而发病。七情内伤、风邪外袭是本病的诱发因素，肝肾不足、脉络阻滞为本病病机特点。

案例 冯某云，女，28岁。

初诊：2002年6月5日。

主诉：右额右颈及背腋部起白斑3年。

现病史：患者在3年前于男朋友争吵分手后，一段时间出现心情不畅，心烦性急，夜寐欠宁，饮食略减，二便尚可等症状，继之洗澡受风后，右额、颧部、右颈及背腋等处起白斑如钱币大小，部分有微痒感。曾在某医院诊断为白癜风，服中药汤剂及外涂擦白灵酊后，症状时轻时重，但未控制住。近半年多来，白斑扩大，头晕心烦、夜寐欠宁、梦多、纳呆等症有所加强，二便尚可，腰酸，并伴月经不调。经白癜风病治愈患者推荐后，遂来院门诊诊治。

检查：右额颧部，颈部及背腋等处皮肤可见散在8片状大小不等，形状不规则的色素脱失斑，中心有绿豆大小的色素岛，边界清楚，周围有色素沉着晕，头、颈、背、腋部其他皮肤正常，舌质暗红，苔薄白，脉弦滑。

中医诊断：白驳风。

西医诊断：白癜风。

中医辨证：肝气郁结，外感风邪，搏于肌肤，气血失和所致。

治则：活血祛风，疏肝解郁，补肾养血。

方以：自拟方消白特灵汤加减。

处方：川芎6g　当归6g　生地15g　赤芍15g
何首乌15g　丹参12g　桃仁9g　沙苑子15g
白芷6g　防风9g　乌梢蛇6g　柴胡6g
郁金12g　旱莲草18g　女贞子18g

30剂，清水煎服，每日1剂，每剂分2次，早晚饭后半小时至1小时各送服1次。

外用复方补骨脂酊（方组成补骨脂60g，肉桂15g，菟丝子30g，白芷30g，具有祛风利湿、补血温阳、活血消斑的作用）。制法：用50度以上二锅头白酒500ml或50℃以上高梁酒500ml均可。将上四味药先研成粗粉状后倒入白酒中密封浸泡7天后，浸泡后酒液变棕黑色，去药渣，过滤液即成复方补骨脂酊。装入暗色密封的瓶子里。每次先倒出10至20ml药液，装在小瓶里使用。使用3~5天后，就得把没有用完的药液倒掉，再装上放在密封口大瓶里的药液出来，装在小瓶里续用。每次取药液外搽皮损处，搽后照射日光5~10分钟，效果更佳。每日2次，用药每2周观察（测量）1次皮损大小范围。

二诊：2002年7月5日。

经过一个月治疗和外涂复方补骨脂酊剂后，白斑明显减退，中央色素岛扩大，自觉头晕眼朦，心烦、心悸、夜寐欠宁、梦多纳呆、腰酸等症轻减，精神较振，效不更方，守方续服。

照上方续服30剂，服法同上，外用药不变。

三诊：2002年8月5日。

前后共服上方60剂及外搽复方补骨脂酊剂60天后，精神大有好转，其他伴见症状已无不适感，白斑70%基本消退，治宜守前法稍作变更。

照前方去柴胡、郁金，加黄芪18g、五加皮12g，再服30剂，服法同上，外用药照旧以巩固疗效。

2002年11月10日门诊随访，3个月来病无复发，身体恢复健康。

［按语］本案例系七情内伤，耗伤阴血，复感风邪，致气血凝滞，毛窍闭塞，瘀阻经络，搏于肌肤，气血失和所致。故方中川芎、当归、生地黄、赤芍、何首乌、丹参、桃仁能养血而行血中之气，具行气活血化瘀之效；沙苑子、白芷、防风三药具祛血中之风之效，使阻滞之经脉畅通，且沙苑子亦能补肝肾；乌梢蛇祛风通络，以协助他药活血化瘀，通经活络；柴胡、郁金疏肝解郁；补骨脂补肾消白增色；旱莲草、女贞子补阴液，益肝肾，与何首乌相配亦能生精补血，养阴血而不滋腻；黄芪补气固表，与当归为伍能益气生血，五加皮祛风，且以皮走皮，有引诸药至皮肤之妙。方证合拍，故治疗3个月治愈。

小结

中医对白癜风的诊治，应掌握如下四个要点：

1. 辨病位

白驳风的病机特点是肝肾亏虚，气滞血瘀，气血不能濡养肌肤，病位在肝、脾、肾。病程短，发病和精神情绪有关或情绪容易波动，时有瘙痒者为肝郁气滞证；病程长，白斑色白如瓷，泛发全身或发于肝肾经络循行部位者为肝肾不足证；病程长，白斑少而局限，舌暗有瘀斑者为气血瘀滞证。

2. 抓主症

在辨证过程中要抓住"气滞"和"风邪"这两个主症，在用药上以柴胡、枳壳、白芍疏肝柔肝，理气解郁；以白术、茯苓健脾益气；合用白附子、防风扶正祛邪；加用当归、香附、郁金、川芎、丹参、红花、益母草等活血散瘀。

3. 调和气血

乃本病的治疗大法，常用的法则有：滋补肝肾，活血化瘀；疏肝理脾，活血祛风；益气活血，调和腠理；补益肺肾等。调和气血常用的药物有：当归、川芎、香附、丹参、郁金、红花、黄芪等；滋补肝肾选何首乌、枸杞子、菟丝子、牛膝、生地黄、补骨脂等；疏肝理气选柴胡、枳实、白蒺藜、桔梗等；祛风药选秦艽、独活、紫背浮萍、苍耳子、白芷、防风等。本病的外用药以调和气血、滋血散瘀、祛风消白为原则。

4. 分期论治

在进行期，治疗以祛风除湿、活血解毒为法，方用组成：生地黄、川芎、桃仁、黄芪、地榆、荆芥、防风、白鲜皮、地肤子、乌梢蛇、全蝎、生甘草等。缓解期，治疗以补益肝肾、活血通络为原则，方用组成：生地黄、熟地黄、当归、赤芍、白芍、山茱萸、仙茅、枸杞子、淫羊藿、川芎、桂枝、白蒺藜、白鲜皮、防风、炙地龙、桃仁、生甘草等。皮损发于头面者，可加当归、赤芍、阿胶、女贞子、墨旱莲；男子遗精者，可加生龙牡、五味子；跌扑损伤后而发者，可加乳香、没药、当归；局部有刺痛者，可加山甲片、姜黄；病久者，可加苏木、全蝎。

二十二、痤疮

痤疮中医称粉刺、面疱或酒刺，是一种多因素综合作用所致的毛囊、皮脂腺的慢性炎症性皮肤病，病程慢，易反复。好发于青春发育期的男女，常发于脸部、前胸、背部等部位。其临床特点初起为针头或米粒大小的皮疹，位于毛囊口，有的呈黑头丘疹。若继续发展可产生脓疱、结疖、瘀肿甚至瘢痕。因其面生丘疹如刺，可挤出白色碎米样粉汁，故称粉刺。

本病多因肾阴不足、相火过旺，加之饮食不节，过食肥甘厚味和冲任不调，肺胃火热上蒸头面，血热郁滞而成。素体血热偏盛是发病的根本，饮食不节，外邪侵袭是致病的条件，血郁痰结致使病情复杂而加重。

案例 史某发，男，21岁。

初诊：2006年6月3日。

主诉：颜面颊部发现多个囊肿已3年多。

现病史：患者于3年前颜面部发现皮疹挤之有白色粉状物或淡黄色豆腐渣样物质，或伴豆粒样疙瘩，个别始发时，有痛或痒或痛痒相兼，且皮肤油脂分泌多。继而出现脓疱，囊肿逐渐增加到颊部，部分形成瘢痕。皮疹此起彼伏，迁延不已。每当劳累，睡眠不足或进食油腻、辛辣、鱼虾之品则加重。伴口干，夜寐欠宁，饮食一般，大便干，小便色黄。

检查：颜面颊部可见米粒大密集黯红色丘疹和片状结痂及多个黄豆大囊肿呈萎缩性瘢痕，两面颊和下颌角亦见肥大性瘢痕疙瘩。皮损见面部皮脂溢出明显。舌质红，苔薄黄微腻，脉弦。

中医诊断：粉刺。

西医诊断：痤疮。

中医辨证：肺胃湿热夹血瘀入于营分，凝滞肌肤所致。

治则：清热利湿，宣肺化痰，祛瘀散结。

方以：自拟方清湿消痤汤加减。

处方：桑白皮18g　生枇杷叶15g　黄芩12g　连翘12g
栀子12g　赤芍15g　丹皮12g　三棱9g
莪术9g　丹参12g　白花蛇舌草18g　山楂24g
夏枯草12g　苦参12g　苍术12g　酒大黄6g
穿山甲3g　皂角刺9g

14剂，清水煎服，每日1剂，每剂分2次，早晚饭后半小时至1小时各送服1次。

外用：5%硫黄软膏（具有解毒祛湿止痒作用），每日外涂2次，早晚各一次。瘢痕痤疮处以百草膏（具有消炎消肿，软坚化结，解毒和营的作用）外敷患处，每晚临睡前外敷一次，第二天起床后取掉。并嘱患者注意睡眠，禁食辛辣，油腻、烟、酒、保持大便通畅。

二诊：2006年6月17日。

患者用药14剂后皮疹明显减少，囊肿结节趋平，未见新皮疹出现，大便通畅。效不更方，治宜守前法化裁追之。

照前方去酒大黄，穿山甲更改为1.5g，皂角刺减少至5g，加甘草3g，续服14剂，服法同上，外用药照旧。

三诊：2006年7月1日。

患者前后共服28剂汤剂和外搽硫黄膏及百草膏后，丘疹基本消退，囊肿大部分缩小或隐退，瘢痕疙瘩周围之红晕消退，油性分泌物已控制。于前方去穿山甲、皂角刺、苦参、苍术，加陈皮5g，生薏米30g，云苓15g，法半夏6g，再服14剂，以巩固疗效。外用可停用。

2006年7月15日，患者来院检查，皮损均已消除，皮肤光滑有泽，油腻消失。半年后随访未见复发。

[按语] 本病案系肺胃湿热熏蒸，上注颜面，并夹血瘀痰聚，凝滞肌肤所致。故方中以桑白皮、生枇杷叶、黄芩、连翘、栀子清泄肺胃郁热，并起清热解毒散结、消肿引火下行的作用；赤芍、丹皮、三棱、莪术活血化瘀，软坚散结；加穿山甲、皂角刺走窜血脉经络之间，溃坚散结；白花蛇舌草清火除热，且能抑制皮脂分泌增加，防止皮肤油脂堆积，是治疗本病的关键药物；用山楂以消内结，一则治肺，一则治脾，肺主皮毛，脾主四肢，故此药仍属关键性药物。在本病初发时，若仅有丘疹、粉刺之表现，伴有大便干欠畅者，应以攻下通便为主，可用酒大黄、栀子、白花蛇舌草为主药，再根据症状灵活化裁使用夏枯草平肝软坚散结，苦参、苍术燥湿去浊；若用药大便通畅后可去酒大黄，加甘草调和诸药，并能清热解毒。治疗后期可去掉攻窜苦寒之穿山甲、皂角刺、苦参、苍术，加薏米、法半夏、茯苓、陈皮来健脾化痰，去湿理气之品来调理肺脾之功能，合用共奏清热利湿、宣肺化痰、祛瘀散结之功效。外用5%硫黄软膏有解毒杀虫、祛湿止痒的作用，硫黄具有杀菌和溶解角质作用。瘢痕疙瘩选用家传百草膏，有消炎消肿、软坚化结、解毒和营的作用。配合内服药治疗，有利于局部杀菌消炎和消除痤疮结节疙瘩。总之对痤疮治疗适当配以局部外治法，往往能起到缩短病程，加速皮损愈合。

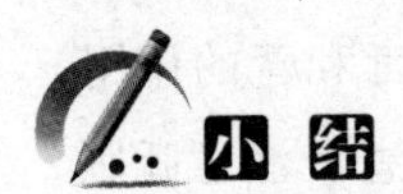

小结

中医对痤疮的诊治过程中，应掌握如下四个要点：

1. 病机多为湿热、毒蕴结

青春期粉刺大多数证候病机为湿、热、毒蕴结。“湿”“热”为发病的始动因素，湿热入营血，蕴结肌肤，造成局部气血凝滞而发病；进一步发展，热邪因凝滞日久，可形成热毒或火毒。临床上皮肤损害主要以丘疹、脓疱为主，周围潮红，高起于皮面，红肿热痛，有时也可见少数散在的结节、囊肿等，伴有油脂分泌较多，大便干结，舌红苔腻等。治以清泄肺胃积热、解毒通络。常用药物为金银花、连翘、白花蛇舌草、土茯苓、蒲公英、天花粉、车前子、薏苡仁、玄参、生石膏、苦参。

2. 迟发性型粉刺多因肝肾亏虚，冲任失调

迟发性粉刺好发于年龄超过30岁的女性患者，青春期不发病，或者病情轻微，中年后才发病。这类患者常因为素以肝肾阴亏虚、冲任失调、气血失和，虚火上炎，上熏头面而发，或者因为情绪紧张，工作及生活压力大，常常熬夜，致肝阴不足，肝肾同源，损及肾阴，引起肝肾亏虚的一系列症状。治宜调摄冲任，清热养阴而益肝肾。常用药物为山茱萸、女贞子、墨旱莲、合欢皮、香附、柴胡、栀子、当归、赤芍、桃仁、茯苓、泽泻、牡丹皮、生地黄、生石膏、知母、黄芩、黄柏等。诸药相合，共奏滋肝益肾、清热养阴之功效，最终达到去除粉刺的目的。

3. 治疗中注意痰、热、瘀三者的关系

对于难治性、反复不愈的粉刺，因湿、热、毒日久必伤脾肾，脾虚则生湿，湿聚成痰，痰浊凝聚则致皮脂分泌增加，长此以往，久病必瘀，湿、热、毒、痰、瘀堵塞脉络，皮脂排出受阻而发病。正如《黄帝内经》中指出本病的病因病机主要与湿、热、痰、瘀有关。因此，对于痰瘀互结所致的难治型痤疮，因其病机为痰、热、瘀三者互相交结为患，治疗时若仅治邪热则药力不够，疾病难愈；若仅活血则痰不化、结不散，效亦难奏。所以临症时常需健脾除湿，以绝生痰之源；肾主精，精血同源，精充气足神旺则皮肤润泽，脂络通畅，故补肾生精，脂络健固，则皮脂排出畅通，以绝粉刺发病之因。用二至丸合参苓白术散、消瘰丸加减，达健脾补肾、化痰散结之功。可用丹参、皂角刺以达到活血化瘀与脱毒散结并重的功效。因活血药可散结，散结有可助化痰驱毒，所以其功效倍增，使其可达祛邪、化痰、逐瘀、散结的功效，可谓事半而功倍。

4. 根据粉刺部位辨证

在粉刺的辨证治疗中，还应根据痤疮在颜面部的分布特点，辨别其所属脏腑的寒热虚实。根据《素问·刺热》的面部分候脏腑方法，将面部分为5个部分，分属五脏，以判断五脏的盛衰。额部候心，鼻部候脾，左颊候肝，右颊候肺，下颌候肾。然后选用相应的引经药进行治疗，这样就能把药力引到病所，增加治疗效果。如肝经的引经药有何首乌、刺蒺藜等；肺经的引经药有桔梗、石韦等；心经的引经药有沙参、麦冬等；脾经的引经药有茯苓、白术、山药等；肾经的引经药有肉桂、杜仲、何首乌、枸杞子等。

二十三、斑秃

斑秃中医称“油风”“鬼舐头”“鬼剃头”，是一种以头发突然发生斑块状成片脱落为特征的皮肤病，因是突然头发脱落，头皮鲜红光亮，故名“油风”。如整个头皮毛发迅速脱落称为“金秃”。严重者，其他部位如眉毛，睫毛、胡须及毳毛均可脱落，称为“普秃”。本病可发生于任何年龄，往往在过度劳累，睡眠不足，精神紧张或受到刺激后发生。本病多因肝肾不足，气血亏虚，则毛发失于滋养而脱落。但七情所伤，肝气郁结，精血失于输布，以致毛发失荣，则往往是诱发或加重本病的主要原因之一。本病有虚有实，实则血热、血瘀；虚则气血、肝肾不足。

案例 徐某云，女，31岁。

初诊：2010年7月17日。

主诉：脱发已2年，现大部分已脱光。

现病史：患者自2008年7月初开始无意中发现头部小片头发脱落，嗣后日渐加重，由初时梅大发展为大片如李如桃大呈圆形或椭圆形脱落，无自觉症状，自用生姜外搽效果不明显。到某医院皮肤科诊治时，诊断为斑秃，并配给中西药物内服及多种乙醇制剂外擦，效果均不理想。现眉毛、睫毛也开始脱落，伴口干，心情懊恼，忧郁不舒，夜寐欠宁，梦多，倦怠无力，饮食不香，二便一般，月经错后。无其他痛苦，遂来本院门诊诊治。

检查：头发及眉毛、睫毛约2/3已脱落，头皮发亮，可见散在之少数小白毫毛，残存之毛发稍触动即可脱落，舌质淡红，苔薄白，脉细弦。

中医诊断：油风。

西医诊断：斑秃。

中医辨证：肝肾不足，精血不能荣养毛发所致。

治则：补肝肾，益精血，养血生发。

方以：自拟方首乌侧柏生发汤加减。

处方：何首乌18g　　生地15g　　熟地15g　　黑芝麻15g

墨旱莲 15g	女贞子 12g	当归 9g	侧柏叶 15g
夜交藤 18g	合欢皮 15g	茜草 9g	紫草 15g
姜黄 6g	白鲜皮 12g	川芎 9g	菊花 12g
柴胡 5g	制香附 5g		

30 剂，清水煎服，每日 1 剂，每剂分 2 次，早晚饭后半小时至 1 小时各送服 1 次。

外用：侧柏合剂，用来外涂擦患处，每天早晚各 1 次，每次涂擦时得按摩 1 分钟，再用头梳梳头 2 分钟。如果时间允许的话，也可以把内服药渣 3 煎后隔日外洗 1 次头发。这些外治法，能改善头皮微循环，增加血流量，促进头发新陈代谢，营养发根的作用。

二诊：2010 年 8 月 16 日。

服药和外治 1 个月后，脱发停止，过去脱落处已有少许毫发新发生长，效不更方，治宜守前法照上方继服 2 个月，服法同上，外用照旧。

三诊：2010 年 10 月 16 日。

经服上方前后 3 个月后，脱发区长出细软黑发，并渐渐增多，眉毛、睫毛新发已长，恢复正常。

精神，睡眠、饮食均有好转，患者信心大增，治仍守前法稍作加减追之。

照前方去茜草、紫草、姜黄、白鲜皮，加入生芪 15g、山药 15g、茯苓 15g、黄精 12g，继服 60 剂，外用照旧。

［**按语**］本案例系由多种原因导致精血不能荣养毛发所致。追其源盖因肾藏精，其华在发，肝藏血，发为血之余，是以脱发与肝肾二脏关系最为密切，当为临床调护之重点。根据其病机特点，故方中何首乌、生地、熟地、黑芝麻皆入肝肾两经，滋补肝肾，生精养血，为生发乌发之要药；女贞子、旱莲草为二至，甘凉而养阴血补肝肾、乌须发助养血生发之能；当归祛瘀生新，养血活血，以其温通之性，以助滋养药物荣养毛发；侧柏叶为“补阴之要药”，其性多燥，久得之，最益脾土，大滋其肺，有凉血活血疏风清热解毒之功，能生须发，并可防前药过于阴柔滋腻碍脾之弊，古今多用此药治疗脱发；茜草、紫草凉血活血；姜黄、白鲜皮活血行气止痒消风，血行风自灭，故可起到促进毛发生长的功效；夜交藤、合欢皮镇静、宁心安神；川芎行气，上行头目，引药入经；菊花疏肝清热，引药上行头部；柴胡、制香附疏肝解郁，活血化瘀。诸药合用，共奏祛风活血、疏肝理气、滋补肝肾、补益精血、养血生发的作用，所以取得了满意的疗效。与外用药内外同治，其药理作用是

改善头皮血液循环，促进机体新陈代谢，调整内分泌系统，增加人体免疫功能，从而达到乌发，生发的治疗目的。

小结

中医对斑秃诊治过程中，必须掌握如下三个要点：

1. 辨明病位

油风是临床常见的皮肤病，根据中医学脏腑理论毛发的生长，主要和肝、肾、肺有关。肝藏血，发为血之余；肾藏精，其华在发；肺主一身之气，主皮毛。但由于脾胃是后天之本，是气血生化之源，毛发的生长主要依赖于气血精微，而这些物质都要通过脾胃的运化功能来产生；心为五脏六腑之大主，心动则五脏六腑皆摇。所以说，毛发生长的营养和动力直接来源于肝血和肾精，间接来源于脾胃运化的水谷精微，并且依赖心主血、肺朝百脉的功能将这些营养物质运输到全身。

2. 辨明虚实

临床上对油风的治疗应抓住肾虚精血不足这个根本，辨别虚实。油风病有实，有虚，有虚实夹杂，或本虚标实，而虚证为多，论治中应灵活掌握。急者治其标，治疗多偏泻实为主，可选用清热、疏肝、理气、活血、祛瘀等治法，以治其标；缓者多偏补虚为主，可选用补气、养血、滋肝、益肾、健脾、益胃等治法以治其本，缓缓图之。治疗时，更因注重中医学整体观念的基本特点，辨证施治，充分有效地发挥脏腑之间的相互制约、相互资生、相互协调平衡的作用（效应），以达到最终的治疗目的。

3. 从血论治，重视活血化瘀

从血论治应注意血热、血瘀、血虚三个病机，并重视活血化瘀。重视整体疗法，以滋补肝肾、养血消风、益气养血、理气活血、凉血消风等内治法为主，重在治本；以外搽、熏洗、湿敷、针灸、按摩等外治法为辅，重在治标；内外结合，急则治标，缓则治本，各取所长，标本兼治。

王清任在《医林改错》的通窍活血汤中提出血瘀为脱发的重要原因后，后世医家多从之，活血化瘀成为治疗脱发的一个重要原则。瘀血导致脱发可从两方面理解，瘀血既是发病之因，亦为发病之果。中医学认为瘀血不去，新血不生，瘀血阻滞了气血精微的转输，使毛囊局部失养，故毛发脱而不生。而瘀血的产生可由于外伤、气滞、气虚、血热、血虚、湿热等，所以在治疗中不仅要活血化瘀，还要注重瘀血产生的原因，从本论治，气虚致瘀者加益气药，气滞致瘀者加行气药，血热致瘀者宜凉血散血等。中医学认为久病入络，对于严重脱发（如普秃、全秃）及病程长的脱发，更应注重活血化瘀，并宜加用通络之品，如地龙、僵蚕、全蝎、蜈蚣等。针灸治疗脱发多注重局部选穴，或梅花针治疗，其目的主要是调和气血及活血化瘀，如葛书翰之经验。外用药中应用酒类或辣椒类刺激药物其目的也是促进血液运行。通窍活血汤原方煎服法用黄酒半斤，其目的还是促进血行，因为酒为辛散之品，善通血脉，汪昂说："用为向导，可通行一身之表，行药至至高之分。"

总之，脱发证虽见证多端，但以肝肾不足为本，血瘀、血热、湿热为标。故在治疗时急则治其标，先以活血化瘀、清热凉血祛风、清热除湿驱除其标实之证；再以滋补肝肾、养血益气治其本，缓缓图之。

二十四、酒渣鼻

酒渣鼻中医称酒渣鼻、赤鼻，是一种鼻色紫红如酒渣（即是血管运动神经失调）的慢性炎症性皮肤病，俗称红鼻子。以颜面部中央，鼻部持续性红斑和毛细血管扩张，皮脂腺和结缔组织增生，伴丘疹、脓疱和水肿等局部皮损为临床特征，酒渣鼻分为红斑期、丘疹期和鼻赘期，多自觉鼻头部灼热，影响美容。好发于中年男女，尤以女性多见。本病因脾胃积热，熏蒸颜面，复感风寒外邪，气血凝滞而成。肺胃积热，风寒外束是本病的诱发因素。气血凝滞，经脉失畅，为本病病机特点，此外毛囊虫的寄生亦会导致本病的发生。

案例 郭某云，女，42岁。

初诊：2005年4月22日。

主诉：鼻部红斑已3年多。

现病史：患者3年前不明原因，鼻准及鼻翼开始出现粟米粒样皮疹潮红，有皮脂溢出现象，继则出现脓疱，且逐渐发展扩大延至两颊，前额起红色米粒大之丘疹，鼻尖部有红丝，自觉微痒，精神紧张，情绪激动，进餐时潮红更见明显。曾在多家省市医院皮肤科及中医内外科求治，均诊为"酒渣鼻""寻常性痤疮"，内服中西药，外用洗剂、膏（霜），还用过封闭疗法，针刺疗法，均疗效不显。常伴口干欲饮凉，大便干结，小便赤。

检查：鼻端肥大，毛囊皮脂腺和结缔组织明显增生，鼻翼两旁潮红，皮脂溢出，并有明显的毛细血管扩大及毛囊孔扩大，表面凹凸不平，鼻周面部散在豆粒大小的丘疹和稍大之坚硬结节，舌质红，苔黄厚少津，脉滑近数。

中医诊断：酒渣鼻（鼻赘期）。

西医诊断：酒渣鼻。

中医辨证：肺胃湿热，熏蒸于肺，蕴结肌肤，气滞血瘀所致。

治则：清肺泻热，祛痰化湿，解毒散结。

方以：自拟方清利逐瘀汤加减。

处方：金银花 18g　蒲公英 18g　紫花地丁 15g　桑白皮 18g
葶苈子 12g　生石膏 24g　栀子 15g　防风 9g
白芷 6g　生地 18g　丹皮 12g　赤芍 18g
酒大黄 6g　枳实 6g　厚朴 9g　山楂 18g
赤茯苓 18g　车前草 18g

14 剂，清水煎服，每日 1 剂，每剂分 2 次，早晚饭后 1 小时左右各送服 1 次。

外用二白二黄散（方组白芷 30g，百部 30g，大黄 30g，硫黄 30g，丹参 18g，冰片 5g，轻粉 2g，各研细末混匀则成，放入玻璃瓶内，瓶口密封备用）具有清热燥湿，消炎消肿，杀虫止痒，化瘀散结的功能。

用法：每日外涂 2 次，每次均用新鲜的瓜蒂醮粉剂少许外搽患处半分钟至 1 分钟。

二诊：2005 年 5 月 6 日。

服药 3 剂后大便通，但欠畅，14 剂后，面赤明显改善，油脂分泌减少，鼻部颜色变淡，鼻赘轻减，鼻尖部弥漫性皮肤潮红，及毛细血管扩张亦见改善好转。但大便时仍见隔日一行。效不更方，宜守前方继服追之。

照上方续服 14 剂，服法同上，外用照旧。

三诊：2005 年 5 月 20 日。

服药 28 剂后，丘疹结节消失，脓疱干燥结痂，鼻尖部弥漫性皮肤潮红及毛细血管扩张均明显改善好转，多年之便秘消失，小便自如。治疗仍守前方化裁追之。

照前方去生石膏、栀子、枳实、厚朴、酒大黄、赤茯苓、车前草，加夏枯草 15g、丹参 12g、菊花 12g、毛冬青 12g、三七 3g、玄参 15g、麦冬 12g，继服 14 剂，服法同上，外用照旧。

2005 年 6 月 3 日，患者来院检查，服药 42 剂后鼻尖部及面部皮肤恢复如常人而告愈。嘱患者平素坚持清淡饮食，戒烟酒，保持大便通畅。

[**按语**] 本案例系肺热胃热上攻，血瘀成皻所致。故方中重用金银花、蒲公英、紫花地丁清热解毒，去其热毒以救其急；桑白皮、葶苈子清肺涤痰；生石膏辛寒，栀子苦寒，清降并用，直清肺胃之火热；生地、赤芍、丹皮凉血活血，化瘀消斑；重用防风，升散脾胃伏火，取其“火郁发之”之意；白芷是手太阴肺经和足阳明胃经的共同引经药，通过白芷的引导作用，清泻肺胃积热的诸药可以直接作用于肺胃两经，同时白芷还有解毒消肿散结的作用；山楂消食化积有助于调节皮脂的代谢；酒大黄、枳实、厚朴泻热通便，使太阴肺经之热下移于足阳明大肠经，而从后阴而泻；赤茯苓、车前草引热下行，诸药合用共奏清肺泻热、祛痰化湿之功效。三诊之时，把方中偏重清肝泻热，苦寒泻下之品删掉，加入鼻赘期必用之丹参、毛冬青、菊花、夏枯草、三七之类活血化瘀、解毒消肿之品。因为从中医学角度来看，痰浊内停日久可致瘀，故应兼以活血化瘀治疗；从现代医学角度来看，活血化瘀药物可改善微循环，能抑制胶原的成熟和合成，且使胶原降解增加，有利于鼻尖增生、肥大之皮脂腺和结缔组织所形成的结节和肿瘤样隆起的消失。玄参、麦冬甘凉濡润，既能清热泻火，解毒散结，又能滋阴生津。在本病诊治过程中，由于能随证变而用药亦变，丝丝入扣，证药合理配用，故获满意疗效。

二十五、黄褐斑

黄褐斑中医称黧黑斑、蝴蝶斑、妊娠斑、肝斑，是一种面部皮肤出现局部性、获得性淡褐色或褐色色素沉着性改变的皮肤病，表现为色素对称性沉着，呈蝶翅状。多见于颧部、颊两侧，呈褐色或浅黑色，无自觉症状。为一种常见且难以治愈的皮肤病。多发于孕妇或长期服用避孕药的妇女，男性少有罹患，日晒后加重。病虽小，但是对患者的精神情绪影响较大。

本病的病因病机较复杂，凡七情内伤、肝气郁滞、饮食劳倦、妇女经血不调等均可致病。本病于肝、脾、肾三脏相关甚密，气血不能上荣于面为主要病机。

案例 刘某珍，女，33岁。

初诊：2003年6月21日。

主诉：颜面部起色素斑已3年。

现病史：患者在2000年5月初，进行人工流产后1个多月开始在鼻部两侧及两颧部出现浅黑色斑，无鳞屑，无痒感，并逐渐扩大加深，色由初时浅黑转变为浅褐色，以两颧部为主。曾自服“维生素 E”“太太口服液”，并定期到美容院洗面、祛斑，均无疗效。就诊时还诉：平时常伴见口干苦，头晕目眩，心烦急躁失眠，耳鸣腰酸膝软，神疲无力，经前两乳作胀痛，经行不畅，呈时多时少，夹有血块。饮食一般，二便尚可。追问病史，自述经常通宵打麻将。

检查：面色无华，鼻部两侧及两颧部均见对称性黄褐色斑块，呈蝶状，以两颧部为主，边缘较清。舌暗红，苔薄黄，脉弦。

中医诊断：黧黑斑。

西医诊断：黄褐斑。

中医辨证：肝肾阴虚，血虚血瘀所致。

治则：滋补肝肾，养血活血，化瘀消斑。

方以：自拟方滋肾疏肝化斑汤加减。

处方：山萸肉 12g　女贞子 12g　旱莲草 15g　川芎 9g
当归 9g　赤芍 15g　熟地 15g　生地黄 15g
白芍 15g　云苓 15g　丹皮 12g　蜈蚣 2 条（去头）
珍珠粉 18g　柴胡 6g　枳壳 6g　益母草 12g
桃仁 6g　白术 12g

30 剂，清水煎服，每剂分 2 次，早晚饭后半小时至 1 小时各送服 1 次。

外用：先以绿茶一小撮加少许食盐泡开水后清洗面部，然后外薄涂白玉膏，每日 2 次，早晚各 1 次。

二诊：2003 年 7 月 20 日。

服上方 30 剂及外治后，口干苦、头晕目眩、心烦耳鸣、夜寐欠宁、腰膝酸软等症状大有改善好转，月经来潮前两乳胀痛不明显，经量增多，未见血块，面部色素斑停止向外扩大加深，且有变淡，效不更方，治宜守前法化裁追之。

照上方去云苓、蜈蚣，加青蒿 9g、地骨皮 12g，继服 1 个月，服法同上。

外用药照旧。

三诊：2003 年 8 月 20 日。

前后服药 2 个月及外治后，月经如期而至，诸症明显减轻，面色红润，精力充沛，心烦失眠，耳鸣消失，面部色素斑消退十之七八，余斑颜色也变浅，嘱其继服上方 1 个月。

2003年9月20日，来院检查，面斑完全消退，一切恢复正常而告愈。

［按语］本案例系肝肾阴虚，血虚血瘀所致。故方中以生熟地、山萸肉、女贞子、旱莲草滋肝肾阴；川芎、当归、赤白芍、生熟地、丹皮凉血和血，养血活血，敛阴补肝，化瘀消斑；云苓淡渗利湿，以去肾浊；白术健脾益气；柴胡、枳壳、白芍疏肝理气；益母草、桃仁活血调经；蜈蚣取其善入细微孔隙之处，化瘀生新、通络散结以消斑；珍珠粉《海药本草》中明确指出其“主明目，除面干”。全方诸药共奏，滋肝肾阴、凉血和血、养血活血、化瘀消斑之功效。外用白玉膏具有祛斑悦色作用。共服药30剂后症状已轻减。本应将息避光，调理而愈。但又因失于调摄，暴晒而发，故加用青蒿、地骨皮以清热凉血。现代研究证明，此二味药是防光、抗光敏之佳品，对于防治日光皮炎有很好效果。因为暴晒可使皮肤色素加深，黄褪斑因而在夏天加重，所以用此二味药防治黄褪斑是有科学根据的。此外还要强调顺应四时阴阳的养生之道，必须保证充足夜间睡眠，改正不良生活习惯，保持心情舒畅，清淡饮食。

小结

中医在治疗黄褐斑方面，得掌握以下六个要点：

1. 血瘀病机胃穿始终

蝴蝶斑是临床常见疾病，其病机特点是肝郁血瘀、脾肾不足、气血不能上荣，病位在肝、脾、肾。早期为多表现为肝郁气滞证，如情志抑郁，胸胁胀满、少寐多梦等，日久木郁克土、久病伤肾，导致脾肾不足。血瘀证为本病的主要特点，可以贯穿本病始终。

2. 发病与肝胆、脾胃相关

蝴蝶斑主要发生于两颊、额部、鼻、唇及颏部，根据经络理论，大多属于足阳明胃经及足少阳胆经循行部位，由于足阳明胃经与足太阴脾经互为表里，足少阳胆经与足厥阴肝经互为表里，故从经络理论中可推出蝴蝶斑的发病与肝胆、脾胃有一定关系。根据五行学说蝴蝶斑色黑属肾，蝴蝶斑的发病和肾又有一定关系。因此，治疗上以疏肝、健脾、滋肾、化瘀、祛斑为基本原则。

3. 辨证要点

蝴蝶斑辨证时应结合患者年龄、经产、病程、兼夹以及部位等，主要有三方面：①青春期、更年期肾虚为其内因，但青春期大都夹风、夹痰、夹寒；更年期阴阳并虚、水火交亏，多集相火、虚寒于一体；生育期多见于胎前产后，虚、瘀两因之外，尚须注意一个“郁”字。②病程短，色素深黧，骤然而致，多以瘀为主；病程长，面若蒙尘，渐积渐滋者，以虚为主。③部位辨证：额属心，左颊属肝，右颊属肺，鼻属脾，下颌属肾，眼眶周围褐斑者大多属于肾虚，上唇黧黑似须者大多属于瘀积胞宫之证。

4. 化瘀药的使用

名老中医大部分认为血瘀是蝴蝶斑的重要原因，所以化瘀药是治疗蝴蝶斑的关键一环，如当归、鸡血藤、益母草、丹参、苏木、泽兰、泽漆、制乳香、制没药、牛膝、桃仁、莪术、红花等均具有活血化瘀的功效。需要注意的是，在使用活血化瘀药时要配合行气药、益气药以及风药。血为气之母，气为血之帅，气行则血行，气虚则血滞，行气才能活血，益气才能推动血液畅通，如配合黄芪益气，川芎、枳壳行气活血。风药多辛香走窜，主要有三方面作用，其一行气解郁，其二行血散邪，其三风药作用多向上、向外，可引诸药直达病所，如荆芥穗、羌活、白芷、藁本、蝉蜕等药。

5. 分部位用药

额部独见褐斑，属瘀结心经者，加丹参、肉桂、黄连，养心交泰；左颊独见者，加柴胡、白蒺藜，疏肝祛风；右颊独见者，加桑白皮、杏仁，清金肃肺；凡鼻鞍部独见者，加苍白术、枳壳，运脾畅中；凡下颌独见者，加补骨脂、炮穿山甲（代），补肾搜邪；凡上唇褐斑类须者，加紫石英、土鳖虫，温宫化瘀。

6. 白色药物的应用

以白色药物来治疗蝴蝶斑始于孙思邈的《千金方》，后世有很多方剂仍采用其法，常用药物如白扁豆、白僵蚕、白附子、白芷、白菊花、白茯苓等。白色药物治疗蝴蝶斑，虽无特殊的理论依据，但考察这些药物，多为疏风散邪通络、健脾化湿散结之品，符合蝴蝶斑的治疗原则。

二十六、下肢慢性溃疡

下肢慢性溃疡是发于小腿下部足踝上方内后侧或内外侧的慢性溃疡，中医属臁疮又称“裙边疮”“裤口毒”“老烂脚”等。本病好发于长期站立工作并伴有下肢静脉曲张的人，多见于成年男性。病变主要发生在胫前或后和踝部，特点是溃疡经久难以收口或收口后，每因轻微损伤而复发。

本病多因禀赋不足，脾胃素虚，中气不足，或因经久站立或担负重物，劳累耗气，中气下陷，均致脉络失畅，影响局部气血的运行，瘀血稽留于络脉之中，瘀滞不畅，肌肤失养，复因湿热之邪下迫，或因抓磕等破损染毒结聚而成。

案例 林某昌，男，65岁。

初诊：1998年8月8日。

主诉：右踝内侧上方及足胫后侧下方1/3处皮肤溃烂已年余。

现病史：患者于五年前夏季外出远行经过山间小道之时，若是正午时候，必在一条小溪流水处停留片刻，将两足胫浸泡在溪水里洗擦周身上下热汗，图个清凉舒身后再继续行走赶路。如此多次之后发现两小腿局部散在青筋暴露，并有酸胀肿坠沉重感。去年夏季，右足踝及足胫下方因酸胀肿坠沉重感处不慎被毒虫叮咬，起小疱瘙痒频频，经抓后内侧溃破流水，久不收口，曾到当地诊所及医院诊治过，效果不佳，迁延至今未愈。痛苦不堪，来本院诊时已治疗十个月余。就诊时症见右足踝上方内侧及足胫后侧下方1/3处散在皮肤溃疡流水作痛，四周肿胀沉重时作痒，面色少华，自觉乏力，纳差，二便尚可。

检查：双下腿可见“蚯蚓团样”静脉曲张，静脉血管隆起于皮肤并散在瘀点瘀斑及色素沉着，且有肿胀沉重，按之呈凹陷性水肿，以右小腿为甚。同时右小腿后侧下方1/3处和内踝上方内侧有一约有3cm×4cm溃烂面，肉芽暗淡，覆盖淡绿色脓性分泌物（脓液培养为绿脓假单胞菌，大肠杆菌合并感染），溃疡边缘皮色紫暗，四周稍红肿，古质红，苔薄黄微腻，脉弦滑。

中医诊断：臁疮。

西医诊断：小腿静脉曲张性溃疡。

中医辨证：湿热瘀阻，并感毒邪。

治则：祛湿清热化瘀，扶正和营托毒。

方以：自拟方清湿化瘀拈痛散加减。

处方：当归6g　萆薢12g　苦参12g　防己12g
泽兰12g　薏米仁30g　忍冬藤15g　黄芪12g
丹参15g　土茯苓15g　赤芍15g　花粉15g
黄柏12g　川牛膝12g　熟地15g　玄参24g
鸡血藤12g　甘草3g

14剂，清水煎服，每日1剂，每剂分2次，早晚饭后1小时左右各送服1次。

外治：先以清解收湿洗剂（方组半枝莲、一枝黄花、地骨皮各30g，明矾9g，艾叶9g，蒜秸5根，具有清热解毒收湿消炎之功效）水煎外洗，每天1次，每剂可洗2次。

然后用二白散（方组白及、白芷各10g，龙齿15g，六一散30g，冰片3g各研细末后混匀则成。平时装密封的瓶子里备用，具有燥湿收敛、消炎解毒、止痛生新之功效。）撒疮面，并以大成散膏覆盖，每天换药2次，早晚各1次。

二诊：1998年8月22日。

患者经过内服14剂汤剂和外治后，局部溃疡分泌物减少，中心肉芽组织色转红润（脓液培养为大肠杆菌感染）疮面明显变浅，皮肤边缘色暗红，小腿肿胀沉重感渐消退。效不更方，照前方继服14剂，服法同上，外用治法照旧。但外洗更改为每周2次。

三诊：1998年9月6日。

来院检查，右小腿溃疡疮口肉芽鲜活（脓液培养为无细菌感染）疮面新肉渐平，面积缩小为1cm×1.5cm，没有分泌物，仍按上方续服14剂。

外治法：更用生肌玉红膏外敷，每日换药1次。

1998年9月20日患者来院再次检查，小腿溃疡面完全愈合，小腿静脉曲张亦有明显减退，嘱其夜间将小腿垫高，起用高弹力绷带缠裹下肢，并适当加强运动。

［按语］ 本案例系湿热夹瘀阻，并感毒邪所致，且还兼有气血阴阳俱亏之症候。故方中以忍冬藤、黄柏、土茯苓、苦参、萆薢、防己苦寒解毒，清利下焦湿热，配赤芍、丹参、泽兰、鸡血藤活血通络化瘀；薏米仁健脾燥湿利水；黄芪为疮家之圣药，味甘微温，治痈疽久败疮，可补气和血、托毒生肌；熟地滋阴补血，《本草纲目》谓之“填骨髓，长肌肉，生精血，补五脏，内伤不足，通血脉”，可见熟地的作用不止在于大补真阴，尚能活血通脉生肌；花粉性寒，除清热解毒，消肿排脓，止渴生津，还可监制黄芪甘温升火；玄参清热解毒养阴；鸡血藤补血活血通络；当归活血补血；川牛膝引药直达病所，且有行血引热下行的作用；甘草清热解毒，调和诸药。方中黄柏、土茯苓、忍冬藤、玄参、花粉、甘草都有清热解毒之功效，为痈疽所常用，又各有其作用特点。玄参养阴与当归、鸡血藤一起能增强熟地滋补阴血的功效；忍冬

藤与鸡血藤二味前者清热解毒，后者活血补血，但都能通经络，可谓异中有同；黄芪、当归合用有扶正托毒之功效。诸药合用，具有清热利湿、化瘀解毒、益气滋阴、活血通络、生肌排脓之功效，切中病机，故可收效。

小结

中医对臁疮的诊治，必须掌握以下四个方面：

1. 分期论治

本病可分为急性期和慢性期，急性期清热解毒，佐以活血通络，可选药物：金银花、连翘、苍术、甘草、天花粉、黄柏、川牛膝、木瓜、贝母、栀子、地龙、乳香、槟榔、当归、赤芍、没药；慢性期益气养血，佐以利水渗湿，可选药物：熟地黄、刘寄奴、山药、当归、白芍、川牛膝、茯苓、川芎、生黄芪、党参、泽泻、炙甘草。本虚、外邪、瘀血为本病难以愈合的关键环节，无论哪一期，均需顾护后天之本，调理脾胃，可选药物：白术、茯苓、白扁豆、豆蔻、厚朴、砂仁、焦山楂、炒麦芽等。

2. 随症加减

伴疼痛明显，加红藤、川楝子、延胡索、鸡血藤；伴腐肉不脱，加丹参、皂角刺、穿山甲（代）；伴分泌物多，加泽泻、生薏苡仁；伴下肢浮肿明显，加黄芪、怀山药、白扁豆、冬瓜皮、木瓜；伴疮口周围色白不敛，肉芽晦暗，加肉桂、麻黄、鹿角胶；伴疮面色泽紫暗，疮周皮肤瘀黑，或有青筋怒张者，加水蛭、土鳖虫、地龙；伴疮面发绀，压之疼痛，分泌物臭秽，加忍冬藤、土茯苓、马齿苋；伴四末不温，腰膝酸软，加附子、杜仲、菟丝子。

3. 应将养阴作为重要原则

下肢慢性溃疡病机为湿热下注，因患部血液有微循环障碍，故以清热、利湿、活血为法。本病在缠绵的病程中，有大量体液及营养物质流失，必然导致严重伤阴。阴伤则抗病能力减弱，至患部愈合受阻，因此，治疗下肢慢性溃疡的治则是清热、利湿、活血、养阴。中医的整体治疗理念即是扶正祛邪。

4. 应遵循外治与内治并举之治则

“外之症必根于内”，病发根由是患者整体病变的局部的反应，下肢溃疡发展呈慢性，明显成为全身消耗性疾病。局部牵涉全身，全身制约就局部，病程病灶变化中局部与整体自始至终均相互影响，荣衰依存。故治疗上当注重外治，主以局部扶正祛邪，亦注重内治，强调以全身扶正祛邪，外治与内治并举，标本兼治，从根本上控制病症。

二十七、过敏性紫癜

过敏性紫癜又称变应性紫癜，是侵犯皮肤或其他器官的毛细血管及细小动脉的一种过敏性血管炎疾病。多发生于男性儿童及青年，其特点是血小板不减少性紫癜，表现以皮肤黏膜发生紫红色瘀斑、瘀点，并常伴腹痛、关节痛及肾脏损害等症状。本病类似中医学文献中的葡萄疫，如《外科正宗·葡萄疫》中记载："葡萄疫，其患多生小儿或受四时不正之气，郁于皮肤不散结成大小青紫斑点，色若葡萄，发在遍体头面，乃生腑症。邪毒传胃，牙龈出血，久则虚人。"多数患者在发病前有上呼吸道感染或食鱼、虾发物及服药过敏等病史。

本病是由禀性不耐，加上多种原因导致血不循经，凝滞于肌表，发为紫斑；或内渗于脏腑而致腹痛、便血、尿血诸症。

案例 贾其叙，女，35 岁。

初诊：2013 年 8 月 21 日。

主诉：双下肢突然发现紫红点 10 天。

现病史：患者于 10 天前外出东南亚旅游返回后，突然发现双下肢有大小不等的紫红点，且逐渐增多，遂来本院门诊诊治。就诊时自觉午后微热，口干咽痛，身疲体倦无力，二便自如。

检查：双下肢侧面皮肤散在针尖至米粒大小紫红色斑，压之不褪色，皮损稍高出皮面，表面光滑。化验血小板和出凝血时间均正常。尿常规检查有微量镜下血尿。舌质红，苔薄黄，脉微数。

中医诊断：葡萄疫。

西医诊断：过敏性紫癜。

中医辨证：血热犯络，迫血妄行。

治则：清热凉血，化瘀消斑。

方以：自拟方清凉化斑汤加减。

处方：水牛角 15g　生地 18g　生石膏 24g　赤芍 15g
丹皮 12g　紫草 15g　茜草 12g　金银花 18g
板蓝根 15g　连翘 12g　知母 12g　竹叶 15g

玄参 15g　　　射干 9g　　　花粉 15g　　　槐花 18g
滑石 15g　　　甘草 3g

7 剂，清水煎服，每日 1 剂，每剂分 2 次，早晚饭后半小时至 1 小时各送服 1 次。

外用：以冰黛三黄散调蜜水成糊状外涂，每日 2 次，早晚各 1 次。

二诊：2013 年 8 月 28 日。

服上方 7 剂后，紫癜明显消退，色由紫红转褐，遗有色素沉着斑，午后微热，口干咽痛已解除，身疲体倦乏力亦见改善好转，舌淡红润，苔薄微腻，脉细数。治仍守前法化裁追之。

照前方去射干、生石膏、知母，加仙鹤草 12g、白茅根 18g、藕片 24g，继服 7 剂，服法同上，外用照旧。

三诊：2013 年 9 月 4 日。

服上方 7 剂与外用药后，紫癜已将消失，未再发，也未见新的出血点，尿常规复查镜下血尿消失。其余诸症皆退，仍守前法作增减。

照上方去水牛角、滑石、竹叶，加白术 12g、茯苓 18g、薏米 30g，继服 7 剂，服法同上，外用药改每日 1 次。

2003 年 9 月 11 日来院检查：斑疹全消，不在后发，一切恢复正常而告愈。

［**按语**］本案例系血热犯络，迫血妄行所致。故方中以水牛角、生地、生石膏、赤芍、丹皮、紫草、茜草清热凉血、活血散瘀，化斑解毒；金银花、连翘、板蓝根、土茯苓辛散表邪，清热解毒，消肿散结，凉血消斑，而又不伤阴。知母与生石膏清肺胃与肌肤之热，泻火除烦而不伤胃气；竹叶清热透散，除烦热利尿；玄参配生地凉血利灼伤之阴津；花粉清热生津，养阴凉血；射干清咽利喉止痛；滑石利下焦之湿热，且引邪出于下窍；甘草清热和中，泻火解毒。诸药合用，共奏清热凉血、活血化瘀、解毒消斑之功效。二诊之时，紫斑明显消退，但出血点仍见，故去射干、生膏、知母，加入凉血、止血、活血之品仙鹤草、白茅根、藕片。三诊之时，斑已消，未再发，未见出血点，故去水牛角、滑石、竹叶加入白术、茯苓、薏米健脾益气，助前药养血止血，以收全功。由此可见，临床诊病，用药贵在认真检查，细心询问，综合判断，认清病机，给予恰当方药，就会药到病除，不能囿于书本上固有的知识。

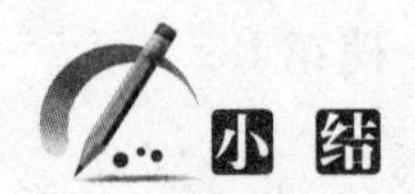

小结

中医治疗葡萄疫首先应辨明虚实。本病初期以邪实为主，病程迁延日久，皮损反复出现，多属虚证或虚实夹杂。血热犯络发斑证虽临床多见，但不能一见本病即按血热论治。少数病例属脾虚、气虚、阳虚之证，治法迥异，同病异治，不可不辨。

1. 明辨阴、阳，整体把握

本病若偏于血热妄行，则属于阳斑。而有些由于脾不统血，血不归经，偏于血虚，则属于阴斑。对于由于血热妄行引起的葡萄疫，治疗当以清热、凉血、活血、解毒为主。但对于脾虚血虚者，则当健脾养血，兼以凉血、化瘀。

2. 辨证求因，阐发病机

本病发病急、变化多，初期多有外感风热症状，皮损常伴有瘙痒及关节肿痛游走不定等临床表现，属于“风”；在早期，色多红赤，鲜如锦纹，或伴吐衄下血，则属“热”、属“火”。故本病多因外感风热毒邪郁于肌肤，阻于经络，迫及营血而致血热妄行，发为斑疹；若风热毒邪入侵胃肠则脘腹阵痛，阳络伤则血外溢，血外溢则呕血，阴络伤则血内溢，血内溢则便血；若内舍于肾，热伤肾络，血溢水道则尿血；封藏失固，精微渗漏则尿现蛋白。因此，初起多属风热实证。如迁延日久，则火热之邪耗气伤阴，引起气阴两虚，阴损及阳导致脾虚双亏；气化乏权，土不制水，水湿泛滥则尿少浮肿；固摄失司，精血外泄则出现大量蛋白尿、血尿，更因消化道或泌尿道失血过多而致气血两虚。另一方面由于“离经之血为瘀血”，故本病又多夹瘀。

3. 分型论治，有的放矢

（1）关节损害防治：葡萄疫的关节损害多见于膝、踝等处，亦可累及多关节及肌肉，局部肿胀疼痛，虽多无红热现象，但结合舌脉等全身症状，其病机仍属风、热、湿、瘀交阻经络，导致经脉失畅，不通则痛。常于方中加入秦艽、威灵仙、忍冬藤等药，以祛风清热、胜湿通络，大多短期内即可消失。

（2）消化道出血辨治：出血原因有三，即火盛迫血妄行，气虚统摄失司，瘀阻血不循经。因此，亦应遵循塞流、澄源、复旧三大原则进行治疗。每遇消化道大出血时，先予10%白及胶浆或白及粉以塞流止血，配合复方汤药澄源治本，佐以小量三七以活血化瘀。由于本病存在“瘀阻经络”的病理，因此在治疗时不能忽视活血化瘀，但在具体配方中，又必须处理好止血或活血之间的辩证关系，要寓行血于止血之中，使血止而瘀祛，既有利于止血，又助于止痛，不宜单用活血化瘀药，以免加重出血。至于活血化瘀药的选择，当以凉血化瘀药及化瘀止血药为宜，如牡丹皮、赤芍、参三七等。

4. 注重活血化瘀，慎用温热动血之品

葡萄疫多由于离经之血不能及时排出消散，而停滞于经脉或器官的瘀血形成，故对本病的治疗应在病之始终重视活血化瘀治疗。正如唐容川所说：“此血在身，不能加于好血，而反阻新血之化机，故凡血证，总以祛瘀为要。”其治疗方法有凉血活血、养血活血之不同。凉血活血法主要用于血热血瘀之证，乃热入血分，血液凝滞而成，多见于急性期，常用药如水牛角、丹参、生地黄、紫草、赤芍、牡丹皮等。后期阴虚血热则需增养阴之品，如玄参、阿胶、生地黄、白芍等。养血活血法主要用于气血两虚证，多见于疾病后期、缓解期，常用药如熟地黄、当归、川芎、丹参、鸡血藤、桃仁、红花等。

二十八、硬皮病

硬皮病又称进行性系统性硬化病，是以皮肤变紧、变硬、纤维化，并导致肺、食管、心及肾等脏器病变的一种疾病。根据皮肤增厚的程度和范围而分为系统性硬皮病和局限性硬皮病。本病发病年龄多在30~50岁，女性发病率高，多为男性的3~5倍。其特征为初期水肿，继而硬化后期皮肤变硬，形如制革，萎缩，关节屈伸不利。轻则硬肿成片成条，重则四肢皮肤坚硬如皮革，骨节酸痛，步履艰难，呈皮包骨外观，更有甚者波及内脏，缠绵难愈，危及生命。本病一般属于中医学“皮痹”“皮痹疸”“痹症”等范围。

本病多因肾阳虚损，卫外不固，风寒湿邪入侵，阳虚不能化寒，寒凝于肌肤脏腑血脉之间、痹塞不通所致。本病外因与风寒湿有关，内因与脾肾、营卫气血有关。

案例 季某玉，女，39岁。

初诊：2007年11月3日。

主诉：皮肤硬如皮革已3年多。

现病史：患者于2001年6月起出现低热，乏力，面部及两上肢浮肿，后又延及下肢。又过半年后皮肤逐渐变硬如皮革样，颈部并出现白色脱色斑，手腕关节活动欠灵活。2002 年 5 月在某医院皮肤科确诊为“硬皮病”。经用西药泼尼松治疗一年，无明显好转，但仍能坚持骑自行车上班。2005 年到 2006 年又先后到两家医院进行中医中药治疗，但病情仍继续发展，皮肤发硬及脱白斑的范围继续扩大，并觉心跳，失眠，开口困难，胃纳差，全身肌肉萎缩，手足麻木，下半身无汗，四肢关节疼痛等。今在丈夫的陪同下来本院皮肤科求治。

检查：慢性病容，面部缺乏表情，骨质脱钙、头骨凹凸不平，四肢、面部、颈、肩部皮肤发硬，并夹杂有大片的脱色斑，四肢闭汗，无明显毛发脱落现象，手指关节、腕关节呈轻度强直僵硬，无病理神经反射。实验室检查：血、尿、大便常规及肝功能检查均属正常，红细胞沉降率 27mm/h，血浆总蛋白 61. 6g/L，白蛋白 33. 6g/L，球蛋白 25. 2g/L。X 线检查，胸透心肺正常。舌质淡，瘦嫩，伸舌不过齿，苔薄白，脉沉细而弱。

中医诊断：皮痹。

西医诊断：系统性硬皮病（硬化期及萎缩期）。

中医辨证：脾肾阳虚，脉络瘀阻。

治则：温补脾肾，活血化瘀。

方以：自拟方阳和活血通痹汤加减。

处方：桑寄生 18g　独活 12g　枸杞 12g　龟甲胶 9g（烊化）
黄芪 30g　当归 9g　熟地 18g　白芍 15g
鹿角胶 10g（烊化）　党参 15g　茯苓 18g　桂枝 12g
浮萍 9g　制附子 10g　红花 9g　地龙 12g
仙茅 10g　淫羊藿 10g

服法除龟甲胶、鹿角胶外，其余中药共水煎 2 次，得药液约 500ml，将龟甲胶、鹿角胶烊化，与煎好的药液兑服，分早晚饭后半小时至 1 小时各送服 1 次。本方以 3 个月为 1 个疗程。

在此期间同时在药渣中加上松节 30g、细辛 12g、桑枝梗 30g，加水 2000ml 3 煎 20 分钟，倒入盆中趁热浸渍患处，每日 2 次，每次 15 ~ 20 分钟，然后再药以喜疗妥软膏外擦，每天 2 次。

二诊：2008 年 2 月 3 日。

服法和外治 1 个疗程 3 个月后，症状大为缓解，皮肤硬肿明显减轻，笑时脸部皮肤皱纹增多，加深，且较前自然，双前臂及手背皮肤也较前软润，双手握力正常，能照顾自己日常生活和从事一般工作，但月经来潮量多，舌嫩红，苔瘦黄，脉虚，证以阴虚为突出，治仍守前法化裁追之。照上方去附子、鹿角胶、龟甲胶，加阿胶9g、菟丝子12g、补骨脂15g，继服2个月。服法同上，外用以喜疗妥软膏涂擦每日2次，早晚各1次。

三诊：2008年4月3日。

全身情况基本恢复正常，局势皮肤蜡样光泽消失，接近正常皮肤，触之柔软，有皮纹出现，受热出汗，身体较前肥胖，体重增加，精神食欲均好，颈、背、臂部的脱色斑已全部消失。张嘴活动灵活，舌可伸出唇外，舌尚瘦嫩，苔薄白，脉细。

[**按语**] 本案例系脾肾阴虚，脉络瘀阻所致。故方中以桑寄生、独活、枸杞、龟甲胶补肝肾，强筋骨，祛风湿；以黄芪补气固表，益气而助生血，以当归补血养血活血，乃取当归补血汤之意；配以党参、云苓益气健脾，燥湿利水；熟地、白芍、鹿角胶峻补气血；龟甲胶、鹿角胶、地龙均是血肉有情之品，其补血活血之力更宏，与红花、地龙合用更能起到活血通络，软坚散结的作用；桂枝温经散寒，活血通络，使补而不滞、滋而不腻；浮萍配桂枝以宣疏肌表，且质轻达表，引药直达病所；仙茅、淫羊藿补肾壮阳，附子以温养心脾，且附子能通十二经，更切病机。

从现代医学角度分析，桂枝、制附子能提高机体抗寒能力，改善机体肾上腺皮质功能，增进血循环；红花、地龙均有不同程度扩张血管作用，能增加血流量和降低血管阻力。故中医称前者为破血散结药，后者乃养血活血药，仙茅、淫羊藿具有抗感染、消炎及增强免疫力等多种功能，故用于本病有良好的效果。

小结

中医对皮痹的诊治过程中，必须掌握早、中、后三期的辨证用药原则，才能获取疗效。皮痹，临床上虽分局限性及系统性两种，但其机制不外乎表里，寒湿邪气从表而入，正气虚不至羸，尚能拒邪在表，表现为局限性皮痹；正气虚羸，不能拒邪于外，邪气循经入里，内侵脏腑，耗伤气血，表现为系统性皮痹，正如《素问·十二皮部论》云："邪客于皮，入舍于脏腑也。"故在治疗上需强调扶正祛邪，根据其疾病特点在临床上重视分期论治。

1. 早期补肺气，壮卫气以驱邪固表

皮痹早期多表现为皮肤局限性或弥漫性肿胀、发硬，多由于患者素体禀

赋不足，肺气虚则宣发功能不足，皮肤失养，肌肤枯槁、变硬，气不行则血运不畅，故局部肿胀，正如《灵枢·决气》曰："上焦开发，宣五谷味，熏肤，充身，泽毛，若雾露之溉，是谓气。"肺主布输卫气，外达皮毛，以温阳分肉，充养皮肤，调节腠理，肺气虚则卫气不布，皮肤腠理失去其致密性，卫外功能下降，风寒湿之外邪，遂乘虚而袭踞，正气为邪所阻，阴阳气血失其平衡，脉络不和，气滞血瘀，肌肤失养，而致皮肤肌肉麻木、肿胀、发硬。

补肺气，首选黄芪，取其补益肺气，达表益卫，正如张秉成《本草便读》指出："（黄芪）之补，善达表益卫，温分肉，肥腠理，使阳气和利，充满流行，自然生津生血，故为外科家圣药，以营卫气血大和，自无瘀滞耳。"壮卫气首选桂枝，取其散寒解表，温通经脉，通阳益卫。黄芪、桂枝为张仲景治疗血痹的黄芪桂枝五物汤主药，也是临床治疗皮痹的常用方剂，桂枝散风寒而温经通痹，与黄芪配伍，益气温阳，和血通经；桂枝得黄芪益气而振奋卫阳；黄芪得桂枝，固表而不致留邪。

2. 中期补脾气，益肾阳以扶正助里

皮痹中期多表现为皮肤硬化、萎缩，多由于脾气虚，运化失权，湿邪凝聚；肾阳虚，水湿不化，寒湿内生；肾阳不足，卫阳无助，肌表为寒湿所遏，浊阴凝滞，阴邪四布，伴有畏寒肢冷，手指雷诺现象发生；脾主肌肉，湿滞肌肉，气血不畅，皮肤失养则麻木不仁，水湿充斥于腠理三焦之外，外不能从汗而泄，内不得从小便下行，则见水肿，皮肤变硬如皮革，面色变黑。补脾气首选党参，取其补中益气、健脾和胃之功，辅以黄芪；益肾阳首选附子，取其温肾助阳、逐风寒湿邪之用，辅以桂枝。

3. 后期补益气血、通络活血以除痹

皮痹后期多表现为面容呆板，肌肉萎缩，呼吸用力，吞咽困难。肌肉无力，头晕耳鸣，妇女月经不调，或闭经，为邪气入里，耗伤气血，内损五脏，或久病至虚，血脉瘀滞，表现为"虚劳"证候。正如《难经·十四难》云："一损损于皮毛，皮聚而发落；二损损于血脉，血脉虚少，不能荣于五脏六腑也；三损损于肌肉，肌肉消瘦，饮食不能为肌肤。四损损于筋，筋缓不能自收持；五损损于骨，骨痿不能起于床"。早期肺气不足，皮肤痹阻于外，后期脾肾亏虚，脏腑痹阻于内。

后期治疗需补益精血，活络通痹。补益精血除选用四物汤、八珍汤等外，尚需重用血肉有情之品，如鹿角胶、阿胶等，叶天士认为"血肉有情，栽培身内精血"；活络通痹除选用红花、桃仁、川芎、当归尾、鬼箭羽等外，尚需选用地龙、僵蚕、水蛭、乌梢蛇等活血通络之动物药，可以明显提高疗效。

二十九、红斑狼疮

红斑狼疮中医称为红蝴蝶疮。因面颊部出现红斑，对称分布如蝴蝶而得名，亦叫鬼脸疮，是一种全身性、系统性结缔组织疾病，可侵犯结缔组织、血管、内脏和皮肤等多种器官。特别是以肾功能损害最为常见，属疑难皮肤病之一。多发生于15～40岁女性，男女之比为1∶9。

根据本病的特点分为盘状红斑狼疮和系统性红斑狼疮两型。盘状红斑狼疮为慢性经过，其病变多发于面颊部，主要表现为面部损害，局限于肌肤，少有内脏损害；系统性红斑狼疮的临床表现较为复杂，除有面部损害外，还常呈急性或慢性反复发作，侵犯全身多系统多脏器的损害，病变呈进行性加重，预后较差。

本病多因肝肾不足，毒邪侵袭，燔灼营血，内攻脏腑，或久病耗气伤精，气阴两虚所致。

案例 翁某晶，女，38岁。

初诊：1992年11月10日。

主诉：面颊出现红斑伴关节痛，时低热已3个多月。

现病史：患者于3个月前因夏季烈日暴晒回家后，始出现四肢关节酸痛，不断发生，且发热时高时低，一直不退。2个月前面部出现潮红，两颊亦见盘状红斑。自觉疲乏无力，食欲不振。经某医院检查，血中找到狼疮细胞。确诊为“系统性红斑狼疮”，旋即用消炎痛、泼尼松、硫唑嘌呤、转移因子及输液等综合治疗后，体温下降，面部斑片减淡，关节痛亦改善轻减，但低热仍持续不退。患者因畏西药对肝肾两脏损害转求中医治疗，故来本院就诊。刻诊时面如满月（与长期服用泼尼松有关），持续低热，体倦乏力，咽干口燥，腰酸膝软，掌心热，关节酸痛，夜寐欠宁，饮食不香，二便尚可。

检查：鼻梁、面颊部呈暗红色蝶形红斑，头发稀少，下肢有凹陷性水肿，手关节畸形如鹤膝，活动不利，双手肌肉僵硬有压痛。听诊心脏有二级收缩期杂音，肝脾未扪及，腹肌肥厚，下部如箕状。实验室检查：“狼疮细胞及抗核抗体阳性”，红细胞沉降率40mm/h，肝功无异常。舌质淡红，舌边尖红绛，无苔，脉弦数。

中医诊断：红蝴蝶疮（气阴两虚型）。

西医诊断：系统性红斑狼疮。

中医辨证：气阴两虚，风湿热毒内侵脏腑，痹阻气血。

治则：补气固肾，清热解毒，活血通络。

方以：自拟方补气固肾汤与清热解毒活血汤加减，二方交替服用，标本兼顾。

处方：（1）补气固肾汤加减：

党参 15g　黄芪 24g　熟地 18g　龟甲 10g（先煎）
鹿角胶(烊化) 9g　南沙参 12g　北沙参 12g　白术 12g
白茯苓 18g　巴戟天 9g　黄精 9g　山萸肉 12g
女贞子 12g　仙灵脾 12g　枸杞 15g　菟丝子 12g
益母草 12g　甘草 3g

清水煎服，每隔天 1 剂，每剂分 2 次，早晚饭后半小时至 1 小时各送服 1 次。

（2）清热解毒活血汤加减：

水牛角 18g　白茅根 18g　白花蛇舌草 15g　地骨皮 12g
旱莲草 12g　紫草 15g　板蓝根 12g　生地 18g
丹皮 12g　丹参 12g　鸡血藤 12g　秦艽 9g
乌梢蛇 6g　地龙 6g　鹿含草 12g　虎杖 12g
桂枝 6g　浮萍 9g

清水煎服，每隔天 1 剂，每剂分 2 次，早晚饭后半小时至 1 小时各送服 1 次。

以上二方采用两峰对峙、双水分流法投药，即补养药和清热解毒活血药各隔天相兼内服，药性相反相成，从而平衡阴阳而治。这样两方交替服用，标本兼顾，是为了更好地发挥补养药和清热解毒活血药功效，力专效宏，并嘱其从服药第 1 天开始，西药泼尼松由 45mg/天至 15 天后递减 5mg/天，维生素类剂量不变。先服 14 天再来复诊。

二诊：1992 年 11 月 24 日。

面部红斑减少，出血点消失，下肢水肿已除，关节疼痛减轻，腰膝酸痛明显好转，手臂和腹部肌肉变软。药证相符，不必更弦易张，仍以原法治疗。

三诊：1993 年 1 月 24 日。

来院检查。实验室检查：除血沉 30mm/h 外，其余各项已基本正常，仍依原法治疗。

四诊：1993 年 3 月 10 日。

来院再作实验室检查，血沉（魏氏法）20mm/h，患者面上蝶形红斑完全消失，脸型恢复常态，关节疼痛消除，关节畸形基本恢复，脱发停止，精神状态自觉良好，病已临床治愈，后以六味地黄丸、六君子丸补气益阴，健脾利湿，再服 1 个月，巩固其后，坚持用药 4 个月，病情基本消除而告愈。

［**按语**］纵观病史，用中医辨证方法。此证属本虚标实，肾虚为本，邪实为标。肾虚包括肾气虚和正气虚，邪实包括风湿热毒，因正气不足，诸邪乘虚而入，内侵脏腑，痹阻气血，遂发此症。本例中虚中有实，虚为气虚、肾虚，实则热毒，治应补气固肾，清热解毒，活血通络。为了发挥补养药和清热解毒活血通络，药力专功效宏，采用两峰对峙、双水分流法投药，即补养药和清热解毒活血通络药各隔天相兼内服，药性相反相成，从而平衡阴阳而治。

方药益气固肾汤加减，编号为（1），清热解毒活血汤加减，编号为（2），隔天 1 剂，水煎内服。其益气固肾汤加减，方中黄芪、党参补中益气，配以熟地、龟甲、鹿角胶峻补气血；且龟甲、鹿角胶乃血肉有情之品，其补血活血之功更佳；白术、茯苓合用除健脾外，亦能补益心脾，双向调节机体免疫功能，提高胃肠屏障功能；南北沙参共用可养阴润肺生津；巴戟天、山萸肉、菟丝子、女贞子、枸杞、仙灵脾合用能双补肾阴肾阳，滋肾填精，亦能减轻免疫抑制的副作用，又能抑制免疫功能亢进。因肾虚气化不及，以致水湿潴留，但与久病结瘀、瘀阻水停亦有关系，故需用益母草有化瘀行水之功；再以甘草和中解毒，调和诸药，故本方合用能共奏温补脾肾、滋阴肝肾、益气养血、活血通络之功效，为补养药之一方。其清热解毒活血汤加减，方中以水牛角清心凉血解毒，心火得清则诸经之火自平，辅以大剂生地清热凉血，一则协同水牛角清解血分热毒，增强散血之功，一则养血滋阴以防止热伤阴液太过；牡丹皮泻血中伏火，凉血散瘀与上药同用又可增强化斑的作用；紫草、板蓝根、白茅根、地骨皮、白花蛇舌草、旱莲草清热凉血，重在解血分蕴集之热毒，并有免疫抑制作用；丹参、鸡血藤、秦艽活血通络；乌梢蛇、地龙除有活血通络作用外，亦有搜剔活络化瘀以止关节痛；鹿含草辛、苦、甘，性平，补肝肾，强筋骨，祛风湿，壮腰膝；虎杖苦微寒，活血化瘀，祛风通络除痹痛；桂枝温经散寒，活血通络，使补而不滞，滋而不腻；浮萍配桂枝以宣疏肌表，且质轻达表，引药直达病所，故诸药合用，具有清热除湿、凉血解毒、活血通络、化瘀消斑之功效。

本案例病情复杂，虚实夹杂，尤其因长期服用激素之后表现的阴虚阳亢证候，易使医者一味滋阴降火。笔者不为表象迷惑，分别从肾气虚、正气虚及热毒之两方面予以遣方用药，并两方隔日服用，避免寒温药的互相中和，配合西药守方缓图，而获疗效。

小结

红蝴蝶疮的病机特点是虚中夹实，虚实互见，其本为虚，其标为实，治疗上需注重虚实变化，并分清标本缓急。

1. 盘状红蝴蝶疮重在清凉散血

盘状红蝴蝶疮多见于面部，皮损色红或暗，皮损干燥脱屑，为血热夹瘀的表现，治疗上应清凉散血，常选用凉血五花汤加减。药用：玫瑰花10g，凌霄花10g，生槐花15g，月季花10g，鸡冠花10g，金银花10g。如伴有皮肤或唇部溃疡，可加野菊花；伴有月经不调，可加玳玳花；伴有两胁胀满，心烦急躁，可加梅花。应用花类的药物，取其花性清轻升散，上行易达面部；且花色红而入血分，活血凉血而去瘀滞。

2. 系统性红蝴蝶疮急则治其标，以清热凉血解毒为主

系统性红蝴蝶疮表现为壮热，面部蝶形红斑，皮肤紫斑，关节肌肉疼痛，烦躁口渴，甚至神昏谵语，手足抽搐，便秘尿赤，舌红苔黄，脉洪数，为邪毒内蕴、气血两燔的表现。章虚谷曰："热闭营中，故易成斑疹。"热毒深入营血，红斑外现，心肝受累，风动神乱，此时清热凉血解毒为急务，防止热邪耗散营血，并随经内犯脏腑经络。此时选药宜重，清瘟败毒饮中需加入羚羊角粉（代），重者需用牛黄或人工牛黄，能起到很好的清营退热效果。此外，系统性红蝴蝶疮涉及多脏，常可兼有心火、胃火、肝火、肺热、虚热等热症，也当相应的选用莲子心、竹叶、黄连、生地黄、牡丹皮、青蒿等。

3. 系统性红蝴蝶疮缓则治其本，以补虚为要

系统性红蝴蝶疮经治疗后热退疹轻，病情由急性期转为缓解期，应在清热解毒的同时，注重养阴。

红蝴蝶疮患者肝肾本虚，再加热毒耗伤，阴虚证候更加明显，此时宜少用清热解毒，加重养阴生津之品。养阴之品又根据不同的临床表现证候，将养阴之品分为养心阴、养肺阴、滋肾阴、养胃阴、养肝阴之品。养心阴之品，如酸枣仁、柏子仁、五味子等；养肺阴之品，如麦冬、玄参、沙参等；滋肾阴之品，如生地黄、女贞子、墨旱莲等；养胃阴之品，如天花粉、玉竹、石斛、芦根等；养肝阴之品，如何首乌、白芍、生地黄等。

本病阴虚中肾阴虚为主要方面。肾为先天之本，主藏精，五脏六腑之精气皆汇聚于肾，肾主一身之阴阳，藏元阴元阳，故肾脏虚损，常常导致其他五脏六腑的损害，“肝肾同源”“心肾相交”。阴阳互根互用，故肾阴亏虚，可以导致肾阳虚，最终阴阳俱虚。

4. 病久入络，缠绵反复，注重活血通络

红蝴蝶疮患者正虚邪实，病情反复，气血耗伤；或为气虚血瘀，气滞血瘀；或为邪热煎灼血液，阴虚血瘀。血脉瘀阻，血行不畅，则见肌肤瘀点或瘀斑，四肢青斑，肢体活动受阻，常伴有舌紫暗，本病多见于女性，且常有月经不调、痛经，甚或闭经等。因此在治疗时，常常加入活血之品。活血之品，又根据不同事物临床证候表现，分为养血活血、益气活血、活血解毒、活血凉血、活血化瘀、活血止血之品等。养血活血之品，如丹参、当归、川芎、泽兰、益母草等；益气活血之品，如党参、黄芪、丹参、鸡血藤等；活血解毒之品，如生槐花、虎杖、忍冬藤等；活血凉血之品，如牡丹皮、赤芍、丹参等；活血化瘀之品，如桃仁、红花、鬼箭羽、乳香、没药等；活血止血之品，如三七、茜草、藕节等。

三十、天疱疮

寻常型天疱疮为天疱疮临床常见亦是最重的一种类型，中医称之为天疱疮，是一种慢性、全身泛发性、复发性、预后不良的严重的天疱性皮肤病。其特点是在外观正常的皮肤或黏膜上成批出现松弛性水疱或大疱。疱壁薄，易破，形成糜烂面，渗夜较多，易感染，结黄褐色痂，尼氏征（+），常发于口腔、胸背、头颈部，严重者可泛发全身，并伴有发热、无力、食欲不香等全身症状。好发于成年人，病情严重可危及生命。本病多因暑湿热邪侵袭肺经或心火脾湿内蕴，外溢肌肤而成。心火旺盛，湿热内阻，两胁交蒸，流溢肌肤，若邪郁日久，湿火化燥，耗津伤胃，则气阴两虚，阴伤胃败。

案例 江某英，女，28 岁。

初诊：2013 年 3 月 24 日。

主诉：口腔及全身反复起水疱已半年多。

现病史：患者于半年前，初起先感目睑瘙痒，伴有发热畏寒鼻塞咳嗽，数日后突然在左小腿下方，足踝上方内后侧发现红斑，随之即出现隆起绿豆大或蚕豆大小疱疹，界限清楚，往往几个小疱融合在一起，自觉有痒痛感，继而扩展到整个颜面、口腔黏膜，并向四肢、臀、腋、前胸后背等处蔓延。疱壁薄易破，疮内含有微浊液体，皮损红而潮润，破溃黄水结黄痂，脱痂后呈褐色色素沉着。曾到附近县医院静脉滴注头孢类抗生素，口服病毒唑、地塞米松（用量不详）一段时间无明显好转，又前往市区某医院就诊。因病情较重，建议到省里医院治疗。3 个月前到本院找西医治疗，做病理检查确诊为“寻常型天疱疮”，并给西药结合中成药诊治 2 个月左右临床痊愈，但泼尼松维持量每日仍 15mg。2 周前劳累后水疱再发，口腔有糜烂面，遍身散发水疱，关节亦见，疼痛难忍，伴身热，心烦口渴，夜寐欠宁，饮食不香，大便干结，小便短赤，又来本院门诊余处诊治。

检查：头、面、颈、胸、背、腋下、臀、腹股沟均见散在多数不规则湿润糜烂面，易出血，并可见有数个松驰性大疱，疱壁薄易破，尼氏征（十），口腔黏膜可见糜烂面，舌质红，苔黄腻，脉弦滑微数。

中医诊断：天疱疮。

西医诊断：增殖性天疱疮。

中医辨证：心火脾湿，复感毒热，熏蒸外越，郁结成疱。

治则：泻心凉血，清脾除湿。

方以：自拟方清热凉血解毒汤加减。

处方：水牛角 18g　生地 18g　金银花 18g　赤芍 15g
丹皮 12g　板蓝根 15g　紫草 15g　花粉 15g
白茅根 18g　莲子心 6g　黄连 6g　栀子 12g
白术 12g　枳壳 6g　茯苓 15g　酒大黄 6g
茵陈 12g　白头翁 12g

7 剂，清水煎服，每天 1 剂，每剂分 2 次，早晚饭后半小时至 1 小时各送服 1 次。

外用药：以复方黄芩液外涂疮面破溃处，具有清热解毒、消炎消肿、燥湿收敛之作用。

口腔糜烂用康复新液含在口腔内 3 ~ 5 分钟后，缓慢吞服下去，并以赛霉安散搽抹糜烂面，每日 2 次，早晚各 1 次，均有清火消炎解毒、敛疮之功效，另配以泼尼松维持量，每日 15mg，短期应用控制症状。

二诊：2013 年 3 月 31 日。

服敷药7天后，身热已解，无新发水疱，破溃面基本结痂，红晕面积减少，饮食稍增，便已通，余症同前，效不更方，宜守前法追之。

照上方继服7剂，服药同上，外用药照旧，泼尼松减量为每日10mg。

三诊：2013年4月7日。

患者精神状态明显好转，破溃处已结痂，水疱全部吸收，颜面浮肿消失，口腔仍见溃疡，但下肢关节疼痛肿胀仍见，口时干，饮食二便自调，舌质红，少苔脉细弦。泼尼松用量每日减为5mg。上述征象考虑为湿热之邪留住关节及热邪伤阴所致。故治疗仍守前法进行化裁追之。

前方去酒大黄、黄连、栀子、茵陈、白头翁、莲子心等寒凉之药，中病则止，以免伤胃耗气，加养阴益气利湿通络之品太子参12g、黄芪15g、玄参15g、土茯苓12g、威灵仙12g、石斛15g。

续服14剂，服法同上，外用药照旧。

四诊：2013年4月21日。

颜面躯干四肢疱疮结痂脱落，露出正常皮肤，四周红晕消失，关节肿胀作痛已解除，精神转佳，饮食二便自调，舌脉同前，嘱其停服泼尼松，继宗前法调治前方半个月，以冀全功，1年后随访，愈后未复发。

［**按语**］因为心为火候，热毒内蕴，营血受煎，不能荣外，故周身皮肤泛发疱疮，阳毒炽盛，耗伤阴液，上则口干齿黑，舌糜烂，下则便秘尿赤。其症虽发于外，但病源却与内脏失调有关。故治疗必须内服外治并重，内服以清营解毒凉血除湿为主。药用水牛角清心凉血解毒，心火得清则诸经之火自平；以大剂生地清热凉血，一则协同水牛角增强散血之功，一则养血滋阴以防止热伤阴液太过；丹皮、赤芍泻血中伏火，凉血散瘀，与上药同用又可增强化斑解毒作用；银花、紫草、板蓝根重在解血分蕴集之热毒；花粉、白茅根、莲子心益阴生津、凉血护心，乃《内经》所谓“热淫于内，治以咸寒，佐以甘苦”之意；栀子、黄连苦寒以泻热解毒；白术、枳壳、茯苓、薏米仁健脾理气渗湿；茵陈、白头翁清解大肠、膀胱之湿热蕴毒；酒大黄苦寒，通腑泄热，有釜底抽薪之妙。诸药合用，正所谓“谨守病机，各司其属”，药证相得，其治如抽丝剥茧，病虽重，亦可获良效。

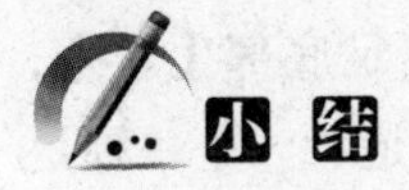

小结

本病来势凶猛，危害大，急性期常常需要西医的积极治疗，中医的辨证论治仅作为辅助治疗，后期以中医调理为主，起到帮助激素尽快减量的目的。

1. 天疱疮的病机病位

天疱疮的病机特点是心火脾湿蕴蒸肌肤，郁于血分，灼津耗气，气阴两伤，病位在心、脾、肝、肾。起病急，皮肤及口腔大量水疱，破溃糜烂，高热，烦躁者为热毒炽盛证；急性期过后，皮肤有水疱及干燥结痂，痂下有糜烂渗出者为脾湿蕴蒸证；在面部、胸背部出现大片红斑，红斑上可见松弛性大疱，糜烂面广，渗出多，并结油腻性厚痂，心烦口干者为热盛湿蕴证；病情后期，或反复不愈，水疱时伏时起，多数干燥结痂者为气阴两伤证。

2. 天疱疮分期论治

天疱疮急性期多属实证、热证，患者表现为全身大疱，渗出结痂，热则痒重，脉洪滑或弦滑，舌质红，黄苔或黄腻苔。治疗以清热除湿、凉血解毒为主，多用清热解毒、清营凉血、祛湿解表的药物。如地肤子、白鲜皮、防风、金银花、连翘、蒲公英、紫花地丁、黄柏、黄芩、栀子、牡丹皮、当归、生地黄、赤芍、甘草等煎汤口服。后期则本虚标证实居多。脾虚为本，湿热、毒热为标。“治病必求其本”，在整个治疗过程中应不忘健脾益气。病程日久或素体虚弱或使用糖皮质激素时间长可出现脾虚湿盛或气阴两伤证，此时以养阴益气为主，佐以清热解毒除湿。对正气不足和津液消耗等，可以用补气、养血、滋阴等药物。可选用清瘟败毒饮、清脾除湿饮。

3. 药物配伍注意事项

本病在急性期多使用寒凉药物，久之先伤脾胃，表现胃脘痛或腹泻等症状，因此在寒凉药物的使用过程中可以配合使用高良姜、生姜等温中反佐之品；泻心火之中药较多，但竹叶与木通伍用效果较佳，因心与小肠相表里，心火往往下移小肠，二药均能上下共清，使热从小便出；健脾祛湿之品较多，白术、茯苓、泽泻、薏苡仁可作常规用药，湿往往与热、寒、风、毒相伴，要随症加减他药。养阴生津之品组合使用应注意：养阴生津之品有润肠作用，故脾虚泄泻不宜；甘寒滋腻之性较强的天冬不宜用于痰湿内盛者；熟地黄有碍消化，气滞痰多之腹胀、食少便溏者不宜，久服伍用陈皮、砂仁之类。

三十一、脚癣

脚癣中医又称烂脚丫、香港脚、臭田螺。是因脚趾间或足底部生水疱，脱皮糜烂流汁而有特殊气味得名。可发展至足底，足跟甚至足背。是一种足部的浅层真菌病。其特点是足部皮损多形态，皮肤瘙痒，时有疼痛。其中以水疱和糜烂最常见，伴有特殊气味。多发于湿热交蒸之季，夏日加重，冬天转轻，时间久后则皲裂，可传染他人。本病患者极为普通，不论男女老幼均可患之，以男性青壮年为多见，相当于西医称之为足癣。

本病多因脾胃二经湿热，下注于足，郁结肌肤而成，或常因久居湿地，水中工作，水浆浸渍，感染湿毒，或脚汗淋漓，或胶鞋闷气，或公用脚盆、拖鞋、水池洗足而湿邪外浸，湿热生虫相互传染而得。

案例 魏某金，男，29岁。

初诊：2009年6月8日。

主诉：反复间歇性双足趾糜烂渗水起疱作痒且痛已达3年之久。

现病史：患者近3年来，每至春、夏季节双足趾先见发痒，继则出现水疱，肿胀，经搔抓或摩擦后破皮流水、感染糜烂痒痛相兼，常波及足背足底，浮肿发红作痒或疼痛或痒痛相兼，且伴有臭田螺气味，步履受影响，严重时发热，双侧腹股沟淋巴结肿大作痛。曾到省、市皮肤病医院求治，诊为：足癣。经服伊曲康唑（斯皮仁诺），外搽派瑞松、咪康唑（达克宁）软膏，复方土槿皮酊药水等治疗，症状时好时发，反复不定，效果不太理想。3天前外出时，因突下暴雨后涉脏水，弄湿鞋子，再次诱发加重宿病。当晚引发双足趾皮肤糜烂渗水剧痒作痛，肿痛波及足背足底，浮而发红，不能行走。第2天上午架拐前来本院寻找中医治疗，遂来余处。刻症如上所述，且伴口微干，夜寐欠宁，饮食一般，大便偏干，小便色黄。

检查：双足趾间糜烂渗水不止，浸渍发白，发散出臭田螺气味，肿胀连及足底足背，浮而发红，按之凹陷达二至三度，且有热感和疼痛感，双侧腹股沟淋巴结亦见肿大，触及有痛感，行走欠自如，体温达38.2℃，KOH涂片直接镜检：找见真菌菌丝及孢子。舌质红，苔薄黄微腻，脉弦数。

中医诊断：脚湿气。

西医诊断：趾间糜烂及水疱型足癣。

中医辨证：湿热蕴结，复受毒邪，壅阻肌肤，遂生本病。

治则：清热祛风，解毒利湿。

方以：自拟方清解祛风利湿汤加减。

处方：马齿苋18g　连翘12g　苦参15g　地肤子15g（布包）
蒺藜12g　赤芍15g　防风6g　苍术9g
黄柏9g　土茯苓15g　蚕砂9g　萆薢12g

陈皮 5g　　　　酒大黄 6g　　川牛膝 9g　　白芷 6g
薏米仁 30g　　甘草 3g

7 剂，清水煎服，每日 1 剂，每剂分 2 次，早晚饭后 1 小时左右各送服 1 次。

外治：将内服药渣加三七粉 5g、桑白皮 18g，同入锅里，加水 2000ml，煎熬 10 分钟左右离火、倒入盆子里，温度降到 30℃左右，再加入冰片 3g，溶匀后则可将双足趾浸泡药汤内，轻轻揉之。也可以用另一外洗验方：复方刘寄奴洗剂（刘寄奴 60g，龙胆草 45g，地榆 45g，艾叶 15g，蒜秸 5 根）先浸泡水中 20 分钟后再水至 2000ml，煎熬沸后 5 分钟倒入盆中，温度降至 30℃左右，患趾可浸泡揉洗。然后阴干，蘸少许冰黛三黄散外涂糜烂渗液患处，待患处干燥后，可将冰黛三黄散用茶油调成糊状，薄薄敷之，每日 2 次。不宜包扎，一般这样处理三至五天内可收到解毒燥湿、消炎止痛、杀虫止痒、收敛生肌之功效，故较适用于本病。外洗方都具有清热解毒、行瘀消肿、燥湿杀虫、收敛生肌作用。在使用中未见任何不良反应，为治疗本病又提供了一种新的外治方法。

二诊：2009 年 6 月 15 日。

经服、洗、敷三结合诊治 7 天后，足底足背红肿消退，糜烂渗液亦止。瘙痒大减，疼痛减轻，无特殊气味，腹股沟淋巴结肿大已消，大便已通，小便转清，色红转淡，苔薄黄，脉弦。效不更方，治宜守前法化裁追之。

照上方去酒大黄、萆薢、蚕砂、白芷，加生地 12g、玄参 15g、当归 9g、丹参 12g，继服 7 剂，服法同上。

外用：外洗隔日 1 剂，然后再敷药，每日 1 次，方法同上，以资防治，巩固疗效。

2009 年 6 月 23 日，来院检查，双足趾间糜烂渗水，水疱均已消失，痛痒已解，足底足背红肿痒痛及腿根肿核均已消失，镜检真菌检查（–），一切恢复正常而告愈，随访 2 年未见复发。

［**按语**］本案例系风湿热蕴毒下注，壅阻足趾之间，不得疏泄，熏蒸为患。故方中以苦参、地肤子清热解毒，祛风利湿，杀虫止痒，且苦参其燥尤烈，上清下泄，清燥为主，能祛风，清湿热；防风祛风除浊，为风药之润剂，既能胜湿，亦可去湿；蒺藜、赤芍凉血活血，祛风止痒又能化瘀散结；马齿苋长于清热解毒，消痈；连翘抗菌抗病毒、清热解毒、消肿散结，素有疮家圣药之称，二药相辅相助，增强解毒之功；黄柏、苍术、陈皮健脾除湿、清

热解毒，既能内化湿浊，又能外祛风湿；土茯苓利湿祛热，能入络，搜剔湿热之蕴毒；蚕砂善于化湿、功能通络；萆薢利湿通淋、分清泌浊，与土茯苓、蚕砂三者合用，清热利湿功效增强。上药祛湿剂中配伍理气之药，即“气化则湿亦化”之理；健脾利水渗湿之品都含有给邪以出路之意；酒大黄能导热下行，且有抗菌作用，而此处之用酒大黄，意不在攻下，而是在于使邪热得以清解；白芷、薏米仁祛风、排脓止痛化湿；川牛膝祛风通络，引药直达病所；甘草和中解毒，亦可助消热解毒之力。

综合全方，诸药合用有清热祛风、解毒利湿、消肿和营之功能。本方药组合配以外治之外洗外涂药，对已3年之久的趾间糜烂渗水并水疱型足癣确是有实际的疗效。另二诊之时去苦寒通利、排脓化湿之品，系患者反复间歇性发作3年之久足癣，渗水日久，已伤阴耗血，故继治之时为巩固以后的疗效，才删去酒大黄、萆薢、蚕砂、白芷，加上生地、玄参滋阴增液，当归、丹参养血润肤以资防治，巩固疗效，所以随访2年未见复作。

三十二、各类乳房疾病

（一）乳泣治案

经、带、胎、产，是妇科临床四大主病。妇女乳部诸种疾患，临床亦属常见。然“乳泣”一症，临床较为少见。笔者曾在一年内经治两例，现案录于下。

案例1 刘某，女，29岁。

初诊：1977年3月24日。

病史：患者素体瘦弱，精神萎靡，面色少华，时常头晕，心慌，肢麻，畏寒。月经如期而至，唯量少，色淡，白带多，腰酸痛。已孕5月。由妊娠以来，神疲乏力，少寐多梦，不思纳谷，日甚一日。妊娠3月，始觉乳胀，经常清稀乳汁自行溢出，因无痛痒，未加注意，逐渐乳溢加甚。经多处治疗有小效。最近乳溢不止已有月余，来我院检查：神疲色萎，舌淡，脉细弱。

中医诊断：乳泣。

中医辨证：心脾两虚，气血不足。

治则：补益心脾，以气血双补，佐以固摄。

方以：八珍汤加减。

处方：当归10g　　熟地10g　　白芍10g　　党参10g

黄芪 12g　　白术 10g　　牡蛎 15g　　云苓 10g
炙甘草 6g。

水煎服，3 剂。

二诊：药后食欲略振，头晕，心慌减轻，精神较前振作，乳汁溢出减少，惟肢麻畏寒，少寐多梦不减。舌淡脉细弱。宗守前法。

拟：黄芪 15g　　当归 10g　　党参 10g　　白术 12g
熟地 12g　　桂枝 10g　　白芍 10g　　炒枣仁 15g
五味子 6g　　芡实 10g　　炙甘草 6g。

水煎服，5 剂。

三诊：5 剂药后，乳汁外溢量减半，上述诸证，亦显见好转。舌较前红活，脉沉细较前有力。效不更方，仍宗二诊方续服 5 剂。

四诊：夜已成寐，梦见少，饮食大增，仍稍觉畏寒。肢麻、心慌、头晕基本消失。乳汁偶或有少许溢出。继以前法再进 5 剂以固疗效。药尽，乳溢全止，诸证悉除。

案例 2　张某珍，女，32 岁。

初诊：1977 年 2 月 8 日。

病史：病者已妊 7 月，自述于妊娠 4 月时，觉乳房胀满隐痛，且日渐加重。每觉乳胀甚时则伴有少量乳汁溢出，心烦，时急躁易怒，抑郁，烦怨欲哭，诸证日甚一日。乳汁亦不时自行滥出，近半月来竟自流不止。曾多处延医求治不效。舌红，苔薄黄，脉弦细。

中医诊断：乳泣。

中医辨证：肝经郁热。

治则：舒肝解郁，佐以清热。

方以：丹栀逍遥散加减。

处方：当归 10g　　白芍 10g　　白术 10g　　云苓 10g
丹皮 10g　　栀子 10g　　柴胡 6g　　蒲公英 12g
甘草 6g

水煎服，5 剂。

二诊：述 5 剂服完，乳汁已断续外溢。头脑觉清爽，心烦、急躁易怒均减轻，夜寐欠佳，时时悲怒欲哭舌脉如前，宗守上法加减：

柴胡 6g 杭芍 10g 当归 10g 白术 10g 云苓 10g 姜栀子 10g 丹皮 10g 香附 10g 蒲公英 15g 五味子 6g 甘草 6g。

水煎服，5剂。

5剂服毕，其爱人来述，乳汁偶有少量外溢，精神状态大为好转，前述诸证仍不尽除，又索药5剂。

三诊：前述诸证悉除，已有4日乳汁未再溢出。舌红活，苔少薄，脉弦数。前药续进5剂，巩固疗效。

［**按语**］妇女之病，主因气血失调，脏腑功能失常，冲任损伤所致。而气血失调，在妇科疾患中尤居重要地位。若气血调匀，脏腑亦和，冲任通盛，安有经、带、胎、产、乳诸疾之虑哉。

经、带、胎、产、乳，俱以血为用，且皆易耗血。刘案，素体瘦弱，畏寒肢麻，经色淡，量少，已现气血两虚之象，况又已妊5月。血聚以养胎，致使阴血更虚。血为气之母，血不足导致气更虚。气血虚亏，致使乳汁清稀随化随溢，日甚一日，自流不止。治以四君以补气，健脾养胃益气以生血；四物以滋阴补血，加桂枝以温阳；黄芪、五味子、芡实、牡蛎以补脾益气，敛涩固摄；加枣仁以养心安神。气血双补，阴阳兼顾，使阴生阳长，气运血生，气盛血实。脾胃气充，固摄有权，乳汁自不外溢。如是加减调治，四诊而收全功。乳房属胃经，乳头属肝经。肝主藏血，性喜条达。张案因脾胃气虚，固摄无权，加之忧郁忿怒，损伤肝气，气郁化火，乳汁为热所迫而外溢；肝失条达则精神抑郁，乳房胀闷，热邪内扰则时见急躁易怒，烦怨欲哭，心烦不寐等。治以柴胡疏肝解郁，归、芍以调肝养血；术、苓、甘草以健脾益气，使脾得运，肝气调畅。丹、栀清热除烦；佐蒲公英以清热散结，助丹栀之清热；佐香附以理气解郁，助柴胡之解郁；佐五味子以收固，共奏疏肝理脾解郁清热之功。如是加减调治，三诊而获痊愈。

（二）乳衄治验

案例 白某玉，女，47岁。

初诊：1973年10月8日。

病史：阴道与乳头同时出血已2月余。患者16岁初潮，周期28～30天，4～5天净，婚后顺产7次8胎（一次双胎），均健在。自1973年7月7日月经来潮时，因忿怒而使经量过多，且有血块，同时乳头亦出血。经量多，乳血亦多，经量少，乳血亦少，其色相同，所异之处，唯经血有块，乳血则无。经某医院疑为宫颈癌转移乳房。又赴北京某医院诊治，细胞学检查：标本玻片号：3999. 未见癌细胞。妇科检查：外阴（－），宫颈肥大，有0.7cm ×

0.7cm×0.7cm 大小息肉，Ⅱ°糜烂；宫颈刮片：癌细胞（-）。子宫后倾，稍大，活动良好，无压痛，两侧附件（-）；滴虫（-）。诊断：（1）宫颈息肉；（2）乳头出血待查。经对症治疗，疗效不佳。前医曾用清热、凉血、止血等方药治疗，效亦不显。从京返回浙江太顺县后特找余诊治，症见崩漏并乳衄不止，色量同上，伴有心慌气短，语声低微，神疲体倦，动则乏力，夜寐不安，纳食欠馨，面色㿠白，唇舌无华，脉沉细微弱。

中医诊断：乳衄。

中医辨证：气随血耗，气血两亏。

治则：气血双补，佐以固摄。

方以：自拟方参芪养血汤加减。

方药：黄芪 24g　当归 10g　川断 12g　柏叶炭 15g
鹿角霜 15g　红参 6g　阿胶 15g　煅龙骨 10g
枣仁 12g　远志 10g。

每日 1 剂。

二诊：10 月 10 日。

服上方 2 剂后，出血停止，精神稍佳，前方续进。

三诊：10 月 12 日。

上方又服 4 剂后，纳食转馨，诸症皆除。改用归脾汤加阿胶以巩固疗效，服 20 剂，后无复发。

[**按语**] 本病因暴怒伤肝，肝气横逆，气机紊乱。血随气乱，血海蓄溢失常，故经血暴流；肝气上逆，足阳明经脉之血随肝气上涌，则乳衄妄行。产育过多，素体不健，又加纳谷不佳，生化无源，便致气血两亏。为济燃眉之急，故用当归补血汤补气生血，以图气足血摄：因出血日久，恐有形之血不能速生，又配红参大补元气，以无形之气急当固摄；又恐止血之品力逊，生血之药不足，加阿胶、煅龙骨，力求迅速益气生血止血。继以归脾汤 20 剂善后。今春随访，一切良好。

（三）乳悬 1 例治验

案例　王某冀，女，26 岁。

初诊：1977 年 2 月 13 日。

病史：患者于 1976 年 2 月分娩，迄今已 1 年，仍在哺乳。从 1977 年 1 月始，发现右乳房逐渐下垂，并日渐加重。3 个月来，右乳头已达脐下。曾经肌注青霉素，口服土霉素及清热解毒中药，病仍未见好转。

诊见：右乳房细长下垂，乳头下至脐下 1 寸许，皮色发紫，自觉胀坠不适，但不痛不痒。左侧乳房形状大小同前。食欲不振，神疲消瘦，头晕，心悸，言语无力，大便溏薄，日行 2 次。患侧乳汁分泌较健侧少。舌质淡苔白，脉虚细。

中医诊断：乳悬。

中医辨证：中气虚弱，气虚下陷。

治则：培补中焦，益气升提。

方以：补中益气汤加味。

处方：炙黄芪 32g　党参 15g　白术 15g　桔梗 32g
陈皮 12g　柴胡 12g　升麻 6g　当归 6g
炙甘草 10g

4 剂。

二诊：自觉乳房坠胀减轻，精神转佳，余症同前。效不更方，原方再进 10 剂。

三诊：药方右乳头已上至脐上 3 寸许，胀坠感大减，皮色仍紫，出现皱纹，大便正常。舌质淡红，苔薄，脉细缓，嘱继续服用原方 5 剂。

四诊：患侧乳房和左乳房大小相等，原紫色变浅。脉和缓有力。改服补中益气丸以全其功。

1981 年 6 月 2 日，专程陪母亲来福州看病时特来告知 4 年来健康如常，病未复发。

小结

乳悬一名最早出于《疮疡经验全书》，《中国医学大辞典》亦有转录，认为本病系胃虚血燥所致，多见产后，可用当归、川芎等量煎服治疗。但本例的临床表现则以中气虚弱、气虚下陷为主。除乳房变细长、下垂、肤色发紫等症之外，尚伴有神疲、泄泻、胸闷、不欲食等症状，故用补中益气汤重用黄芪加桔梗，以培补中焦、益气升提而获效。本例病情与治疗均异于文献记载，故摘录报道，以供同道参考。

（四）男子乳房发育症

案例　患者黄某铨，男性，34 岁。

初诊：1973年4月18日。

主诉：左侧乳房现一肿物已2月余。

病史：患者于2月前发现左乳房肿物自觉局部有疼痛，腰部酸痛和夜尿多。检查患者见左侧乳头深部有鸽蛋大之肿物，边界清楚，椭圆形，可移动，压之有疼痛。舌质淡，舌苔薄白，脉缓。

中医诊断：乳疬。

中医辨证：肝虚血燥，肾虚精怯，血脉不得上行，肝经无以荣养。

治则：舒肝解郁，补肾益精。

方以：自拟方舒肝解郁汤加减。

处方：鹿含草15g　巴戟天12g　熟地30g　郁金9g
白芍12g　肉苁蓉15g　仙茅9g　柴胡4.5g
青皮6g　素馨花9g。

3剂，每天1剂。服药后，左乳房肿物完全消散，疼痛消失，随访4年，肿物未见复发。

[**按语**] 本病现代医学称为男子乳房发育症，一般认为因睾丸功能不全所致。中医称为乳疬，其诊断要点为乳晕中央生一扁圆形肿块，形似棋子，质地不坚，边界清楚，触之有轻度痛感。乳房为阳明胃经所司，乳头为厥阴肝经所属，大凡治乳房疾病，多从肝胃着手。但对男子乳房发育症的治疗则不能拘泥于肝胃二经。明代陈实功《外科正宗》说："男子乳节与妇人微异，女损肝胃，男损肝肾，盖怒火、房欲过度，以此肝虚血燥，肾虚精怯，血脉不得上行，肝经无以荣养，遂结肿痛。"故治疗上以舒肝解郁和补肾益精合用，疗效较理想。

三十三、外阴癌

案例 患者马某，女，45岁，浙江太顺县人。

初诊：1974年5月。

病史：1973年5月，发现在右侧大阴唇一疣状硬结，6月硬结溃破。10月25日浙江省人民医院检查（住院号：179492）：大阴唇略肿大，小阴唇右侧下1/3溃烂，会阴部溃疡约为5cm×4cm×1cm，两侧腹股沟淋巴结（+）。11月4日病理报告（报告单号：17520）："外阴溃疡，溃疡边缘覆鳞状上皮早期癌变"。临床诊断："外阴癌晚期。"11月15日起，曾行11.29c/kg放射治疗，溃疡收敛至2cm×1cm。1974年2月出院后，溃疡又扩展，疼痛加剧，转请中医治疗。特从太顺县前来诊治。

1974年5月初诊：患者外阴右侧有10cm×12cm硬性肿块，触之如石，平塌，边界不清，皮肤紧而亮，无红热，肿块中央有一溃疡，约3cm×2cm×0.5cm，边缘突起，质硬，凹陷，底平。溃后皮烂肉坚，血水淋漓，局部疼痛难忍。脉虚大浮数，舌淡无苔，舌皱裂。

中医诊断：外阴岩。

中医辨证：邪盛正衰，气血亏虚，肝脾两伤，痰湿内蕴，毒邪炽盛。

治则：祛湿解毒。

方以：自拟方祛湿解毒化瘀汤。

处方：白花蛇舌草120g　生苡仁30g　重楼15g　没药9g
乳香3g　蜈蚣10条　僵蚕30g　生牡蛎30g
当归15g　黄芪15g　白术15g　香附12g。

每日1剂，水煎服。

冰黛彩霞散调茶油外敷患处，换药时取绿茶一撮，加少许食盐冲泡后温洗患处，具有清洁收敛、燥湿消炎功效。

二诊：1974年10月，患者大便失禁，肛门流脓血。检查：原有癌肿体已有部分变软和消退，但已沿皮下呈浸润性扩展至肛周。距肛门3厘米之右侧发生第2处溃疡，约为4cm×3cm×2cm；距肛门5cm之左侧发生第3处溃疡，约为2cm×2cm×1cm。肛周及会阴部之硬性肿块联结一起，肛门、阴道失去弹性，溃疡面脓水污血淋漓。近数月来明显消瘦，面色枯黯，不能起床，纳食不进。脉虚浮，舌淡红无苔，且有皱裂。此时气血大衰，中土已败，是属危证。治以大补气血为急。

处方：黄芪120g　当归30g　白术30g　生山药30g
生地30g　重楼30g　乳香9g　没药9g
香附12g　僵蚕15g　蜈蚣3条

每日1剂，水煎服。

上方连服数剂后，纳食渐增，溃疡面分泌物减少，疼痛减轻，继服则溃疡处有虫行痒惑，溃疡开始收敛。此乃气血渐充之象，毒邪渐化，病痛转机。

1976年2月随访：脉缓有力，舌润苔微，面色润泽，体丰壮健，闭经两年有余，本月复潮。溃疡愈合后的瘢痕平整。经检查，阳性体征完全消失。

1979年5月恢复工作。1981年随访：病愈4年无复发。按1960年8月全国肿瘤会议《中医中药治疗恶性肿瘤疗效判定标准》，判为治愈病例。

［**按语**］本例经中药治疗6个月余，服药一百余剂，治疗期间，未用任何西药及其他疗法。白花蛇舌草、黄芪在本例治疗配伍中用量在120g左右，方出现较佳疗效；黄芪大补气血，以当归、白术为伍；配乳香、没药为通。以白花蛇舌草、重楼、生苡仁、蜈蚣祛湿解毒。蜈蚣，走窜破瘀，解毒散结，能开脏腑经络之气血凝聚，每剂最大用量达10条，共服300余条，未发生不良反应。

三十四、反复性剥脱性唇炎

案例 蒋某，女，34岁。

初诊：1976年10月27日。

主诉：口唇糜烂已6年。

病史：患者于1970年口唇发痒，经抓挠后糜烂流水、出血、疼痛，每至月经加剧。曾以维生素B_{12}局部封闭治疗6次，未见效。继服各种过敏和消炎药，仍未愈。现症：口唇奇痒、脱皮、流水、糜烂、出血、疼痛，以后结痂缓解，几天后上述症状重复出现，周而复始，长达6年。病理切片活组织检查：未发现癌细胞，呈大量炎症细胞。

中医诊断：唇风（剥脱性露炎）。

中医辨证：风燥伤脾，唇失滋养。

治则．清热凉血、活血疏风。

方以：加减桃红四物汤。

处方：当归15g 赤芍15g 生地15g 红花9g
僵蚕9g 地龙15g 苦参15g 徐长卿30g
丹皮15g 荆芥9g 陈皮9g 蝉蜕6g
甘草6g

水煎服。

11月30日复诊：上方共服32剂，唇奇痒消失，不再脱皮，溃疡愈合。但在月经期还有复发；轻度发痒，不再糜烂。

12月28日复诊：未见复发，上方又服26剂以巩固疗效。

1977年1月8日追访：口唇肌肉生长良好，无任何不适感，月经期亦未见口唇发痒。

［**按语**］共用加减桃红四物汤58剂而治愈，其所以有效，是由于以当归、

生地生血养脾阴而润燥；赤芍、红花、丹皮、苦参以清热凉血消瘀；地龙以通经；徐长卿、荆芥、僵蚕、蝉蜕以祛风：少佐甘草、陈皮和胃调中，以防苦寒伤胃。使脾燥得润而燥裂自愈，风邪得除而奇痒得消，血热得清，溃烂得愈，经脉得通而肌肉自长，故而唇风治愈。

三十五、肢端紫绀症

案例 刘某某，男，14岁。

初诊：1978年11月23日。

病史：6年前冬季某日，随其母早起上班。因候车时间较长，当时无何感觉，在晚上回家后发现患儿手足青紫发凉，但不肿不痛。经某医院诊为冻伤。用多法治疗虽有好转，症状终未消除，直到第2年夏季才告痊愈。此后，每年冬发夏愈，形成了周期性。家长没办法，只好在冬季到来之前，为了避免受寒，就给患儿戴手套、穿厚袜进行预防。为了解除患儿病苦，遂来卫生院试用中医药治疗。患儿营养、发育中等，面色尚华，精神活泼。但见手足青紫，扪之皮肤发凉，分布匀称直到腕踝处，无硬结及肿痛。指压则见肤色苍白，回血很慢。足较手征轻，心肺未闻异常，腹部平坦，肝脾不大。苔白润，脉沉迟。

中医诊断：紫绀。

中医辨证：寒凝血瘀证。

治则：活血化瘀、温经散寒。

处方：自拟方通脉活血汤加减。

处方：丹参25g　赤芍20g　红花10g　干姜10g

桂枝15g　甘草7.5g。

水煎取汁，日3服。

服6剂后，手足青紫发凉减轻，指压后回血较快。15剂后，手足转温，青紫消失，可不戴手套穿厚袜御寒。惟时有自汗出，改用玉屏风散益气固表。服数剂自汗止，肢端紫绀未再现。随访3年无复发。

［**按语**］本病是一种血管痉挛性疾病。可能与小静脉反射障碍，致使小动脉继发性收缩有关。临床表现为手足匀称性青紫，扪之皮肤发凉，不发生溃破，无硬结及肿痛，指压则皮肤色苍白，回血很慢。针对这些本病发展与寒邪外侵、经络阻塞气血凝滞之病因，治之以丹参、赤芍、红花养血活血、散

瘀化斑、行气润燥、软坚通络；干姜温中散寒，守而不走，除风湿理气且行气开胃、醒脾化湿；桂枝温经散寒、活血通脉；甘草调和诸药，共奏养血活血、温经散寒、通络化斑、散瘀润燥之功效，使本病获效而愈。从现代药理来说，以上诸药均能改善毛细血管和血管通透性，增加血流量，使皮肤新陈代谢有利营养吸收的作用。

三十六、舌体血管瘤

案例 林某成，男，67岁。

初诊：1981年3月17日。

病史：初诊舌体前部偏右侧出现肿块已1月，肿块直径约1cm，隆起呈核状，按之坚硬不移，稍有压痛，表面色泽正常。曾经某院口腔科检查，诊断为舌体血管瘤，用青霉素等抗生素治疗无效。作肿块穿刺，有空腔感，但未吸出任何液体，退针时带少许血液，肿物时显缩小，但片刻又恢复原状。常感头晕目糊，口干腹胀。脉弦，舌苔黄腻，边有紫点。

中医诊断：痰核。

中医辨证：肝之本脉，肝郁化热，灼津成痰，痰热循心脾二经，上冲舌本，络脉瘀阻。

治则：化痰软坚，清瘀热。

处方：自拟方疏肝化痰软坚汤加减。

处方：生白术9g　制半夏9g　夏枯草9g　丹参9g
牡丹皮9g　赤芍15g　连翘9g　八月札15g
海藻12g　煅瓦楞15g　生苡仁30g　白英15g
炒山楂9g　炒神曲9g　白花蛇舌草30g。

水煎取汁，日3服。

二诊：1981年3月24日。

舌部肿块依然，嗓症同上，脉弦，苔黄腻。心气通于舌，脾脉连舌本、散舌下，痰热挟瘀结聚，难求速效，宜缓缓图治。原方去八月札、炒山楂、炒神曲，加沙氏鹿茸草16g、生牡蛎（先煎）30g、炒黄芩9g、紫草9g。

三诊：1981年4月28日。

舌体肿块已见缩小，但根底仍硬，自感目糊，口干，脘腹胀满，脉弦，苔薄黄腻，痰瘀略化，肝脾未和，再宗效法：

生白术 9g　制半夏 5g　炒陈皮 5g　丹参 9g
炒赤芍 15g　炒丹皮 9g　紫草 9g　连翘 9g
夏枯草 9g　生苡仁 30g　煅瓦楞 15g　生牡蛎（先煎）30g
八月札 15g　海藻 12g　沙氏鹿茸草 15g　白花蛇舌草 30g
香谷芽 12g。

四诊：1981 年 6 月 28 日。

舌部肿块明显缩小，约绿豆大，时或升火面红，目糊，脘腹已舒，脉弦，苔薄黄腻。前投清热解毒以消肿，化痰软坚以散结，凉血祛瘀以通络，痰热已减，瘀血渐化。迩来升火目糊，仍为肝阳偏亢之象，再守前法，稍佐平潜。原方去连翘加生石决（先煎）16g、嫩钩藤（后下）9g。止方加减，连续进服，舌体隆起肿块，逐步缩小，以致平复，根底亦软化，随访一年稳定。

［**按语**］本例舌体血管瘤，颇与《医宗金鉴》所称的痰核相似，如《外科心法要诀》说："痰核舌上一核生。"原注："痰核者，心脾痰涎郁热，舌上生核，强硬作痛"。本病脉见弦象，舌苔黄腻，边有紫点。辨证分析，显系痰热内乘心脾二经，上冲舌本，血脉壅瘀无疑。瘀凝当责诸痰热，然痰热的形成，又当责诸脾虚湿盛及肝郁气滞。可见病之标在痰热挟瘀，而病之本则在脾与肝。故治疗当以标本同参。治标则用连翘、白英、白花蛇舌草以清热解毒；丹参、赤芍、丹皮以凉血祛瘀；半夏、陈皮、煅瓦楞、夏枯草、海藻、生牡蛎以化痰软坚。治本则用白术以健脾运湿；八月札以疏肝理气。沙氏鹿茸草，性平，微苦涩，治乳癌、乳痈、血管瘤、烂脚疮。紫草，气味苦寒，而色紫入血，能清理血分之热，取二味配合，故能提高清热凉血的功效，促使血管丰富的炎症性增生物消退。饵服数月，果获桴应。虽是个案治验，殊堪珍视。

三十七、阴囊湿疹

阴囊湿疹为湿疹中常见的一种，局限于阴囊皮肤，有时可延至肛周，甚至阴茎部。有潮湿型和干燥型两种，前者表现为整个阴囊肿胀、潮红、轻度糜烂、流汁、结痂，日久皮肤肥厚、皮色发亮、色素加深；后者潮红、肿胀不如前者，皮肤浸润变厚，呈灰色，上覆鳞屑、且有裂隙，因经常搔抓而有不规则小片色素脱失，瘙痒剧烈，夜间更甚，常影响睡眠和工作。中医称为"肾囊风"。

案例　陈某长，男，30 岁。

初诊：2012 年 12 月 17 日。

病史：患者 3 天前突觉阴囊干燥起疙瘩、瘙痒甚，抓挠后阴囊潮湿水肿渗液疼痛，粘内裤，遂来就诊。目前患者阴囊痒痛明显，苦不堪言，口苦而腻，夜寐欠宁，大便干结，小便色黄。

皮肤科检查：阴囊肿胀、色红、糜烂渗液，舌质红，苔黄，脉弦数。

中医诊断：肾囊风（湿热下注型）。

中医辨证：湿热下注所致。

治则：清热利湿，解毒止痒。

方以：龙胆泻肝汤加减。

处方：川牛膝 9g　黄柏 9g　苍术 9g　龙胆草 12g
北柴胡 6g　黄芩 12g　栀子 12g　生地黄 15g
土茯苓 15g　槐花 12g　紫草 12g　白鲜皮 12g
刺蒺藜 12g　地肤子 15g　赤芍 12g　首乌藤 15g
甘草 3g

水煎服，日 1 剂，连服 1 周。外用将药渣加绿茶一撮，食盐一小勺，水煎 5 分钟后倒入盆内，待温度降至 30℃左右外洗浸泡患处 15 分钟，每日早晚各 1 次。

二诊：用药 1 周后，阴囊肿胀、痒痛明显减轻，疙瘩变小，糜烂处已结痂，夜寐转安，舌质红苔薄脉弦数。上方去首乌藤，继服 4 天。外洗中药继用。

三诊：阴囊肿胀、色红、渗液、疙瘩已消退，痂皮脱落，痒痛消失，为巩固疗效，嘱其忌辛辣刺激食物，避免外界刺激，如热水烫洗、暴力搔抓等。

［**按语**］阴囊属足厥阴肝经，阴囊湿疹为肝经湿热下注所致。治疗当以清热利湿、解毒止痒为法则。方中川牛膝引药下行；龙胆草性味苦寒，功在燥湿清热，入肝胆膀胱经，苦寒沉降，长于清泻肝胆实火，三焦湿热；黄柏、苍术、黄芩、栀子清热燥湿、泻火解毒，共辅龙胆草清利三焦实热而燥湿；北柴胡疏肝理气；白鲜皮、刺蒺藜、地肤子清热燥湿止痒；土茯苓、槐花、紫草清热利湿凉血；生地黄、赤芍凉血消散，其中生地黄甘寒，既可凉血泄热，又善养阴生津，佐苦寒之剂免伤阴分，赤芍酸寒，能泻能散，既可凉血活血，又能泻肝火；甘草调和诸药；全方诸药配合，共奏清热除湿、凉血解毒之功，使热清湿利而皮疹得消。配合外洗可清热止痒，收敛除湿，故治疗

阴囊湿疹可收到较好效果。

三十八、瘢痕疙瘩

瘢痕疙瘩为皮肤损伤后，结缔组织过度增生和透明变性而引起的良性皮肤肿瘤，中医称本病为“肉龟疮”。临床以胸部、肩背部不规则突起增生性斑块，肥大而坚硬，色淡红或白，形如蟹足或蜈蚣，无明显症状或偶伴有瘙痒为特征。本病多见于外伤、烧伤后发生，常数年不愈。本病的治疗比较困难。西医常见治疗方法有：①局部冷冻治疗，因术后疼痛较重，产生红肿、水疱、糜烂等反应疗效不满意而不易为患者接受；②采用皮质类固醇局封，可收到一定效果，但长期食用可能诱发高血压、高血压糖尿病等，仅限于小面积损害的短期应用；③对于较大损害可手术切除后配合放疗，但需要较高的医疗条件，并有一定痛苦。

案例 林某清，男，30 岁。

初诊：2013 年 8 月 19 日。

初诊：患者半年前因胸背部出现毛囊炎，自行挤压后，胸背部起樱桃大小红色斑片，轻微痒痛感觉，尤以局部摩擦刺激和出汗后症状更为明显，曾间断外用激素类药膏外涂，痒痛可减轻，但皮损无明显改善，此后皮疹逐渐增大，患者于 3 个月前在某医院行皮损处激素药物注射治疗，经治疗后皮损局部萎缩，但未完全消退，停用药物后仍有发展趋势，遂来我院皮肤科诊治。目前患者胸背部散在瘢痕疙瘩，其色淡红，质地较硬，小便量少色黄。

皮肤科检查：胸背部瘢痕高出皮面，大小形态不一，胸部有一瘢痕呈蟹足状向外伸展，表面光滑发亮，呈淡红色，质地较硬，舌质红，苔黄，脉弦滑。

中医诊断：肉龟疮（热毒凝聚型）。

中医辨证：外邪入侵肌肤致湿热搏结、血瘀凝滞而成。

治则：解毒消结、活血化瘀。

方以：自拟方活血通络散结汤加减。

处方：益母草 15g　丹参 15g　鸡血藤 15g　牡蛎 24g
龙骨 24g　醋鳖甲 9g　醋龟甲 9g　乌梅 12g
三棱 9g　莪术 9g　皂角刺 6g　泽泻 15g
鸡内金 15g　金钱草 15g　半边莲 12g　半枝莲 12g

虎杖 12g　　　龙葵 12g

水煎服，日 1 剂，连服 14 日。

外用：喜疗妥软膏，早晚各涂 1 次，稍加按摩半分钟。

二诊：用药 14 天后，皮损开始变得稍软，颜色转淡，继服上方 14 天，外用喜方妥软膏。

三诊：药后皮损已软，局部高突基已变平，方药仍以解毒软坚、活血化瘀为治则，继服上方 14 天以巩固疗效。

［**按语**］瘢痕疙瘩中医称“肉龟疮”，多因外胁邪入侵肌肤致湿热搏结，瘀滞经络阻塞不通所致。《中国医学大词典》肉龟疮记载：“此证由心肾二经受邪所致，生于胸背两胁间，俨如龟形，头尾四足皆具，皮色不红，高起二寸，疼痛难忍”。本例患者按照辨证施治的原则，以清热解毒、软坚消结为治则，方中用益母草、丹参、鸡血藤、皂角刺活血化瘀、行经通络；牡蛎、龙骨、醋鳖甲、醋山甲软坚消结；半边莲、半枝莲、虎杖、龙葵、金钱草、泽泻清热毒、活血利尿退黄；诸药合用，促进瘢痕疙瘩变软变平。外用喜疗妥软膏主要成分是粘多糖磷脂，具有较强抗炎及抗增生作用，能有效地改善局部血液循环，吸收渗液，施药后能迅速消除疼痛和压迫感，缓解肿胀，促进结缔组织新陈代谢，使组织再生从而达到治疗目的。

三十九、鱼鳞病

鱼鳞病是一种常见的遗传性皮肤角化障碍性疾病，中医称“蛇皮癣”。多于儿童时发病，主要表现为四肢伸侧或躯干部友肤干燥、粗糙，伴有菱形或多角形鳞屑，外观如鱼鳞状或蛇皮状，重者皮肤皲裂、表皮僵硬，导致自身汗毛稀少、排汗异常。本病临床治疗分为血虚风燥证和瘀血阻滞证。血虚风燥证：常自幼发病，皮肤干燥粗糙，上覆鳞屑，呈灰白色，间有网状沟纹，肌肤甲错沟，偶有轻微痒感，冬重夏轻；伴见形体消瘦，面色苍白，感头晕目眩，口干，苔白脉细。瘀血阻滞证：幼年即发病，皮肤呈弥漫性角化，状如鱼鳞，肌肤干燥粗糙，以致皲裂；伴有面色黯黑，舌质紫暗，有瘀点或瘀斑，脉涩。

案例 1　贾某丹，女，40 岁。

初诊：2013 年 2 月 9 日。

病史：患者 4 个月时发病，其皮肤干燥粗糙，上有鳞屑，随年龄增长皮损加剧，冬重夏轻，曾长期口服维生素 A、维生素 E 无效，其父亦患有本病，有家族史。目前患者四肢皮肤干燥脱屑，呈鱼鳞状，伴口干咽燥、夜寐欠宁、大便偏干。

皮肤科检查：形体偏瘦，全身皮肤干燥粗糙，尤以四肢伸侧为著，四肢皮肤干燥上有鳞屑，紧附皮肤，边缘翘起状如蛇皮，触之有刺手之感，舌质淡红苔薄白，脉细。

中医诊断：蛇皮癣（血虚风燥型）。

中医辨证：血虚生燥，肌肤失养所致。

治则：养血滋阴，荣润肌肤。

方以：四物汤合玉屏风散加味。

处方：川芎 9g　当归 9g　白芍 15g　熟地黄 15g

黄精 15g　女贞子 15g　墨旱莲 15g　郁李仁 12g

火麻仁 12g　瓜蒌仁 15g　太子参 9g　麦冬 15g

五味子 9g　首乌藤 15g　合欢皮 12g　防风 6g

白术 9g　黄芪 9g

水煎服，日 1 剂，连服 30 剂。

外用：喜疗妥软膏，每日早晚各涂 1 次。

二诊：服药 1 个月及外用后，皮肤干燥减轻，鳞屑变软，触之已不碍手。继服上方 30 剂，外用同上。

三诊：内服及外用后，四肢已无鳞屑形成，皮肤稍有干燥，嘱其外用百雀羚润肤露，以滋润皮肤。

案例 2　陈玲，女，32 岁。

初诊：2013 年 1 月 20 日。

病史：患者自诉出生后不久发病，四肢皮肤甲错，尤以肢为甚。冬重夏轻，西医诊为鱼鳞病，其父亦患本病，有明显的家族史。目前患者四肢皮肤干燥粗糙，呈鱼鳞状伴口干口苦，纳呆，两目干涩模糊。

皮肤科检查：面色暗淡，四肢皮肤干燥粗糙，尤以下肢为甚，状如鱼鳞，舌质紫暗，苔薄，脉弦涩。

中医诊断：蛇皮癣（瘀血阻滞型）。

中医辨证：瘀血阻滞致肌肤失养而甲错。

治则：活血化瘀、润燥养肤。

方以：活血润燥汤。

处方：川牛膝 12g　百合 15g　当归 9g　益母草 15g

丹参 12g　薏苡仁 15g　茯苓 15g　山药 15g

墨旱莲 12g　太子参 9g　麦冬 15g　五味子 9g

制首乌 15g　枸杞子 15g　菊花 15g　桑椹 15g

水煎服，日 1 剂，连服 21 天。

外用：喜疗妥软膏，每日早晚各涂 1 次。

二诊：皮肤干燥粗糙明显缓解，嘱其禁用碱性肥皂洗浴并忌食辛辣刺激性食物，继服上方 28 天。

［**按语**］鱼鳞病因先天禀赋不足，真气虚衰，肾精亏少，精亏血燥，皮肤无以荣润，或因先天禀赋虚弱而致血脉运行涩滞，气血不能通达肌肤，体肤失养所致。案例一患者系因血虚生风，风盛则燥，阴虚肌肤失养所致。遵行“血行风自灭”的法则，治则强调益气养血活血为主，兼以祛风滋阴润燥，外用喜疗妥软膏，倡内服外用并举，方以四物汤合玉屏风散加味。方中用川芎、当归、白芍、熟地黄、黄芪、白术益气养血活血；黄精、女贞子、墨旱莲滋补肾阴润燥；太子参、麦冬、五味子益气养阴润燥；郁李仁、火麻仁、瓜蒌仁润肠通便；加防风祛风达表，全方共奏滋阴润燥、养血活血祛风之效。

案例二患者系因禀赋素弱，气血循行不畅，经脉瘀阻，新血不得以生，乃至肌肤失养而呈鱼鳞之状。方中用当归、益母草、丹参活血化瘀而养血；薏苡仁、茯苓、山药健脾燥湿；墨旱莲、制首乌、枸杞子、桑椹、菊花滋补肝肾、清肝火明目；太子参、麦冬、五味子、百合益气养阴润燥，诸药合用，达到活血祛瘀、养阴润燥养肤之功效。

鱼鳞病是遗传性疾病，目前尚无根治的方法，中医药内服配合外用药治疗可在一定程度上缓解病情。

四十、白发

白发是指头发全部或部分变白。少白头可能与遗传因素、精神因素、内分泌失调、自身免疫、营养障碍等有关。肖老认为本病系因肝肾亏损，气血不和，发失濡养所致。

案例　于某，女，25 岁。

初诊：2014 年 4 月 21 日。

病史：患者自诉素体虚弱，半年前出现白发，逐渐增多，伴头晕头痛、手足不温等症状，曾多处就诊，内服及外用药物（具体不详）治疗无效，白发日渐增多，慕名来求诊。目前患者头部散在性白发，伴头晕头痛、口舌生疮、纳呆、四肢不温、大便不畅。

皮肤科检查：面色苍白，形体偏瘦弱，头部弥漫性白发，以近前额部白发偏多，舌质淡，苔薄白，脉沉细。

中医诊断：白发。

中医辨证：肝肾亏虚，气血失和，气滞血瘀。

治则：滋补肝肾，养血益气，调和气血。

方以：杞菊地黄丸加减。

处方：制首乌 15g　熟地黄 15g　枸杞子 15g　黄精 15g
墨旱莲 15g　黄芪 9g　当归 9g　川芎 6g
益母草 15g　肉桂 5g　僵蚕 9g　赤小豆 15g
天花粉 12g　灵芝 15g　火麻仁 12g　山楂 15g
茯苓 15g　山药 15g

水煎服，日 1 剂，连服 14 日。

另嘱：早晚用牛角梳梳头 200 下。

二诊：白发不再增多，夜寐欠宁，舌质淡，苔薄，脉细。同上方去益母草，加首乌藤 18g，连服 14 日。嘱每日早晚用牛角梳梳头各 200 下。

三诊：白发部分转黑，手足不温已明显改善，大便偏干，舌质淡，苔白，脉细。同二诊方去肉桂，加瓜蒌仁 12g，连服 30 日，早晚梳头 200 下。

四诊：白发绝大部分已转黑，嘱继服前方 14 天。

［**按语**］《中医外科学》所谓“久病体虚，肝肾亏损”，肝藏血，肾其华在发，患者素体虚弱，肝肾亏虚，气血不足，导致气滞血瘀，皮肤血脉闭阻，血不养发而导致白发生成。本方内服剂重在滋肝补肾、祛风活血黑发。方中制首乌、熟地黄、枸杞子、黄精、墨旱莲滋补肝肾、化生精血、黑发养发；黄芪益气固表；当归、川芎、益母草行气活血；僵蚕祛风止头痛；肉桂温中补阳；赤小豆、天花粉清热消疮生津，加入灵芝养心安神；山楂、茯苓、山药健脾胃，兼防补药浊腻。诸药合用，全方共奏滋补肝肾，祛风活血黑发之功效。

四十一、结节性红斑

结节性红斑是好发于中青年妇女的常见皮肤疾患，其皮疹形态为红斑、结节。常对称发生在小腿胫前，病程缠绵，反复发作，类似中医古籍记载的“瓜藤缠”，《医宗金鉴 . 外科心法要诀》：“此证生于腿胫，流行不定，或发一、二处，疮顶形似牛眼，根脚漫肿。……若绕胫而发即名瓜藤缠，结核数枚，日久肿痛，腐烂不已。”本病属中医斑类范畴。现代医学认为其基本病变是血管炎，并将本病归属于周围血管炎的范畴内。肖老认为由于其皮疹为红色或暗红色结节，属瘀血之症，所以在整个治以疗过程中，活血化瘀为必须应用的治疗大法，切不可纯用寒凉药，以免加重病情。

案例 林某英，女，51 岁。

初诊：2012 年 12 月 24 日。

主诉：两小腿疼痛性结节 1 周。

病史：患者一周前两小腿胫前突出数个指甲大小结节，皮肤鲜红硬肿，灼热疼痛，伴有关节酸楚，身热，大便干，夜寐欠宁。

皮肤科检查：两小腿胫前突出数个指甲大小结节，皮肤鲜红硬肿，舌质红，苔黄，脉滑数。

中医诊断：瓜藤缠（血热偏盛型）。

中医辨证：素体蕴湿，血分有热，湿与热互结，阻塞经络，气血运行不畅所致。

治则：清热凉血，活血行气通络。

方以：自拟方

处方：仙鹤草 15g　白茅根 15g　牡丹皮 12g　紫草 15g
土茯苓 15g　槐花 12g　赤芍 15g　当归 6g
川芎 6g　苏木 9g　枳壳 9g　白芍 12g
地龙 12g　首乌藤 18g　合欢皮 15g　大黄 6g
川牛膝 12g　甘草 3g

水煎服，日 1 剂，连服 14 日。

外用：龙珠软膏，每日两次涂抹患处。

二诊：内服外用 14 天后，自觉症状减轻自行停药，近 1 周因外感皮疹仍有反复，伴口干咽痛，夜寐欠佳，大便偏干，舌质红，苔薄，脉弦数。

辨证：外感风热，血热郁阻，瘀滞经络。

治则：清热凉血，行瘀通络。

方药：仙鹤草 15g　白茅根 15g　藕片 15g　北柴胡 6g

连翘 12g	牛蒡子 12g	黄芩 12g	栀子 12g
桃仁 9g	红花 9g	赤芍 12g	泽兰 12g
酒大黄 6g	首乌藤 15g	合欢皮 12g	太子参 9g
麦冬 15g	五味子 9g		

水煎服，日 1 剂，连服 14 日。外用同上。

三诊：用药 14 天后，口干微有，皮疹已明显消退，关节时有酸痛，大便偏干，舌质红苔薄脉弦。方以清热凉血、化瘀通络为法。

处方：

川芎 6g	当归 6g	赤芍 12g	桃仁 12g
酒大黄 6g	瓜蒌仁 12g	牡丹皮 12g	枳壳 6g
槟榔 9g	石斛 9g	首乌藤 18g	合欢皮 12g
川牛膝 12g	丹参 12g	紫草 15g	泽兰 12g
仙鹤草 15g	白茅根 15g		

水煎服，日 1 剂，连服 14 日。外用同上。

四诊：皮疹基已消退，为巩固疗效，继服 14 日。

[**按语**] 本病的发病原因不外乎血热偏重，湿热蕴结，郁阻肌肤，阻隔经络，瘀血凝滞所成。肖老认为临床施治应以活血化瘀为基础，根据其症状进行辨证，分别配以清热凉血利湿或配以散寒祛湿。

病例中患者初诊辨证为素体蕴湿，血热偏重，湿热互结阻塞经络，气血运行不畅所致，治以清热凉血、活血行气通络。方中用仙鹤草、牡丹皮、槐花、赤芍、土茯苓清热凉血利湿；用当归、川芎、苏木、枳壳、白芍、地龙活血行气通络止痛；夜寐欠宁加首乌藤、合欢皮；甘草调和诸药。二诊时患者外感风热，热郁营血，瘀阻经络，治宜疏风清热凉血燥湿，化瘀通络。方中用北柴胡、连翘、牛蒡子疏散风热；仙鹤草、白茅根、藕片、黄芩、栀子清热凉血燥湿；热病伤阴，加太子参、麦冬、五味子滋阴润燥；桃仁、红花、赤芍、泽兰活血化瘀通络。三诊、四诊患者症状明显好转，治疗继以清热凉血，化瘀通络。在外治方面应用的龙珠软膏是由麝香、牛黄、珍珠、冰片、炉甘石、琥珀等中药材制成，其中麝香芳香走窜具有消肿散结、开塞通络之效；牛黄乃清热解毒之良药，冰片、珍珠、琥珀、硼砂等共奏清热解毒、活血化瘀、消肿止痛之功效。

另外，本病在治疗期间忌食鱼虾蟹、姜、蒜和酒类等腥发之品。急性发作时，应卧床休息、抬高患肢，同时避风寒、防潮湿，冬季注意保暖，以防复发。

第六章　医理医话

一、肖治安老中医学术思想及经验简介

（一）医事生活

肖治安（1884—1964），字玉成，福州人，为福建省近代四大名医之一。治安公出身于五代均系从医的家庭中，受祖上影响，从幼年起，一边就读于私塾，一边利用课余常帮家里采集药或种植药材，来增长医药知识。日积月累，治安公颇有心得，加以天资颖悟、勤奋好学，故在其父母逝世后、家道中落之时，他继承先人遗志，刻苦自修医学著作，将书本与祖传经验相结合，广采众长。青年之后，治安公终于以医为业，悬壶于澳桥，专攻中医外科，屡起沉疴，不数年，声名大噪。但他并不自满，继续精心钻研，其中尤以《内经》《脉经》《医宗金鉴·外科心法》《疡医大全》《外科正宗》《外科政治全生集》《疡科心得集》等最常诵读，不少名篇警句直至晚年仍能朗朗背诵，了然于胸。对历代中医外科名家医案治安公亦能反复细阅，从中借鉴成功经验及失败教训来充实自已，且在行医过程中，不仅虚心向名家学习，而且对民间群众持有一技之长者，亦诚恳求教。如汤外一木匠，有一祖传治疗流注丸药秘方，治安公不耻下问，几次登门用高价延请授方。又如河南赵某来榕持有提炼丹药验方，治安公亦托友迎至家中，求其传授，甚至街头卖艺售药者，也常与交游。

治安公对医术精益求精，医名盛传省内外及东南亚一带，每日登门求治者百数十计。他擅于汤药，精于丸散丹膏。但他仍常说，一个外科医生，不习《内经》《脉经》，不辨阴阳、病因、经络部位，只靠丹膏则难奏效。对外科疑难及危重病证，治安公从不单凭疮疡表面症状来定治则，而是结合考虑患者的内在变化，以及年龄、职业、饮食起居等多种因素，正确运用四诊八纲，观微发隐，抓住要害，细心观察，把辨病与辨证结合起来，从整体治疗着手，内服与外敷灵活运用，并在治疗过程中讲究饮食、护理，攻克了不少外科疑难顽疾，挽救了不少垂危的病人。

治安公在六十多年行医中，接触过众多上层和富贵之人物和广大贫苦民众，但他对患者不分贵贱，一视同仁，除收应得的诊金、药费外，从不猎取分外之款。对贫苦的患者除免收诊金外，对特困者还赠送药品。此外，治安公在新中国成立前，每逢天灾人祸之时，常常救济百姓，如发洪水，对困于洪水之中的贫苦民群，动员家人出动船只到各处救人并施粥；冬季严寒季节，发棉衣、棉被给饥寒交迫的劳动民众，对他们死后无法收尸的施棺木等。治安公以古代医家的医风医德来严格要求自己，尽力做些阴德善事，使其颇得社会各阶层人物的尊敬和爱戴。

治安公十分重视中医人才培养，曾投资支持福州中医学社办学。治安公1947年被选为学社理事长，其子女有四，子拯、秋初、泽梁、吟蒙，女吟蒙即系该学社的第1～2届毕业生，亦为蜚声福州的一代名医。新中国成立后，治安公以家藏四千余册药书及医药设备、药源等投资联合诊所及区域医院，不顾年事已高，仍亲临门诊为广大民众诊治外科疾病，并将常用祖传秘方和临床验方及外用药品交药厂加工提炼成水剂、片剂、软膏、散剂、酊剂等，既方便病人也有助于中医事业的发展。

治安公于新中国成立后，先后两届被推选为福州市政协委员、常委、福州市科协主席团成员。他的四个子女亦满地开花，在福州各医院皆以医名见誉。其后人为医者20多人，为纪念他对中医外科事业和学术的贡献，以便更好地继承发扬他的学术思想，福建省市有关部门于1986年8月28日正式在福州成立了一个以他名字为命名的“福州市肖治安中医外科医院”。

（二）学术见解与临床经验

1. 重视立足于临床，以此来验证理论

治安公认为做医生，除心存济世、博采医学、名家之长外，不通过临床实践，立论平正，就不能很好地理解和掌握好“证有常有变，必须通权达变的处理”，就算不了德术兼备，更谈不上进一步提高和总结经验，故重视立足临床实践，验证书本理论，研究疾病防治的规律性，才能提高疗效。如疔毒走黄来势暴急，他诊治时，首先扣住火毒不得外泄、反向内攻，多为正盛邪实这一病机规律，然后再根据临床表现，选用清、下、汗三法。若火毒攻心、流窜脏腑的，治宜清法。方用五味消毒饮、黄连解毒汤、犀角地黄汤三方合并，并随兼症临时加减，来达到清营凉血解毒的作用；若是俱令走黄，欲将攻里，里热实证明显者，治多先用下法，方用疔毒复查汤加减，来达到通腑

泻火、解毒透脓之作用；对于已走黄、正气未衰、全身昏愦、恶寒无汗、脉浮紧等表证明显者，治用汗法，方以七星剑汤加减来达到透表发汗、解毒清热的作用。采用这些方药诊治疔毒走黄，均能获得满意疗效。总之，治安公立足临床辨证详确，在选方用药上则各得其宜，既有成法可循，又有活法可寻，求古训而不泥，或师其法而异其方，或取其意而另其药，不拘一家之方、门户所见，确实体现了他创新旨而不趋奇的特色。

2. 治阳证，重于调理气血

他对阳证疮疡辨证，重视正气与病邪的关系，遵循《内经》所训："有诸内，必形于外"之宗旨，认为疮疡之疾患发于体表，但其根本在于体内气血失调。常说："气血偏虚一分，毒邪内侵一寸。"并提出，不能因《金鉴》所谓"痈疽原是火毒生"，动辄大剂苦寒，单纯追求清热解毒，损伤脾胃，妨碍气血生化，所以他在治疗时，必审邪正，常在采用清热解毒方药中配上健脾益气诸药，极重视气血在病机转化中的重要作用。

曾记有一郑姓患者，男，58岁，打石工人，右腰带软肉处患痛，已有月余，因家境贫困，无力就医，自找草药敷于患处，肿疡日益扩大，剧痛呻吟，饮食减退，精神软弱，而来求诊。诊时见患者形容消瘦，面色萎黄，右腰侧一根盘直径八寸许肿疡，酸痛酿脓，平塌不高，表面疮头腐肉，无脓排出，午后潮热，夜来盗汗，舌红苔薄黄微腻，脉细数。此乃气血虚衰、毒邪壅滞之证，治宜扶正气血、托毒外透，方用托星排脓汤加减，外用二八丹覆盖大成膏。药后诸证日趋好转，后以补益生肌法，连日复诊，脓肿日益吸收，不及一月，竟完全生肌长肉收口而愈。治安公将健脾益气法用于解毒清热方中以治疮疡，仍以古人法治今人病而不守古人方，由此可见一斑。

3. 治阴证，重于滋补肝肾

凡初起如粟米大之疙瘩，发无定处，漫肿无头，不红、不热，僵硬不痛，疮根散漫，继则痛在筋骨间，色黯无光者，皆属阴证。古人治之，重在大补气血。但治安公认为凡属阴证者，皆旷日持久，气血自然亏虚，然非大补峻补所能奏效，盖肾藏精，肝藏血，精血同源，久病气血亏虚者，阴精受损，故欲补气血，应先滋补肝肾，缓缓图治，俟阴精充盈，气血自然日渐恢复，所以临证，则重在滋补肝肾。

曾记得有一富家子弟林某，34岁，由家人搀扶扭蹭被动步入室，自述3年前患肺结核，1年半自觉午后潮热盗汗，纳少，时有梦遗。于半年前始觉右肋骨第五、六之间，木硬不痛，渐至漫肿扩大，至拳大肿疡，形如馒头，皮色微红，按之应指。经诊察，患者虽壮年，但久悠房室，不知保全，肝肾久耗矣。面色萎黄，神疲体倦，语言低怯，腰脊酸楚，舌质淡，苔少，脉沉细，均系先天禀赋不足、后天守摄失节，恣欲无度，肝肾久亏致为阴寒乘虚袭人，气血凝滞于此。证虽见于肋下阴寒之疾，实源于肝肾久虚也。非以滋补肝肾，则正气不复，难以奏效，遂以左归丸、六味丸，再配参芪等益气健中之品随症加减。外用阳和解凝膏摊成手掌大小，厚如草皮，敷于患处。经半个月，患者精力日复，纳谷渐增，肋疽得溃，流出多量稀薄黄白色脓汁，部分则为豆浆脓。再随证施以扶正托脓、健中滋肾之品，疮口掺以二八丹，并以自制大成膏覆盖，并嘱起居有节，美食少量频进，以滋补扶正。3个月后，体力日见恢复，步履轻健，饮食自调，腰酸、潮热、盗汗诸证逐渐消除，局部根盘软缩，疮口仅见少量稀脓，肿消疮心凹陷。经半年疮口愈合，形成萎缩瘢痕而愈。今只举此例，以说明治安公常告诲之言：附骨阴疽，病发筋骨，实源于脏腑肝肾，久病耗伤，中气大败，施以参芪等益气健中，以壮生化之源，补肝肾以益阴精，再通脉以疏寒凝邪而阴阳气血调和矣，乃《内经》“阴”“阳”“守”“使”之理也。

4. 外治法，长于辨证运用

治安认为外科诸证局部治疗，不但可以配合内治法提高疗效，对轻浅之症有时可专用以收功。但外治法的运用，也要按照辨证论治的原则，根据外科诸病发病的不同发展过程，不同证型采用不同的方法，来达到治愈疾病的目的。外治法与内治法相同，亦须按八法立方用药。总的说来，不外以热治寒，以寒治热，有风散风，有湿除湿。虽有成方，临床仍宜加减用诊。

肿疡初起，一般以消散为主。属阳证者可外敷清热解毒之剂，如如意金黄散加减，佐以行气活血之品，如鲜马齿苋，鲜蒲公英捣敷；热毒甚者如红丝疔、丹毒等症，须兼行砭法以去其热毒。属阴证者，可用千捶膏、阳和解凝膏等加减以消散寒邪。肿疡之脓已成者，须及时排脓，或切开、或针刺、或用蟾酥条贴破。初溃者必须去腐提毒；溃疡浅的可用二八丹药粉，脓腔深的则用二八丹药线插入，以大成膏覆盖，腐肉脓水已净者用八宝生肌散掺撒疮口以大成膏覆盖。久不愈合者用芷龙膏以生肌。阴证溃疡则用梅麝二八丹以化阴为阳。此外，红升丹用以脱漏管，蟾酥条能拔疔根，有湿者用青黛燥散湿，毒甚者加雄精，痛甚者加乳香、没药，血瘀者加血竭，气滞者加麝香，寒痰凝滞用四虎散散结回阳，痒者如冰片、轻粉、赤芍、白芷可散滞血；肉桂、干姜可温血活血；三黄（黄连、黄芩、黄柏）清热解毒苦杏仁杀虫有效。

淋洗之法，也常用作治疗疮疡，其未成者可以消毒，已成者可促成化脓，一般均宜热洗，但症属热甚者以凉洗为宜。如肾囊风可用丝瓜络煎水洗，丹毒用黄柏、泽兰煎水外洗，发际疮用蒜秸、艾叶煎水洗等，均多为冷用。此外也有用灸法、拔火罐以散风活血、提毒外出。

治安公生前终生忙于临床，未留遗作，临床病历妥存者亦稀，兹就部分病志，结合对治安公部分学术思想予以追忆，难以概括其学术全部，聊伸悼念之意，以慰先辈。遗志足矣！

二、中医分型辨治乳腺增生病 108 例近期疗效观察报告

乳腺增生病（包括乳腺小叶增生、腺泡上皮、乳管、囊样增生、纤维组织的单项或多项增生），属于中医“乳癖”“乳中结核”范畴，是女性乳房常见的一种非炎症的疾病。其特点是病程较长，发展缓慢，终不化脓，主症突出表现为乳房肿块、疼痛。因其有时可与乳癌相混淆，所以正确认识本病很重要。现把笔者从 1990 年 5 月至 1993 年 5 月之间，对本病以中医分型辨治 108 例近期疗效小结如下：

（一）一般资料

年龄：21～30 岁 18 例，31～40 岁 50 例，41～50 岁 38 例，51 岁以上 2 例，最大 56 岁，以 31～40 岁为最多。

病期：资料完整者 92 例，其中发病一年以上 18 例，二年以上 20 例，五年以上 8 例，十年以上 14 例，普查时才发现者 32 例。

症状：资料完整者 104 例，其中经前胀痛 54 例，经期前后胀痛 10 例，不定期胀痛 14 例，无症状 26 例。

月经：资料完整者 86 例，其中月经正常 42 例，经期超前 22 例，经期错后 12 侧，无月经 4 例。

肿块：资料完整者 86 例，其中片块型 19 例，结节型 9 例，混合型 16 例，弥漫型 12 例。双侧肿块 38 例，左单侧 26 例，右单侧 22 例。

避孕：对 64 例患者调查，其中结扎 4 例，上环 28 例，工具避孕 12 例，口服避孕 6 例，不避孕 14 例。

（二）治疗方法

1. 中医分型辨证内治法

（1）肝郁痰凝型：30 例，一般无明显症状，若情绪郁闷或过度劳累时，

则感两乳发胀，乳房肿块刺痛，并有增大，且伴有胸胁胀满，口苦咽干，肿块随喜怒而消长，苔薄白，脉弦滑。本型患者因临床症状不明显或仅有轻度不适，所以常在体检时扪及肿块。

治以：疏肝解郁，化痰散结。

方用：软柴胡6g　当归尾9g　炒枳壳6g　赤白芍各9g
白芥子9g　瓜蒌皮18～30g　浙贝母9g　煮半夏9g
制南星9g　川郁金9g　山慈姑12g　粉甘草3g。

每天1剂，每14剂为1疗程，清水煎服。另每天早晚加服小金丸4片。

（2）冲任失调型：52例，一般多发于月经不调或不育的妇女，双侧乳房肿块呈结节或圆的片块状，月经前增大并胀痛加剧，胸胁胀满，经后自觉肿块缩小，疼痛减轻静止发展。常伴腰酸乏力，经水少而色淡或闭经，舌质淡红，苔白，脉细弦或细。本型患者月经不规则，经前或妊娠时乳房胀痛明显，可扪及单侧或双侧肿块。

治以：调理冲任，温阳化痰。

方用：仙茅12g　淫羊藿9g　当归尾9g　巴戟天9g
知母9g　川黄柏12g　益母草18g　软柴胡6g
青皮6g　元胡索9g　鹿角霜12g　制香附6g。

每天1剂，每14剂为1疗程。清水煎服。另早晚分服，小金丸4片。

（3）肝旺痰阻型：22例，平时仅见乳房肿块无明显自觉症状，若情绪波动或过食膏粱醇酒荤辛辣之物，则两乳发胀刺痛加剧，乳房肿块也迅速增大，胸胁胀满，有时疼痛频频发作，常伴头痛面红，心烦易怒，失眠梦多，情绪急躁，口苦咽干，舌质红绛，苔薄黄，脉弦数。本型患者乳房胀痛无定期。肿块较硬，性情急躁。

治以：平肝潜镇，软坚化痰。

方用：珍珠母30g（先煎）　生牡蛎30g（先煎）　代赭石18g（先煎）
软柴胡6g　山慈菇12g　夏枯草15g
川楝子12g　广橘核9g　川贝9g
浙贝9g　川郁金9g　地龙12g
全蝎虫6g。

每天1剂，每14剂为1疗程，清水煎服。另每天早晚加服丹栀逍遥丸9g。

2. 外治方面

片块型：可用金黄散调茶水成糊状每晚临睡前外敷患处，白天可以不敷贴，敷贴的目的达到消肿散结的功用。

结节型：可用四虎散调米醋成糊状，每晚临睡前外敷患处，若用米醋调剂出现皮肤刺激反应可暂停或改用开水调敷，以达软坚化痰散结之功效。

混合型与弥漫型：均采用加味冲和散调葱酒成糊状，每晚临睡前外敷患处，以达消散通络化结之效果。

（三）疗程观察

1. 疗效标准

治愈：临床症状消失，肿块不能扪及，钼靶 X 线摄片检查腺体结构恢复正常。

好转：临床症状消失或明显好转，肿块变软，缩小，钼靶 X 线摄片复查腺体密度减低，范围缩小或变化不大。

无效：临床症状好转或无效改变，钼靶 X 线摄片复查如前。

2. 疗效分析

年龄与疗效的关系：年龄在21～30 岁18 例，经治疗后，14 例治愈，2 例好转，2 例无效；在31～40 岁50 例经治疗后，26 例治愈，17 例好转，7 例无效；41～50 岁38 例经治疗后，15 例治愈，12 例好转，11 例无效；51 岁以上2 例经治疗后，1 例好转，1 例无效。由此可见，年龄在21～30 岁以内治愈率高，其次是31～40 岁之间治愈及好转率亦高，41～50 岁相对治愈及好转率低些，而51 岁以上疗效率最差。

肿块与疗效的关系：在资料完整的86 例中，有49 例片块型，经治疗后，30 例治愈，15 例好转，4 例无效；9 例结节型，经治疗后，1 例治愈，4 例好转，4 例无效；12 例弥漫性经治疗后，4 例治愈，5 例有好转，3 例无效；16 例混合型经治疗的，5 例治愈，7 例有效，4 无效。从以上可以看出属于片块型治愈率高，其次是混合型与弥漫型治愈友好转率亦高，而结节型治愈及好转率相对较低。在 40 治愈病例中，片块型的治愈率达 30 例，占 40 例中75%。

分型与疗效的关系：在108 例中，绝大多数病例，前后服药达2 个疗程以上。外用药敷贴占30 次以上。其中资料完整的104 例于治疗后第3～4 个月进行复查，有51 例治愈，33 例好转，20 例无效。属肝郁痰凝型30 例，其中治愈10例，好转12例，无效8例；属冲任失调型52例，其中治愈32例，好转13例，无效7例；属肝旺痰凝型22例，其中治愈9例，好转8例，无效5例，以冲任失调型疗效较好。

病期和疗效的关系：资料完整92例，其中发病一年以上18例，获治愈12例，好转4例，无效2例；2年以上20例，获治愈10例，好转7例，无效3例；五年以上8例，获治愈3例，好转3例，无效2例；十年以上14例，获治愈4例，好转5例，无效5例；普查时才发现的32例，获治愈15例，好转12例，无效5侧。由此可见病期越短则治愈率相对越高，而病期越长，治疗难度越大，基本治愈率越低，但对一些病程较长者，如能坚持认真治疗，亦可获得良效。如本文病期在十年以上14例中，结果就有4例治愈，5例好转。

疗程与疗效的关系：在资料完整的104例，其中治愈的51例，在1个疗程的，治愈者有8例，在2个疗程的，治愈者有26例，在3个疗程的，治愈者有12例，在4个疗程的，治愈者有5例。治愈病例以2~3疗程为多为宜。

3. 随访结果

复发病例情况：在资料完整的104例，其中治愈的51例。未复发者40例，有5例治愈者因搬迁住址，未联系上，故情况不明。仅6例复发，其中2例系肝郁痰凝型，在愈后半年复发；2例系冲任失调型，愈后10个月复发；另2例系属肝旺痰阻型，愈后1年3个月复发。此六例复发原因大都与她们饮食不节，过食辛辣肥腻膏梁厚味醇酒之类食物有关。仅2例尚有受些精神因素刺激。由此可见治愈者，若不注意饮食起居、精神状态等方面因素是较易复发的。

未复发的病例情况：未复发的病人，大都在治疗过程中，能积极认真地对待自己病症，坚持内服外敷，愈后在生活起居，饮食、精神面貌方面均有规律、节制，个别患者还在治愈后一大段时间里，保持每周内服1~2贴汤药来巩固疗效。

（四）病案介绍

林某某，32岁，X线片号：1024。经前胀痛，右乳扪及肿块已2年余，乳腺片见右乳头后上方腺体呈片块密度增生阴影，约4cm×3cm，拟诊为乳腺增生。服冲任失调型处方3疗程共28剂，外贴加味冲和散调葱酒外敷患处，2个月后复查，乳胀痛，肿块消失。X线片示，腺体增生部位已恢复正常。

（五）体会

乳腺增生是女性多发病之一。好发于中年妇女，患本病者占妇女人数的

6.5%，发病率较高，其中1/3的患者无自觉症状往往患病而不知。

现代医学认为本病系乳腺间质的良性增生，其病理所见主要有：乳腺导管呈囊性扩张；乳腺导管囊壁上皮增生，形成乳头状体；小叶和小叶间周围的纤维结缔组织，也有不同程度的增生。至于病因，迄今尚未明了，从临床来说，患者大多数都患有不同程度的内分泌紊乱、卵巢功能失调，也就是说由于黄体素分泌减少，雌激素相对增多所引起。近年来，也有人认为与血中泌乳素增多也有关系。从本文资料完整的104例中来看，其症状随情志变化，劳累过度而发胀刺痛加剧有52例，占一半之多。从资料完整的86例来看，症状随月经周期性胀痛达44例，超过一半以上。这些数字都可以说明发病与情志、劳累及月经周期有一定关系。

中医属于“乳癖”范畴。其病因病机系多由于郁怒伤肝，肝郁气滞，思虑伤脾，脾运失健，痰湿内蕴，以致肝脾两伤，痰气互结痰滞而成块，或因肝肾不足、冲任失调、阳虚痰湿内结所致。又因乳房属足阳明胃经，乳头属厥阴肝经，冲脉隶属阳明，与肝肾也有一定关系，因此乳房疾患与肝、肾、胃、冲脉均有一定关系。再则本病病程较长，发展缓慢，结合病因病机及根据“久病从痰从瘀治”，我们采用中医分三型辨治，对认识和治疗本病是必要的，也只有这样分型辨治才会获得较好的效果。本病系乳腺间质的良性增生，故我们在外治上根据肿块类型不同而选用不同的箍围物，采用不同的调剂来作为辅佐疗法，其目的也是从外治来促进肿块的散瘀消肿、软坚通络。

三、通脉消炎汤治疗血栓闭塞性静脉炎初探

血栓闭塞性静脉炎（简称脉管炎）是一种体力劳动人群中常见的慢性运行性周围血管器质性病变。由于血管内血栓形成，管腔狭窄而至闭塞，终至引起局部组织缺血缺氧，导致溃疡发生及肢体坏死。本病其痛异常，常以四肢末端为患，尤以下肢为多。患者绝大多数是男性，女性极为少见；年龄多在20~40岁之间。现就本文运用通脉消炎汤治疗本病，病历记录较完整，并随访2~4年的32例疗效观察结果作肤浅分析如下：

（一）一般资料

1. 性别与年龄：32例中男性30例，女性2例。年龄最小者18岁，最大者68岁，以25~45岁者为最多，共25例。

病程：最短者2个月，最长者14年，平均2年零9个月。

职业：工人16例，农民9例，干部、教师5例，其他2例。

2. 病变部位：除2例为上肢，余皆为下肢，其中发生在左单侧10例，右单侧者16例，双侧下肢者4例。

病变分型：阳虚阴寒型3例，湿寒下注型2例，气滞血瘀型13例，热毒炽盛型9例，气血两虚型5例。

治疗时间：一年以内18例，二年6例，二年以上8例。

发病诱因：有吸烟嗜好者28例，因寒冷刺激诱发者19例，外伤者9例，原因不明者4例。

局部症状：32例中有9例伴趾（指）端溃疡，有3例坏死趾骨自行脱落排出后疮口即愈合，1例施行低位截趾术后疮口才愈合。

（二）治疗方法

以通脉消炎汤为主，处方：

毛冬青30g	地龙30g	紫丹参30g	赤小豆30g
当归15g	黄芪15g	银花24g	玄参24g
桂枝12g	石斛12g	血竭3g	红枣10枚

阳虚阴寒型：若寒重者为加鹿角霜、炮附子、制川乌；肌肉萎缩者加党参、怀山药；阴湿下注型：可加炮附子、制川乌、萆薢、苍术；气滞血瘀型：可加制香附、郁金、桃仁、红花；疼痛不止可加元胡、制乳香与没药；毒热炽盛型，加丹皮、赤芍、蒲公英、紫草，亦可兼服紫雪丹0.3克；若大便秘结可加酒大黄，火麻仁；气血两虚型，可兼服人参养荣丸；肝肾虚象明显者加鹿角粉或仙灵脾、菟丝子；因暴雨所致腠理闭塞者，加麻黄达卫开窍，通导阳气；失眠者，加夜交藤、柏子仁；腐肉死骨难脱者，加汉防已、象牙屑；病发下肢者，加牛膝。

服药方法：开始1日1剂，服3～6月后视病情改进情况可间日1剂，或每周5剂。至临床症状消失后，尚需每周保持服药2～3剂以巩固疗效至半年左右。

外治法：用大成散调香油，薄敷于患处，1日2换，不可间断，4周未溃烂之病位以红活酒揉擦，每次20分钟，1日2次。若腐烂之后脓腐较多，死骨未排出，可先以全葱60克、绿豆60克、儿茶15克煎汤熏洗患处，然后阴干薄薄地掺撒少许象牙粉于疮面上，再以大成散膏覆盖。若趾（指）端已严重坏疽，局部炎症已控制，坏疽与健康组织已明显分界者或死骨暴露长久不能自行脱落，可施行低位截趾（指）术，然后再以大成膏覆盖。待腐脱脓尽后，再以生肌散薄掺疮面，以大成膏或生肌玉红膏覆盖能愈合。

（三）疗效观察

1. 疗效标准

临床痊愈：症状，体征消失。如伤口愈合，疼痛消失，肢体动脉搏动恢复正常，勃尔格氏征（-），间歇性跛行消失，肢体皮肤温度及颜色正常等，并能恢复正常工作。

基本痊愈：主要症状、体征消失，仍留有局部轻度发凉、麻木、颜色发赤，或动脉搏动力弱，间歇跛行等，并能参加一般工作。

好转：症状、体征有明显进步，如伤口接近愈合、疼痛减轻，动脉恢复搏动且细弱，肢体皮温及颜色等均有所改善。

无效：经治未能控制症状、体征的恶化，以至截肢者。

2. 疗效分析

疗效小计：32 例中临床痊愈者 26 例，占 81.2%；基本痊愈者 4 例，占 12.6%；好转 2 例，占 6.2%，总有效率达 100%。

复发：对 32 例，我们进行了 2~4 年的随访，8 例复发，复发的时间从半年到 2 年不等，经医治 3~9 个月再次治愈。

病期与疗效关系：6 个月以下 6 例，临床痊愈达 100%；6 个月至 1 年 9 例，临床痊愈亦达 100%；2~3 年 11 例，临床痊愈 8 例，占 81.8%；基本痊愈 2 例，占 11.2%；5~8 年 3 例，临床痊愈 1 例，占 33.3%；基本痊愈 1%，占 33.3%；症状好转 1 例，占 33.3%。10~14 年 3 例，临床痊愈 1 例，占 33.3%；症状好转 1 例，占 33.3%，由此可知病期长者效果好，其疗效是随着病程的时间延长而逐渐下降，因此应强调早期诊断，早期治疗。

（四）医案举例

案例 李某某，男，37 岁。

初诊：1982 年 11 月 18 日。

主诉：右下肢肿胀，怕冷发凉、麻木、紫赤作痛 2 年多。

病史：自述 1978 年 12 月，因在大寒之日骑自行车外出被雨淋湿鞋裤，长时间没有换下，旬日后则感右足底有针刺样疼痛，经某医院诊为“气血不和”。治疗后症状时好时犯，以后疼痛转至足背，踝关节以下浅表静脉红肿发炎，呈游走性疼痛。到 1980 年初，则发展到右肢体肿胀，怕冷发凉，足部不易温暖，五趾及足背颜色渐变呈紫暗色且麻木作痛，内觉发热，小腿肌肉弛松无力，时有痉挛。行走不到100米即出现疼痛，站立休息1~3分钟后症状缓解，活动后重复出现，呈间歇性跛行。当时经省内外几个医院诊为“脉管炎”，用扩张血管西药及中药医治一年多，症状未能控制，患肢疼痛入夜加重，影响睡眠。遂来我院就诊。有20年的吸烟史，每日平均半包。

检查：形体消瘦，面色黧黑，发育正常，营养一般，右下肢冰冷，色如煮熟红枣，汗毛稀疏，足趾、趾尖裂口，趾甲苍白薄脆且无光泽呈钩状生长，间歇跛行，足背及小腿有静脉结节数个，压痛明显，腓肠肌轻度萎缩，足背趺阳脉消失，食欲尚可，二便自调，舌红苔白，脉缓涩。81年9月经上海某医院作血流图检查提示证实：右侧血管紧张度增高，弹性差，两侧波幅差45%，血流障碍。勃尔格氏征（-）。

证属：气滞血瘀兼虚寒。

治宜：活血通络为主，佐以补虚温阳。

治疗：于主方通脉消炎汤中，根据病情变化，可选加入下列药物2~3味，以加强辛温通阳，行血散瘀之力，如麻黄、制川乌、鹿角霜、红花、土鳖虫、制乳香等。

上方加减服半个月后，患足开始有发汗现象，疼痛减轻。服1个月后，麻木，肿胀沉疼确明显好转，足趾、趾尖裂口愈合，皮肤色泽好转，由紫赤转为红润，自觉走路轻快，走了300~500m无不舒，有汗出，温度上升，患肢怕冷发凉减轻，原来趾甲薄脆的现象亦好转，有好甲新生，足背趺阳脉开始搏动但较弱，脉仍沉涩无力。守上方稍作加减继服2个月巩固疗效，前后共服百余剂汤药，患肢怕冷发凉麻木疼痛消失，背及小腿静脉结节软散，足背趺阳脉搏动恢复正常，勃尔格氏征（-），并能步行1000m无不适。随访至今，患者身体很好，一直坚持工作。

本例外治足趾、趾尖裂口处涂敷大成散膏，日换2次，疮口愈合后，同其他未破裂的病变部位一样则用红活酒揉擦，每次20分钟，每日2次至愈为止。

案例2　刘某某，男，44岁，工人。

初诊：1979年1月4日。

主诉：右足趾疼痛变色2年，溃烂8个月。

病史：自述1976年5月初，在参加抗洪护堤时，不慎被石块砸伤右足背，但无伤口，当晚经厂医用跌打丸酒化揉擦患部，随即痛止。而患处发紫，并向上向下出现红色的血管延伸，翌日足趾足背，踝关节以下皆见红肿疼痛。到市某医院求治，诊为伤后瘀肿作痛。内服消炎药，外用硫酸镁湿敷，肿痛遂消，但索条状结块未能软散。5个月后，发觉右下肢皮肤干燥，小腿麻胀，患处发凉，又按伤后转风湿处理无效。症状逐日加重。患处发凉时如在冷水中，同时发现右小腿腓肠肌松驰无力，时有抽筋，走路甚为吃力，稍事休息则缓解，呈间歇性跛行。继之足拇指苍白而后发紫作痛。在南京某附属医院求治，确诊为血栓闭塞性脉管炎，治疗一段时间后症状有所好转，由于时间与经济难以继续医疗下去只得返回。于今年4月初，在几经医治不见显效的情况下，又误信民间庸医的疗法：以鹿茸6克（研成粉）、小母鸡（未生过蛋，约斤半重）1只，红曲酒1斤，清水合炖加适量冰糖，炖熟后一次服完。结果服后，于当晚则见足趾、足背肿胀发硬，近跖部出现环形青紫斑，疼痛如汤泼火烧，痛连筋骨，屈膝抱足，彻夜呻吟，全身伴发烧、口干、口苦、口渴等症、2天后足拇趾下起小水疱，颜色由紫转黑，界限不清，不到旬日则皮肤溃烂，疮口流紫黑血水，腐肉不鲜，自此之后溃烂症状形成。又往省级某医院求治，治疗期间由于拇趾疮口溃烂秽臭，难于愈合，经动员说服后，同意作拇趾末节截除手术，术后症状一度好转，但因饮食起居生活无规律，故不久之后，第2~5趾又相继由紫转为紫黑溃烂有坏死趋势。患者再次手术截除，经介绍特来我院求治。有25年的吸烟史，每日多则一包，少则半包。

检查：发育正常，营养欠佳，面色黄白呈垂危病容，全身皮肤枯槁，体形瘦长，神志清醒，表情痛苦，食少懒言，心烦易怒，抱膝握足，坐卧不安，右足拇趾末节缺如，残端呈继续溃烂趋势，第2~5趾末节紫黑溃烂，疮面较探约1cm×0.5cm大小，颜色不鲜，周围组织肿胀，疮口内有黄白色脓性分泌物流出，趾甲干厚而无光泽，破碎且松动，半年多未见生长。右足背肿胀紫绀，疼痛明显，右小腿肌肉萎缩，汗毛脱落，皮肤发凉，足背、胫前后及腘窝部位动脉搏动均。右腿股沟淋巴肿大2cm×2cm×2cm，勃尔格氏征（+），舌质红绛，苔黄腻、脉沉细数。1978年7月间在南京医治时血流图检查：右下肢搏动性血流量减少，两侧此幅差60%。1979年6月下肢股动脉造影：结果右侧股动脉下段阻塞。

证属：热毒型。治宜活血通络、清热解毒为主，佐以化瘀除湿、止痛生新。

治疗：于主方通脉消炎汤中可选入下列药物2~3味，以加强清热凉血、排脓止血的作用。如紫草、蒲公英、赤芍、丹皮、山甲、皂刺、制乳没、乌梢蛇等。证属热毒炽盛时还可兼服紫雪丹0.3克。

二诊：上方随症如减服半个月后，热毒已减，疼痛已有所好转，晚上能入睡2～3个小时，饮食稍增，局部足背脚脓发硬减轻，环形青紫斑大都消失，湿性溃烂蔓延停止发展，且渐渐转干，疮内脏腐均减少，但第2～5趾色仍紫黑。

三诊：守上方加减服1个月后，患处疼痛逐渐减轻，晚上可睡眠4～6小时，第2～5趾皮由紫黑逐渐暗红，溃疡面腐肉已脱，脓液已尽，疮口已缩小为米粒大小，由紫黑逐渐转红，溃疡面腐肉已脱，掩口已缩小大小，饮食二便均自调，舌质转红，苔转黄，脉转沉缓。

上方稍作增减服至3个月，患肢疼痛明显减轻，夜晚能入睡，第2～5趾节疮口愈合，颜色转红，足背肿胀结条消散，并能下地活动，患者能放平慢走60m左右，皮温略见上升，小腿肠肌萎缩现象见改善。仍以上方随症化裁。服至半年，患肢疼痛基本消失，勃尔格氏征显（－），汗毛及趾甲生长，皮温皮色及足背、胫前、胫后、腘窝部动脉搏恢复正常，已能走路200m以上，嗣后以静养为主，并坚持每周服汤剂2～3剂以巩固疗效达2年。于1986年1月随访，已能行走700m，并从事一般劳动，仅在冬日大寒季节，有皮肤温度降低外，余无其他不适。

本例外治，在湿性溃疡腐脓较多时，先以全葱占60g、绿豆60g、儿茶15g煎汤熏洗溃烂处，每日2次，然后以大成膏覆盖溃烂面，其他未溃烂之病位以红活酒揉擦，日2次，每次20分钟。

（五）体会与讨论

1. 辨证论治，注重通补

血栓闭塞性静脉炎，依其症状、体征应属中医学“脱疽”病的范畴。按中医观点，虽其致病与心、肾、脾功能失调有关，但本病变的本质乃是“络脉闭塞，气血凝滞”。所以虽病程长短不一，症状表现各异，临床因证施治而有各种分型。但其沿则仍离不开解决痛变本质同题，抓主要矛盾。为此我们在临床对本病治疗亦坚持“脉道以通，气血乃行”这个治疗宗旨。不论何期何型，属实属虚实并见，都紧紧地抓住一个“通”字，重视一个“补”字，佐以清热解毒，温经散寒。根据这个治疗宗旨，所以我们才拟定“通脉消炎汤”为主方，方中毛冬青、地龙、丹参、赤小豆、血竭合用有通脉消炎、活血化瘀，止痛通络之功，对扩张血管有一定效果；再配归芪枣皆补气血，使气血足，则通流周身，达到气通血活散毒外出；再以银花、玄参、石斛甘寒之品，大有泻火养阴解毒之功；桂枝通络导阳通血脉，调和营卫，故本方对脉管炎一能活血通络，二能补正托毒，三能温通脉络，四能养阴清热，五能镇痛生新。再加以不同变化进行随证灵活加减，故能收到良好的效果。

2. 内治为主，外治为辅

由于本病疼痛异常，经过缓慢治疗方法以内治为主，服药剂数多，外治为辅，故应先向病人说明治疗的长期性和坚持服药的重要性，并树立患者战胜疾病的信心。从32例治疗过程中，复发的8例中5例就是忽视了这个问题，患者把症状改善，病情稳定认为已经治愈，停止治疗服药，所以在某种诱因刺激下，疾病复发。而医者亦当胸有成竹，处方不宜屡屡更换，以守为进，方能获得水到渠成之效。

3. 重视调护和预防

由于病程长，大部分时间属病情稳定期，一般生活在家中，所以治疗中，调养护理和预防大都需要靠患者积极配合，才有可能尽早痊愈。32例中病期长的6例及复发的3例，都是没有掌握好这方面，由此可见除药物治疗外，调养护理与预防对本病的变好变坏而是十分重要的，俗话说："三分治病，七分养病"，就是这个意思。

四、调中大成汤在胸腰椎结核合并漏管临床上的应用

胸腰椎结核合并漏管，中医称之为肾俞虚痰、注骨成瘘。本病是外科疾病中最顽固的阴寒痼疾之病，它对广大劳动人民身心健康危害极大。

1969年至1984年，笔者在继承祖上治疗经验的基础上，应用调中大成汤加减治疗胸腰椎结核合并漏管52例取得较好效果。据笔者能查阅到资料看，目前对胸腰椎结核合并漏管尚缺乏有效的治疗方法，病人痛苦较大，病程迁延日久每多损伤筋骨，轻则形成残疾，重则甚至危及生命。现将门诊记录较完整，并有随访的病例疗效观察作肤浅分析如下，以供参考。

（一）一般资料

本组31例中，男性24例，女性7例。年龄自11岁至57岁，其中11~25岁8例，占25.8%；26~40岁19例，占61.3%；41~57岁4例，占12.9%。职业以工人、农民居多，共计23例，占74.2%。单侧罹病28例，双侧同时发病3例，均呈慢性发病。31例胸腰脊椎都有功能障碍明显，其中行走时常

以两手支持腰胁，步态失常18例；胸腰椎挺直如极状，不能俯仰转动，需他人撑扶方能发步9例。就诊时，病程已迁延时间一年以内21例，二年3例，二年以上7例。

（二）诊断依据

患处脓疡溃烂、疮内时流稀脓淋漓不断，并常夹有干酪样组织，疮口凹陷周围皮色紫暗，外见窦道，经久不愈，且伴神疲倦怠、面色无华、形体畏寒、头昏心悸、失眠自汗，食欲月减，体渐消瘦，舌质淡红，苔薄白，脉细或虚大。

检查胸腰椎硬板，俯仰转动功能障碍明显，尤其少年患者俯卧时将两腿向后拉高，腰部不呈正常前凸内线，相反地保持僵直状态与大腿一齐抬起。血化检在病变活动期红细胞沉降率往往增高，X光摄片肺部常有结核病灶，而患处脊椎往往显示骨质疏松，并可见到一个半透明的无骨组织的病灶阴影或出现脱钙坏死现象。

（三）治疗方法

本病由于病程长，除积极进行治疗，以内治为主、外治为辅外，还应配合适当活动和休息，动静结合及增加营养。

内服以调中大成汤加减为主方。

处方组成：

党参15g	白术（土炒）15g	白芍（酒炒）15g	生芪30g
茯苓15g	当归12g	怀山药（炒）30g	丹皮15g
肉桂(分冲)3g	附子（制）3g	山萸18g	陈皮4.5g
金银花9g	黄精24g。		

临床应用加减：

肿酸痛者，可加制川草乌各6克。

脓水清稀，脓出不畅者，可加皂刺、炮穿山甲各9克，白及、乌药各12克。

咳嗽夜烦者，可加南北沙参各15克、川贝6克、玉竹15克。

肾虚腰痛者，可加川断、枸杞、骨碎补、仙灵脾等各12~15克。

阴虚火旺者，可加醋鳖甲（先煎）30克、地骨15克。

大便干结不通者，可加大黄（后下）9克。

服药方法：内服药一般多作汤剂，1日1剂煎服，2~3月后视病改进情况可间日1剂，或每周5剂。

由于本病经过缓慢，服药剂多数，故应事先向病人说明治疗的长期性和树立患者战胜疾病的信心和决心。医者示应胸有成竹，处方不宜屡屡更换。应主法不变。以守为进，方能获得永制成之效。

外治配合不可少，对疮口深有窦道的可用八二丹药粉粘附在药线上，插入疮口中，以达腐蚀管壁产生新创面，便于瘘管收口（若瘘管内有干酪样组织或死骨时，亦可先用手术刮除后再用药线。），疮外以大成膏盖贴。一般脓多时每日换药2~3次，脓少时每日换药1次，在每次换药时还可应用压势疗法，从里到外逐渐加压，这样可加速促使瘘管变线收口，待管壁腐蚀后，则可单独继用大成膏外敷至生肌收口。（大成膏有吸脓化腐、燥湿止痛、收敛生肌之效。）

此外在内外药治疗期间，可采取局部固定，全身活动的方法，适当活动和休息，动静结合，这对患者在精神上治疗上，两相裨益；能更快地促使机体生理功能旺盛、气血充沛，从而达到缩短病程早日恢复健康，这与一些人认为本病需绝对卧床休息的观点是不完全相同的。

（四）疗效分析

2. 治疗结果

本组31例患者，其中服药最多者142剂，最少者68剂，平均服104剂。随访最长时间11年8个月。平均随访时间为1年28天。随访结果；本组31例中无效的没有，痊愈22例，占70.7%，好转9例，占29.3%。

1. 疗效标准

痊愈是胸腰椎结核合并漏管消除，体征消失，活动自如无不适感，经过化验，X光检查一切恢复正常，可参加原工作劳动；

好转是胸腰椎合并漏管疮口愈合生肌过皮，体征消失，但患处胸腰椎不能正常大弧度仰转动，不能恢复原工作劳动，只能参加一些不大靠胸腰椎力量为主要支柱的劳动。劳累过度后往往还常会引起腰背脊椎僵硬作痛。

（五）病案举例

案例 病者林某某，男，33岁，已婚，福建汽车修配厂工人。

初诊：1982年5月16日。

主诉：胸腰椎酸痛板硬，不能活动一年多。

病史：患者1978年曾患过左肺结核。1980年3月初到北峰山参加开荒植树义务劳动数日，劳累乏力返回途中又受一阵暴雨淋湿全身，当晓又与爱人行房，于第二天上午六时多起床上街买菜回家后，则感畏寒，继则发热，如患疟疾，经医院诊治症状略减轻，但寒热时作，始终未除，历经月余。后发现腰背既不红热，又不肿胀，仅觉隐隐酸痛，延至1981年1月则在左腰肾俞穴处结一硬坎，皮色不变，腰部疼痛功能受限，且左胁亦感胀闷，伴身热，朝轻暮重。又经某医院切开，仅排出少许淡红血水，疮口经久不愈，迄已一载有奇。转来我处诊治时，检查患处皮色紫暗，疮口低陷，探针插入内有窦道，四周脓突起，按压则渗流稀脓。胸腰椎挺直板硬不能俯仰转动，步履无力，并伴神疲倦怠，面色苍白无华，形体畏寒，食欲不振，咳嗽痰粘，夜间时有烦躁失眠，心悸，盗汗，舌质淡红苔薄白，脉弦而较弱。体温37.5℃，血压100/60mmHg，血常规：红细胞3.4×10^{12}/L，血红蛋白60g/L，白细胞6×10^{19}/L，血沉48mm/h，X光胸部拍片为左肺浸润型结核，胸腰椎处拍片为椎体骨质破坏骨桥形成。

诊断：胸腰椎结核合并漏管。(肾俞虚痰注骨成瘘)。

治疗：根据以上一系列气血两虚之证，治宜滋益肝肾、调和气血、补养脾胃为主。

方选：调中大成汤加减。

处方：党参18克　白术（土炒）15克　白芍（酒炒）15克
生芪24克　淮山（炒）30克　茯苓15克
当归12克　山萸30克　丹皮15克
肉桂（分冲）3克　南沙参18克　北沙参18g
骨碎补16克　川断12克　川贝6克
陈皮4.5克　玉竹15克

水煎服，1日服1剂连服30剂。局部疮口窦道处以八二丹药粉粘附在药线上，插入管道内，覆盖大成膏，每次换药时还可配合压势疗法相结合。

二诊：至6月15日，咳除痰少，夜烦不宁轻减，食欲增，局部胀脓硬肿疼痛之势亦有消减，窦道管壁始具软化，但清稀脓水仍每流不绝。照上方去玉竹、沙参、川贝，加黄精30克、白茯苓15克、台乌12克，1日1剂又连服30剂。局部外用药如前。

三诊：至7月15日，局部硬肿板硬作痛范围缩小且大轻减，疮口窦道管壁完全腐蚀，渗出稀脓渐少，食欲转佳且知味，面色渐见红润，自觉精神较前健旺，脉象细而不软弱。血常规：红细胞4.0×10^{12}/L，血红蛋白70g/L，

白细胞 $7\times10^{19}/L$，血沉 35mm/h。第 3 处方仍按前方去乌药、陈皮，加五味 9 克，远志（去心）12 克，连服 20 剂。局部外用药去药线插管，仅用大成膏一直用到疮口愈合生肌过皮为止。

四诊：至 8 月 4 日，局部脓肿硬块基本消失，皮色恢复正常，稀脓已无。疮口渐生新肉如珠，胸腰脊椎能俯仰转动，步履安稳，不必以手撑按腰胁，且能上下活动，脉转和缓，舌质红润，苔薄。再按前方去肉桂、白苓，加桑椹 18 克，石斛 15 克，枸杞 15 克、龟鹿二仙胶（另炖分冲）12 克。间日 1 剂，连服 15 剂。

五诊：至 9 月 3 日，局部疮口新肉长满，收敛过皮，愈合如故，诸苦俱释，但血压 128/82mmHg。血常规：红细胞 $4.0\times10^{12}/mm$，血红蛋白 8g/L，白细胞 $7.3\times10^{9}/L$，血沉 15mm/h。胸部拍片：左肺结核病灶已钙化硬结，胸腰椎拍片复查局部病灶已吸收。前后经过 3 个多月的汤剂治疗，至临床一切症状消失后，为了巩固疗效又嘱咐病者继以六味地黄丸和归脾丸各早晚服 1 次。连服 2 个月后，自觉一切，正常，活动自如无不适感，则回单位参加原工作体力劳动。随访至 1984 年底，一切正常未见复发。

（六）体会

调中大成汤方出自《医宗金鉴外科心法要诀》，此方原用于治疗流注久溃，脓水清稀，饮食减少，不能生肌收敛病证。方由人参、白术、茯苓、黄芪、淮山、丹皮、当归、白芍、陈皮、肉桂、附子、远志、藿香、砂仁、炙草、生姜、大枣等十七味药组成。方中人参、白术、茯苓、淮山、甘草调中补气；丹皮、当归、白芍和血活血；肉桂、附子温阳散寒，陈皮、藿香、砂仁利气行滞。故全方具有调和气血，补养脾胃之功。

胸腰椎结核合并漏管，其致病原因多系肾精方损，又以劳伤挟风寒痰浊凝聚，留于骨骼，筋结坚硬而成，又因久病不愈必使元气不支，终则导致一系列气血两虚之症出现。针对这种病情，只要辨证确切，可以借鉴本方，师其方化裁，投治适时，主其法不变，以守为进，每多获得水到渠成之良效。

五、多形性红斑中医分型辨治 132 例疗效观察

多形性红斑是一种急性炎症性皮肤病。相当于中医猫眼疮、雁疮、寒疮等病。其临床特征为皮疹是多形性，可有斑疹、丘疹、风团、水疱、糜烂或出血等，常数种皮疹同时存在，分布往往对称。少数患者可伴有黏膜损害，

个别典型皮损常形成特殊的虹膜样损害。好发于手足背、前臂及小腿等部。多见于春秋季节，少数见严寒隆冬，常以女性多见。我们于近3年来以中医分型辨治132例，均收到满意疗效，现报告如下：

（一）临床资料

病例共132例，其中男36例，女96例。年龄最小者8岁，最大者56岁，平均年龄为28.5岁。病史最短3天，最长13年。皮损部位：手背108例，手掌84例。足背83例，足掌68例，足缘足后限34例，指、趾端20例，踝部22例，腕部20例，颜面18例，外耳25例，臀或膝部8例。皮损形态：水肿性红斑72例（其中25例呈虹膜状），水肿性丘疹93例，水疱67例，糜烂45例，瘀斑9例。自觉症状：瘙痒101例，灼热39例，疼痛18例，手足凉冷22例，手足多汗27例，无任何不适38例。其中69例患者曾口服西药，外用激素类软膏，效果欠佳。

（二）中医分型与治疗方法

1. 中医分型

（1）湿热蕴结型（77例）。本型多见于春秋季节，以青壮年为多。因湿热俱盛，故起病较快，皮疹多发于颜面、四肢及外耳等部，斑疹鲜红带的水肿，水疱性损害较多，有明显瘙痒与灼热感，重者口舌糜烂，可伴有轻度发热、口渴、心烦、便干溲黄、舌红苔黄或黄腻，脉多滑或弦数。

（2）寒凝血瘀型（52例）。多见于儿童及青少年，常在气候冷时发作或加重，天气转暖后症状减轻或消失，病程长，易复发。皮疹发于四肢、耳边等部，形如冻疮。斑色呈暗红或紫红，患处皮肤痒痛交加，四肢凉冷，可伴有畏寒、腹痛、便溏、溲清，舌淡苔薄白，脉沉紧或多濡缓。

（3）火毒入营型（3例）。相当于重症多型红斑。发病常突然，除全身皮疹外，口腔阴部黏膜亦可广泛累及，有红斑、大疱、糜烂、结痂等，同时伴有发热、头痛、乏力、关节疼痛、咽干喉痛、胸痛咳嗽等症状，舌红苔黄脉数。

2. 治疗方法

（1）湿热蕴结型：治宜清热利湿，散风清斑。方用萆薢渗湿汤合一白一土饮加减。

基本方：萆薢12g　土茯苓12g　丹参12g　黄芩12g
生地18g　银花18g　泽泻18g　白头翁18g

蝉衣 6g　　荆芥 6g　　防风 6g

加减：面颈部加川芎；上肢加桑枝；下肢加牛膝；热盛口干加生石膏，竹叶；大便干加大黄。

（2）寒凝血瘀型：治宜温经散寒，活血祛瘀。方用当归四逆汤合附子理中汤加减。

基本方：当归 12g　　赤芍 12g　　丹参 12g　　红花 12g
桂枝 12g　　附子 6g　　麻黄 6g　　干姜 6g
炙甘草 6g　　鸡血藤 5g　　地肤子 15g

加减：面颈部加川芎；上肢加姜黄；下肢加木瓜；便溏加炒淮山、炒扁豆；气虚明显加党参、生芪。

（3）火毒入营型：治宜清营凉血，利温解毒。方用普济消毒饮合犀角地黄汤加减。

基本方：生地 18g　　白蒺藜 18g　　生石膏 18g　　银花 18g
丹参 12g　　赤芍 12g　　板蓝根 12g　　连翘 12g
苦参 9g　　知母 9g　　蝉蜕 6g　　荆芥 6g

加减：肺热明显加黄芩；高烧不退加犀角粉或羚角羊粉，皮肤水肿，小便不利加茵陈、六一散。

（三）疗效分析

1. 疗效标准

治愈：临床症状消失，皮疹全部消退，仅留色素沉着。

显效：临床症状基本消失，皮疹消退 80% 以上。

无效：临床症状变化不大，皮疹消退 20% 以下或无变化。

2. 治疗结果

132 例中，临床治愈 104 例，占 78.79%；显效 24 例，占 18.18%；无效 4 例，占 3.03%；总有效率为 96.97%。

3. 复发情况

经随诊当年复发 15 例，占 11.36%；第 2 年复发 9 例，占 6.81%；第 3 年复发 5 例，占 3.78%；复发时再服上述药物仍有效。

（四）典型病例

案例 1　李某，女，20 岁，工人。

初诊：1993 年 9 月 12 日。

主诉：脸面、颈、耳及双手足反复起红斑5年余。

病史：脸面、颈、耳及双手足反复起红斑。

每次发作时，开始多为红斑，大小形如扁豆或指盖，色鲜红，中心暗红或紫红，部分相互融合，有些红斑中心消退形成环状或出现重叠水痘，形如虹膜。自觉病变皮肤有灼热瘙痒感，且常伴口干，大便干结多日1行，溲黄赤。本次复发已4天。

检查：脸面、颈、耳及双手足背、足跖部可指盖大小鲜红及紫红色斑丘疹，中心有大小疱，呈虹膜样，舌红，苔薄黄微腻，脉细滑。

西医诊断：多型性红斑。

辨证：湿热蕴结血分，血郁成斑。

治法：凉血和血，清热利湿，散风消斑。

方药：土茯苓12g　萆薢12g　丹皮12g　赤芍12g
生地18g　薏米18g　六一散18g　紫草根18g
银花15g　白头翁15g　生大黄6g　蝉蜕6g

每日1剂，水煎后分2次服。

外搽三黄颠倒洗剂（黄芩、黄柏、黄连、硫黄、炉甘石等组成）每日3次。

内服上方3剂后，皮损明显好转，色变淡，水疱干凋，二便正常，唯感瘙痒犹在，前方去大黄、生地、紫草根，加牛蒡子、白鲜皮、露蜂房各12g。继服5剂，皮损消失，瘙痒得解，病告痊愈，为巩固疗效隔日服1剂，再进5剂，随诊3年后无复发。

案例2　张×，女，16岁，学生。

初诊：1994年1月11日。

主诉：手足红斑、水疱反复发作2年。

病史：近2年来，每个冬季最冷之时则手足发红斑，水疱，甚至溃烂，至春天转暖后不医自愈。发作时遇热则奇痒，受冷时则刺痛。此次宿疾发作已3天。

检查：双手足及掌跖部均可见到暗紫红色水肿性红斑、丘疹及水疱，伴手足发凉，便溏溲清，舌淡，苔薄白，脉缓。

诊断：多形性红斑。

辨证：风寒外袭，寒凝血瘀。

治疗：温经通络，散寒和营。

方药：当归12g　　赤芍12g　　炒白术12g　　党参12g
土茯苓12g　　丹参15g　　鸡血藤各15g　　桂枝9g
防风9g　　附子6g　　干姜6g　　炙片草6g
红枣3枚

每日1剂，水煎后分2次内服。局部没有糜烂的部位可用红灵酒外搽每日3次。糜烂部位用青黛散调麻油外敷，每日2次。

二诊：用上方服3剂后皮疹基本消退，但未辙除。继服5剂后，四肢转温，二便正常，斑消刺痛均止，病去痊愈，为巩固疗效附隔日1剂，再服5剂，随访2年未复发。

案例3　林某，女，42岁，农民。

初诊：1995年7月4日。

主诉：唇、舌、颊黏膜糜烂出血周，双足背、大腿外侧斑丘疹2天。

病史：1周前先感头痛不适，壮热畏寒，关节疼痛，继则出现咽痛、唇、舌及颊黏膜肿胀发疱、糜烂出血部分形成溃疡，曾注射抗生素针剂及口服抗病毒类药及外用激素类软膏、效果欠佳。近2天来，双手足背及双大腿外侧见大片水肿性红斑、丘疹，部分周围色红，环内见虹彩状损害，皮疹甚痒。检查：口唇肿胀，口腔黏膜糜烂溃疡灼痛，尼氏征（+），且伴口干咽燥，大便干结，小便黄赤，舌红，苔黄，脉弦数。

西医诊断：重型多形性红斑。

辨证：血热内蕴，毒热入营。

治法：清营凉血，利湿解毒。

方药：板蓝根12g　　黄芩12g　　赤芍12g　　丹皮12g
知母12g　　白蒺藜15g　　苦参15g　　茵陈15g
六一散15g　　银花15g　　生地15g　　生石膏30g
白茅根30g　　生大黄6g

每日1剂，水煎后分2次内服。每次服汤药时，另加紫雪丹冲服。外搽三石三黄洗剂（煅磁石、煅石膏、炉甘石、黄芩、黄柏、黄连等组成），每日3次。

二诊：上方内服5剂后，皮损发展得以控制，无新发皮疹，色转红，发热渐退，二便正常。前方去大黄、生石膏、紫雪丹，加紫草根、苍术、当归各12g，继服5剂。

三诊：皮疹部分消退，痒减。口唇疱疹结痂，再进5剂，诸症悉除，口唇痂皮脱落，手足背及大腿外侧皮疹消退，仅遗留淡褐色色素沉着斑。为巩固疗效上方去板蓝根、知母、六一散，加党参、麦冬、五味子各15g，隔日1剂再服7剂，随访1年未有复发。

（五）体会

多形性红斑中医认为其病因系脾胃湿热内蕴、外感风热、风湿热三邪相搏于肌表致营卫失和，气血凝滞乃生本病；或素体阳虚，脾失健运，湿从内生，寒邪袭人，郁于肌肤致营卫失和，络脉瘀阻而得病；或素体热盛，蕴郁肌肤，不得外泄，熏蒸为患，或加外感毒热之邪，侵袭肌肤以致营卫失和，气血不畅阻于肌表而发本病；或因饮食失节，食入禁忌之物又经之诱发或加重本病。

证属湿热蕴结型多形性红斑，常用：生地、丹皮、赤芍、白头翁以清热凉血，萆薢、土茯苓、泽泻利湿热，荆芥、防风、蝉蜕祛风清热、消疹止瘴，银花、黄芩泻火解毒。寒凝血瘀型多形性红斑药用：附子、桂枝、麻黄、干姜温经散寒，丹参、红花、当归、赤芍、鸡血藤活血通络，地肤子止痒及抗过敏，炙甘草补益心脾。火毒入营型重症多形红斑之治疗依据“治风先治血，血行风自灭”的理论，以凉血药为主配合疏风解毒止痒药，达标本共治的目的，药用：生地、赤芍、丹皮以清热凉血和血，生地并有生津作用，血热得凉则血不妄行，斑疹得清；荆芥、蝉蜕解表祛风，配白蒺藜、苦参具有燥湿祛风止痒作用；知母，生石膏能清热泻火；银花、板蓝根清热解毒，配生地、赤芍、丹皮等凉血解毒治火毒俱盛发斑。另加紫雪丹来加强清营凉血之作用，诸药合用，相得益彰，故临床得以良效。

六、手心敷药治疗变应性结节皮肤血管炎

变应性结节性皮肤血管炎是一种炎症性结节损害的疾病。在无明确原因及其他系统损害情况下发生，现代医学一般诊断为“结节性红斑”“结节性血管炎”“脂膜炎”等。但有时难以鉴别，这里系根据上海华山医院皮肤科的意见，称为“变应性结节性皮肤血管炎”。本病多见于青壮年女性，多发于小腿，季节性发作，损害为葡萄大小到杏大的炎症性结节。略隆起，颜色鲜红、灼热，有触痛，不破溃。全身症状可有疲倦、食欲不振等。本病在中医学文献中有类似的记载，如“瓜藤缠”“附骨疽”等。我们在用手心用药法治疗痹证过程中，发现该法对本病也有一定疗效。

（一）一般资料

本组共30例，均为女性。年龄最小者14岁，最大者64岁。其中20岁以下者3例，21～30岁者11例，31～40岁者9例，41～50岁4例，50岁以上者3例。病程最短者1个月，最长者30年，其中6个月以内者6例，6个月～1年者3例，2年者4例，3年者2例，4年者3例，5年、6年者各2例，8年者3例，12年、4年、15年、22年、30年者各1例。

（二）临床表现

数目不等的葡萄大到杏大的红色结块，略隆起，质地较硬，推之不移，灼热，拒按，不破溃，多见于小腿伸侧，严重者四肢及手足也可发生。多在春秋季节发生，此消彼起，消退后无瘢痕，多数病例（本组中有20例）兼有痹症。部分病例有胫踝肿胀，甚者按之凹陷，迟迟不起。有的病例伴头重，身倦、欲卧、多寐，口中粘腻不爽，胸闷泛恶，尿浊，女子白带多，舌苔厚腻，脉缓或濡数等。多数病例经过中西药物治疗无满意疗效。

（三）治疗方法

治疗药物：红铅丹、火硝、白胡椒、皂矾、五倍子各等份，研为末混匀。

使用方法：取粉30～45g，用食醋调成泥分握在两只手中或放在两手心上，用塑料布等包扎固定，全身出汗后取下药。用药期间需避风、寒、湿等1～2周。本组病例单独用本法治疗，治疗前以及治疗后停用其他各种疗法。

（四）疗效观察

1. 疗效标准

有效：结块虽有复发，但数目减少，发病范围较以前缩小或局限。局部及全身症状减轻。

无效：治疗前后无变化。

加重：治疗后结块仍在不断增加。

2. 治疗结果

治疗后未见再发者10例，其中3年未复发者5例，9个月、一年未复发者各3例。复发者10例，具体复发时间为：1年4个月者、1年7个月、1年8个月复发者各2例，1年复发者2例，4个月、半年复发者各1例。其中有3例复发只1次，结块3～5个，比既往发病时明显减少，局部及全身症状很轻，数日后不药自愈。

治疗有疗效者 5 例，无效者 3 例，加重者 2 例（其原发病灶为肺结核，观察 3 个月后改用抗痨药控制）。总有效率 85%，由于病例数不多，对于患者的年龄和痛程与疗效关系尚未见到明显关系。

总有效率 85%，由于病例数不多，对于患者的年龄和痛程与疗效关系尚未见到明显关系。

（五）典型病例

案例 王某，女，32 岁，工人。

初诊：1991 年 3 月 30 日。

主诉：两小腿红色结块、触之痛，反复发作 12 年。

病史：80 年 1 月底因受凉两小腿发生红色杏大结块，抚之疼痛，经服 21 剂中药消退，此后每年春季均有发生，发生后此退彼起，不破溃，严重时上肢、手足等处亦有发生，服中药及“辛可劳”“水杨酸”等缓解，但不能制止复发。1 个月前，两小腿、前臂、手足等处又开始发病，伴乏力，全身关节疼痛，足胫等处肿胀。阴天、遇冷、受潮则加重，目前每天靠“消炎痛”“稀桐丸”“去痛片”等维持，否则不能下地活动。

检查：两小腿散在杏大炎症性结节，色红，程度不同，质硬，无波动，略隆起，有触痛，间以褪色的色素沉着斑（为结节消退后暂时遗留），左足及右前臂各有一个杏核大的淡红色结节，有轻度触痛。两小腿及足背轻度肿胀。舌苔淡白，脉沉滑。实验室检查：血沉：40mm/小时。

诊断：变应性结节性皮肤血管炎。

治疗：停用其他药物，用手心用药法治疗，共用药 21 小时，用药期间除足以外，全身其他处皮肤均见汗出，取下药后见小腿及足部肿胀消退。用药后 1 周内全身紧束感、形寒肢冷、脘腹不适等消失，心悸减轻，结节消退明显。治疗后 2 个月内，结节时有少量发生，但消退较快。2 个月后，全身健康状态改善，结节再未发生，又观察 3 年未见反复。

［**按语**］用药后通过心脏功能的改善，脏腑调和，经脉通畅，气血运行顺利，正气得以恢复，但这需要一个过程。另一方面，邪伏较深，难以速去，所以治疗后近期可有反复，俟正气恢复，邪气得去，疗效亦巩固。

（六）体会

1. 本组有效病例治疗后，本病随全身健康状态的改善及其他疾病的好转而消退或减轻，符合中医学的整体观念。

2. 本组病例的辨证，或为风寒湿邪外犯，阻于经络关节发为痹证，湿邪郁久化热，阻于皮肉，气血失和，瘀为结块而致；或系有脾湿内蕴，复感外邪，郁而化热，湿热下注，阻于皮肉，气血失和，瘀结成块发为本病。

3. 本病的治疗，应予活血化瘀、清利湿热，佐以祛风通络。手心用药符合上述治疗原则，理由如下：

手心用药法主要是药物接触手心，手心有手少阴心经，手厥阴心包经通过。经络与本脏关系密切，所以本法作用的结果主要是对心脏和心包络的作用。心包络和心脏的生理病理关系密切，因为它具体体现出对心脏功能的改善或者加强，如心主汗，所以患者用药后有出汗等反应。出汗可使风寒湿热等邪随汗而解，如张子和所述："诸风寒之邪，结搏于皮肤之间，藏于经络之内，留而不去，或发疼痛走注，麻木不仁及四肢肿痒拘挛，可汗而出之"。

心主血脉，其华在面（我们曾遇到在用药时或用药后 1～2 天内颜面发红或浮肿或有蚁行感者），心脏功能正常，经脉通畅，气血运行顺利，瘀阻之邪不能再滞留为患，因此瘀血得化，气滞得行。心为君主之官，主神明，是人体生命活动的中心，能直接影响各脏腑、经络、四肢百骸、皮毛腠理，以及阴阳气血等等。心脏功能正常，就能统率全身各部位发挥正常的生理作用，使人体"阴平阳秘，精神乃治""正气存内、邪不可干"，否则就易生病，如《灵枢》所载："心动则五脏六腑皆摇"。我们见到许多患者手心用药治疗后，全身健康状态明显改善，一些疾病不药而愈。本病的湿热之邪，除可经汗解外，还可因脏腑调和解除。

4. 本组所用的药物，铅丹不但能解热拔毒生肌长肉，还有镇心安神之功。皂矾除其他功能外，还能燥湿化痰消积。火硝，《本草经》谓："主五脏积热。胃胀闭。涤蓄结饮食，推陈致新，除邪气"，《本草纲目》说："属火，味辛带苦微咸，而气大温，其性上升，水中之火也，故能破积散坚、治诸热病，升散三焦火邪，调和脏腑虚寒"，《名医别录》亦谓："疗五脏十二经脉中有二十疾"。白胡椒辛温散寒，五倍子收敛固涩，醋作赋形剂又有消散作用。诸药相合，又能破瘀散结，所以作用较明显。

七、浅谈疔疮辨证论治

疔疮是外科临床上最常见疾病之一，是发病迅速而危险性较大的疾病，并随处可生，尤以颜面和手足等处患病率为最高。疔毒从现代医学观点来看都属于葡萄球菌感染所引起的"深毛囊炎""毛囊周围炎"。疔疮可以发生在机体的任何部位，形状很小，而根底很深，好象钉子针进皮肤肌肉里一样，坚硬如钉状，所以叫疔疮。其症疮形虽小，毒势甚猛，如果发于颜面，由于具有丰富的血管，毒邪易于扩散，炎症反应剧烈，发病迅速，如果治疗不当或迁延失治，往往更容易引起走黄，而导致生命危险。发于手足则损筋伤骨，影响功能。

疔疮疾患是属外科急性化脓性疾病之一，治疗并不另立专科。但在中医学文献记载中，对这类疾患的认识和治疗具有丰富的经验。疔疮的范围很广，包括颜面部、手足部的急性化脓感染，以及部分特殊性感染，因此名称很多，原因亦殊，所以疔疮的辨证论治，亦是按照四诊八纲为主，结合理、法、方、药为佐，相互进行诊断和治疗。同时亦因致病时期与发病部位和性质不同，所以对疔疮，必须审证审因论治。

（一）病因病机

1. 疔毒总因火热之毒而生

（1）因恣食膏粱厚味、醇酒辛辣炙煿食物，以致脏腑蕴热火毒结聚而成。《内经》说“高粱之变，足生大丁”。

（2）感受四时不正之气（火热之气），邪气客于经络，内蕴热毒而成发。

（3）昆虫咬伤，复经搔抓，破损染毒，蕴蒸肌肤，引起经络阻隔，以致气血凝滞而成。

（4）感受因疫而死牲畜之毒，阻于皮肤之间，毒邪蕴结而成。《证治准绳》：“疔疮者……或感疫死牛、马、猪、羊之毒，阻于皮肤之间，以致气血凝滞，毒邪蕴结而成。”

（5）不慎酒色，以致邪毒缊结而发。

（6）因皮肤破损，外伤感染邪毒，毒聚肌肤，气血凝滞，热盛肉腐而成。

2. 疔毒走黄

《外科正宗》：“凡见是疮，便加艾灸，殊不知头乃诸阳之首……，再加艾灸，火益其势，逼毒内攻，反为倒陷走黄之症作矣。”总因疔疮，火毒炽盛，机体防御功能减弱，以致疔毒走散，毒入血分，内攻脏腑而成。

（1）早期失于治疗，未能及时控制毒势。

（2）挤压碰伤，过早切开护场破坏，造成毒邪扩散。

（3）误服辛辣醇酒、鱼腥攻心之物或误服辛热之药，或艾灸疮头更增火毒。

（4）疔疮虽小，外感风邪，外风内毒互相煽动。

（5）气怒、劳累营卫失和，房劳遗精，梦泄肾亏，正气损伤。

（二）辨证

1. 疔疮分类

疔疮是一种火症，病情的发生和发展都快，有的早上发病，下午死亡，有的发病后随即死亡，有的拖延到半个月以至1个月，终于死亡。因此对本病审因辨证是非常重要的。

（1）颜面疔毒

初起颜面部皮肤上有粟粒大黄色小泡、麻痒，2日后转红肿热痛，肿块范围1~2寸以上，疮顶白色疔头，未老先白，形虽小，顶突根脚深坚硬如钉着骨，轻按疔头痛痒麻木感。约5~7日间肿势逐渐增大，四周明显浸润，疼痛加剧，疮顶脓头破溃。后期7~10日间，顶高根软溃脓，疔根（脓栓）随脓外出，肿消痛止而愈。病程约10~14日左右。

凡属鼻下、口角、上唇危险三角区的“疔”病重，如果处理不当，强力挤压，最易引起走黄。证见疮顶陷黑无脓，四周皮肤暗红，肿势扩散，脓毒走散，毒入营分，内攻脏腑，而成走黄。全身症状轻，畏寒发热头痛，四肢沉重，中期发热，口渴，便秘，溲赤，苔黄腻，脉数，严重者心烦恶心呕吐（走黄先兆）。

（2）手足疔毒

初起小泡（膏粱厚味湿热内蕴以及因疫死牲畜，毒邪蕴结而成）或白点（刺伤感染）或无疮（不慎酒色或染四时不正之气），局部组织结构比较致密坚韧，而且知觉灵敏。手疔扩大到手背，足疔扩大到足背。化脓期疼痛加剧厉害，坐立不安，夜烦痛剧难眠，常抱手抱足而坐。火毒旺并见红丝疔，腋下、胯下淋巴结痛，走黄少见。治疗不当、误治可造成损筋伤骨畸残。

（3）五色疔

古代医学认为因其疔毒深重，又因经络脏腑相通，五脏毒火炽盛也可以诱发疔疮。虽外疡实为内发，五色疔分立五脏。

（4）火焰疔

属心经毒火而生。大都发于口唇、手掌和手指关节部位。初起出现一个粟米大红色带有微黄水泡，局部疼痛、痒麻木，甚至寒热往来，烦躁不安，口干，舌头强硬，言语错乱，精神恍惚。

（5）紫燕疔

是由于火毒发于肝经所致。大都发生在手足、腰肋筋骨之间。初起出现紫色水泡，2 日破泡流血水，甚至 3～4 天后可毒气串筋烂骨。见目赤，指甲发青，斜视，神志昏糊不清，嗜语，惊惕不安。

（6）黄鼓疔

是由火毒发于脾经所致，大都发于在口角，腮部颧部上、下，眼睑和太阳穴等部位。初起出现米粒大黄水泡，光亮透明，四周绕红晕，局部触之麻痒，甚至出现恶心呕吐，寒热交作，肢体不痛发麻，心烦口渴、干呕等。

（7）白刃疔

属肺经火毒所致，多生于鼻孔、手部。初起出现白色粟米状水泡，顶部坚硬，易烂易陷。重则病人腮部损害，咽喉干枯，以致咳吐痰涎，鼻翼煽动，呼吸急促。

（8）黑靥疔

属肾经火毒所致，大都发于耳窍、牙缝、胸、腹、腰、背等偏僻之处。初起皮肤上出现黑色斑点状紫色水池，先烂穿皮肤逐渐犯肌肉，质地坚硬如钉着骨，继则疮顶变软塌陷，疮孔深烂，疼痛加剧，痛彻背髓。重则手足青紫，惊悸，昏沉困倦，目睛透露。

（9）疔毒走黄

《疡科心得集》："外症虽有一定之形，而毒气之流行，亦无定位。故攻心则昏迷，入肝则痉厥，入于脾则腹痛胀，入于肺则喘咳，入于肾则目暗，手足冷，入于六腑亦皆各有变象。兼症多端，七恶叠见。"先有疔疮病史，但以颜面疔疮、烂疔、疫疔，合并走黄较为多见。疔在原发病灶处忽然疮顶干枯陷黑无脓，疮色紫滞不泽或灰暗，或紫黑不华，肿势漫肿，根脚散漫，边界不清，而迅速向四周扩散。如手足走黄，可见到红丝上窜。局部有感觉麻痒锐痛，全身开始寒战高烧、头痛、烦躁不安，脉多洪数或恶心呕吐，口渴喜饮、肢体拘急、骨节肌肉疼痛为走黄先兆症状，甚至出现神昏呓语、谵妄、嗜睡、痉厥即疔毒走黄。

若伴见毒气流入皮肤发瘀斑，皮下见到出血点或发风疹块，或见毒邪流窜肌肉经络而形成流注，毒邪内传脏腑可引起肺痈，或见毒邪流窜附着于骨骼而形成附骨疽，或见毒邪流入脾则大便溏泄、腹胀或便秘，或见毒邪流入肺则咳嗽气喘、胁痛痰红，或见毒邪流入肾则小便失禁，或见毒邪流入肝则痉厥，郁蒸肌肤则全身发黄成黄疸。以上各症，每可相兼出现，都是极危重的征候。凡疔毒走散之后，不仅限于心包一经，而可累及其他脏腑。开始正气尚盛者脉多洪数，舌苔黄糙，舌质红绛，若正气衰微，脉多见虚数无力，舌质紫暗或舌卷多为危候。

2. 疔疮辨证

综合上述，疔的分类比较繁杂。各种疔疮发生部位形状和颜色与病情的缓急、顺逆很有关系，必须掌握疔疮辨证三大要点，顺逆证才能正确、及时迅速进行治疗。

（1）疔疮辨证三大要点

以颜色辨病情轻重：新鲜红活病情轻；灰紫暗光不华病情重；

以部位推善恶：颜面疔疮凶；鼻下、口角、唇三角区疔疮更凶；手足肢末疔疮善；

疮形肿势大小定疔毒聚散：顶高肿突起、坚硬如铁——毒聚易治；漫肿无头软如棉——毒散难治。

（2）顺证

疔初起如疥，形如粉刺或小泡或疙瘩结肿不散；疔毒初起，不作恶寒也不恶心呕吐，饮食知味，手足温暖；疮形已成，疮肿肉不肿，四周色白多痛少痒作脓；溃后脓出疮仍高肿，肉色鲜红渐平者。

（3）逆证

初起似疔非疔，软慢灰色，四边疮根平塌漫肿者凶；未发前先作寒热如疟，恶心不食，后出疮如蚊迹蚤斑或青紫黑泡软无根，腐烂深，气喘足冷者逆；疮形似鱼脐，顶凹灰白软漫相兼，脉细身冷者多逆；已成肉肿，疮不肿，根脚走散，疮顶空腐血水，气秽难于治疗；疮已走散，头面耳项沃肿，烦躁、脉细，痰动、喘急者死；日久原疮无迹走散之处，仍复作脓，脉数，口焦，终死；凡疔项之以上针刺不疼，项之以下灸之不痛俱死。

另如果在一个疔疮以外，另外生一个小疮的叫作应候。疔疮的四周发红发肿，但是不扩散的叫作护场。疔疮的周围发生好几个小疮的，叫作满天星。有这些情况病情比较缓慢，没有这种情况的，病情比较危急。

（三）论治

1. 内治法

（1）疔毒总的原则清热解毒为主

初期：以清热解毒为主。主方以五味消毒饮加减。

处方：银花 15g　　紫花地丁 24g　　蒲公英 24g　　天葵子 10g
野菊花 30g　　蚤休 10g　　赤芍 10g。

初起有恶寒发烧都宜服蟾酥丸 0.3 克，以发汗、解毒、止痛。血热明显烦躁不安，舌质红绛、脉洪数，加生地、丹皮、玄参以凉血护液。恶心呕吐、心悸、心烦，加竹茹、生石膏、莲子清心热止呕。发热较重、口燥、大便秘结、小便黄，少加大黄、黄芩清泻肺胃热火、解毒。疼痛明显可加乳香、没药活血化瘀，通络止痛。高烧烦渴目赤口苦，加生石膏、花粉，或紫雪丹开水送服退热解热。里热明显，口干烦躁，便秘，小便短赤，脉沉，宜用黄连解毒饮加五味消毒饮。半枝莲、连翘加强清热解毒，大黄、石膏泻火泄热。

溃脓期：清热解毒，托里排脓。主方以仙方活命饮加五味消毒饮加减。

处方：穿山甲 6g　　皂刺 6g　　归尾 10g　　赤芍 10g
银花 20g　　乳香 3g　　没药 3g　　白芷 10g
浙贝 10g　　花粉 10g　　陈皮 6g　　甘草 6g
紫花地丁 30g　　蒲公英 30g

方中菊花、银花、紫花地丁、蒲公英清热解毒，归尾、赤芍、乳香、没药活血散瘀止痛，浙贝、花粉清热散结，陈皮、甘草理气化滞和中以助胃气，穿山甲、皂刺活血破瘀、软坚托脓，白芷活血排脓、消肿止痛。溃后脓出不畅，加重穿山甲、皂刺用量，加强透托之功效。溃后四周肿硬不退加连翘、全蝎、玄参活血软坚散结。若疔疮顶不透头，局部凹陷说明正不抗邪，加生黄芪、潞党参补气托脓。

生肌收口期：补养气血，养阴和胃，主方以八珍汤加益胃汤加减。

处方：潞党参 15g　　白术 6g　　茯苓 10g　　甘草 10g
川芎 10g　　当归 10g　　杭芍 10g　　生地 15g
麦冬 15g　　玉竹 10g　　北沙参 15g

方中：潞党参、白术、茯苓、甘草补气，川芎、当归、杭芍、生地补血。四君四物合用，补养气血，麦冬、玉竹、北沙参、生津养阴和胃。

（2）疔毒走黄

治疗要掌握时机，在出现先兆症状时，积极治疗，如到了危重阶段，必须采取中西医结合的综合措施积极抢救。

①火毒攻心、流窜脏腑：以清营凉血解毒，五味消毒饮或黄连解毒汤或犀角地黄汤加减蚤休、半枝莲。

谵语谵狂急服安宫牛黄丸或紫雪丹清心开窍；咳吐痰血加贝母、花粉、藕节、鲜茅根、芦根化痰润燥止血；

气喘痰壅另加鲜竹沥汁燉温冲服涤痰平喘；

大便溏泄加黄芩炭、银花炭或地榆炭、制大黄清肠热；

大便秘结、苔黄、脉数有力加生大黄、石膏泻火泄热；

呕吐口渴加竹叶、生石膏以清胃热；

阴液损伤、舌苔黄糙、无津加鲜石斛、玄参、麦冬生津清热；

风动痉厥加羚羊角、全蝎、钩藤、龙齿、茯神平肝熄风；

黄疸加生大黄、茵陈以除热退黄。

附骨疽、流注参照各症治疗。

②热毒入里热扰心神：初起疔毒1~2天未成形，局部以疔非疔，色灰软漫如棉，疔毒无根盘，麻木钝痛。全身症状泛恶呕吐，心烦胸闷，高热不解，两目昏花，自汗肢冷，苔浊腻脉数疾。

治法：清热解毒，清心除烦。

方用：金石斛合剂。

处方：金石斛15g　夏枯草30g　蚤休12g　粉甘草3g

滁菊花30g　紫花地丁30g　金银花20~24g　蒲公英30g

③俱令走黄欲将攻里：疔疮3~4天成形，误食牛、马、羊之类食物，以致火毒炽盛，局部疮顶干陷无脓，疮色紫滞漫肿，根脚散漫，周围浮肿（头、面、耳），疮头钝痛，个别麻木牵引头角、耳侧、颈侧。全身症状，壮热烦热，口渴喜饮，六神不安，大便秘结，小便短赤，语言含糊，苔黄腻或厚腻，脉洪数有力。

治法：下法为主，通腑泻火，解毒透脓。

方用：疔毒复生汤加石膏。

处方：银花20~30g　生栀子10~15g　地骨皮10g　牛蒡子10g

连翘15g　木通10g　煅牡蛎6g（后入）　生大黄10g

皂刺10g　天花粉10g　乳香3g　没药3g

石膏10g（冲服）

④疔毒开始5~6天已走黄：艾灸、误服辛热药更增火毒，局部疮顶糜烂流水，疮色灰或黑紫，根脚散漫，肿势明显，上则两目合缝，下侧颈项部焮肿痛麻痒，全身高热不解，懊侬烦躁、胸闷胁病，口苦、口臭，苔黄腻，脉洪数、滑数，神识呆滞、语言无序，大便秘结、小便如淋。

治法：通利清热、解毒除烦。

方用：解毒大青汤。

处方：大青叶10～15g　木通10g　麦冬10g　草中黄3g
生栀子10g　桔梗3g　玄参15g　知母5g
升麻3g　竹叶10～15g　生石膏20～30g

便秘加生大黄10g（后入）。

⑤已走黄病人正气未衰表证：全身昏愦，恶寒发热，无汗呕吐，脉浮紧，苔白。表证初，疔疮化脓，疮顶凹陷，干枯无脓，色紫滞漫肿，头面日颈俱肿钝痛。

治法：透表发汗，解毒清热。

方用：七星剑汤加减。

处方：菊花30g　紫花地丁30g　蒲公英30g　银花15g
苍耳子10g　豨莶草10g　半枝莲30g　蚤休10～12g
麻黄3g　黄连10g

使用本方应注意：正气未衰，恶寒，无汗，脉浮紧，苔白情况下可用。方中取一透一解作用达到治疗目的，重用菊花、紫花地丁、蒲公英、半枝莲、银花、黄连以清热解毒，豨莶草性走而不泄，通经消肿托毒，苍耳子发汗散风托毒，莲子芯清心热力，为温热病邪陷心包神昏谵语之主药，麻黄性辛温，能发里中之表，遂邪出散，随汗水而泄，毒即解则阳气得复。兼有大剂清热解毒之剂，一透一解，所以能托邪于外，解毒于内。如果治疗不当，出现汗不止、热不退、疮不病、便不利、里虚，用固表益气、清热生津之法，以八珍汤加麦冬、黄芪、银花。

（3）疔毒走黄、毒气闭塞经络、元气不能宣通

疔疮7天突然间肿势消退软陷无脓，不知痛麻，手足厥冷，脉象突然停止。

治法：先服蟾酥丸0.3克，发汗解毒。

方以：木香流气饮驱毒发汗行气通脉。

处方：木香（后入）3g　煮半夏9g　槟榔6g　腹皮9g
陈皮3g　青皮3g　枳壳3g　枳实3g
川芎4.5g　当归6g　白芍9g　茯苓4.5g
泽泻12g　紫苏9g　防风9g　桔梗9g

（4）正虚邪实

病程日久，毒气耗伤气阴，无力托邪外出，毒热仍未解阶段，相当于败血症后期，气阴已伤一定要注意扶正。若过用苦寒毒热不但不解，最易耗伤

正气。里虚湿热型，开始经过顺证一样，7～8天肿势去十分之七、八，突然脓出后寒战高烧，热势留恋不去，晨衰夕盛，脸容消瘦，继则神昏，呓语痉厥，局部疮顶空腐无脓出水，软陷漫散，由外感风邪内侵引起。

治法：内托余毒、补养气血。

方用：三黄四物汤犀角地黄汤加减加石斛、人参。

处方：当归10g　川芎10g　杭芍10g　生地10g
赤芍10g　丹皮10g　鲜石斛15g　潞党参10g

（5）走黄控制后，善后处理

针砭放血后，脓出正气虚弱，惊惕心悸。

治法：内托益气安神。

方用：内托安神汤。

处方：潞党参10g　麦冬10g　茯神10g　黄芪15g
白术10g　玄参10g　陈皮5g　石菖蒲3g
炙甘草3g　酸枣仁10g　远志10g　五味子10g

（碟砂末0.9g，饭后隔一段时间，加入煎成大半碗药汁中，调和均匀服下）。

余毒未清，神疲自汗，肢冷，五心烦热，舌苔薄黄脉虚数。

治法：益气除烦、养阴清热。

方用：人参清神汤。

处方：潞党参6g　陈皮3g　茯苓6g　地骨皮10g
麦冬10g　当归4.5g　白术4.5g　生黄芪10g
远志4.5g　柴胡1.5～3g　黄连3g　炙甘草3g

2. 外治法

（1）外用以祛腐拔疔为主

初起：外敷玉露膏，金黄散，千捶膏；或菊花叶捣烂加金黄散外涂；或梅花舌点丹、六神丸、蟾酥丸研细末调水外敷，或猪胆汁调金黄散外用，大成软膏外涂。

溃脓：外用金黄散加芙蓉膏外敷疮顶，可用蟾酥丸研细末外敷，有化腐消坚作用，或用九一丹拔腐提脓。金黄散加大成膏外敷，清热解毒，消肿止痛，束毒提脓。

生肌收口：用生肌玉红膏、白玉膏外敷，收口缓慢，用珍珠八宝散外撒疮口生肌。

（2）针砭法

手足红丝疔用银针挑刺红丝上端，挤出血水，从上向下。疔疮走黄高烧可在曲池、委中穴紫黑大络上放针出血。疔毒内攻走黄则疮顶塌陷下去，这时候应按走黄部位，循着经脉去找寻，就会发现一个直竖起来的芒刺，就是“疔苗”，应立刻用针制入疔苗，放出恶血，并在针刺处用艾灸三壮，以消除余毒。

3. 注意事项和护理

（1）注意事项

治疗因疔疮都是火毒而发生，所以必须忌服辛热药，以免助长毒势；服寒凉的药物会促使毒气内攻。凡是疔疮溃破之后，不宜过早使用补法，虽然出现真正的虚弱的脉症，也只可以用本补法，禁用温补的药物。疔疮发生项部以上的属于三阳经，不宜用灸法，如果误用灸法，就可能导致疔毒的倒陷或走黄。在溃破初期，忌用生肌的药物外用，因为这时候毒气尚未清净，用生肌药物外用，毒气不易排出，反而增加溃烂。

（2）护理

初起不能刺破、挑破，挤压碰伤；疮口不要当风吹，以免外风内毒和煽内陷；脓未成，不能过早切开排脓；禁食酒、鸡、羊、牛肉、海味、鹅，以及辛辣和生冷的食物；忌房事，戒忿怒，避免过度思考和一切香味；全身症状出现应安静卧床休息，多吃蔬菜、水果，饮水；手部忌持重物，用三角巾悬吊、平吊，掌部、手背向下，足部适当抬高忌走。

4. 病例

案例 右上唇疔走黄

江某某，女，23 岁，福州市台江区劳动服务处工作。

初诊：1984 年 7 月 18 日。

主诉：右口唇生疮面部肿已 7 天，伴恶寒发烧。

现在史：患者于生疮前食鸡肉炖酒后，于 7 天前右上唇部突然出现粟粒状黄色小泡，根深，局部痒，有微刺痛感，伴畏寒发烧，自服四环素抗菌药，外敷金霉素眼膏。第 2 天，因洗脸不慎碰破患处，肿痛俱增，微恶寒发烧、头痛，往附近“保健院”治疗 5 天，未见效果，肿胀反而扩大，漫肿至面部，疮形坚硬，针刺样疼痛，有向上发展的趋势，伴见大热而汗出，口干渴，烦躁，夜卧难眠，胸闷，恶心，腹胀食少，大便秘结 3 日未通，小便黄少，有时感头昏不舒。

检查：体温 38.9℃，面色苍白，痛苦面容，右上唇面根脚散漫范围 5cm

×5cm 左右，吊引张口不利及颌下淋巴结肿胀有明显压痛，疮色紫暗，疮顶中央微溃无脓。脉象洪数，舌质红绛，苔黄糙。

实验室检查：白细胞 20.8/10^9/L，中性粒细胞 0.77，淋巴细胞 0.23，尿糖（－）。

辨证：患者左上唇长一粒粟米状黄色小泡，坚硬根深痒微刺痛，属于疔毒初期，邪热不甚，故仅微痛、作痒。脾主唇，胃经循行于唇，由于食鸡肉炖酒后湿热火毒蕴结，循经至上唇经络阻隔，气血凝滞而发。唇疔本为火毒之症，复因碰破加上治疗不当，造成病势不能控制，毒邪扩散，火毒炽盛，初犯于卫则恶寒发热、头痛，内攻入营则面唇肿甚疮色紫暗，疮头无脓。侵扰心包则烦躁胸闷，夜卧难眠，头晕不舒，舌质红绛。毒邪犯胃，则身大热而汗出，恶心，腹胀食少，口渴便秘，热甚则痛，火毒伤阴，则苔黄糙小便黄少。此病属脏腑蕴热，火毒炽盛阴液不足。

病因病机：脾胃火毒凝聚，复因碰破，治疗不当，热毒走散，入侵营血。

诊断：右上唇疔走黄。

内治法：清营凉血、泻火解毒、养阴通腑（黄连解毒汤合清营汤加减，加大黄、生石膏、全蝎、半枝莲）。

处方：生地 15 克　玄参 10g　竹叶 15g　银花 15g
连翘 15g　黄连 8g　丹参 6g　黄芩 10g
生栀子 10g　黄柏 10g　生石膏 24～30g　大黄（后入）10g
全蝎 3g　半枝莲 30g

水煎服。

本方用生地、丹参清营分之热兼能解毒，热甚必伤阴液故用生地配麦冬、玄参养阴清热，银花、连翘、黄连清热解毒，又能透泄气分犹存邪热，栀子、黄柏、黄芩、黄连泻火解毒，大黄泻下泄热，竹叶、石膏清胃热，全蝎、半枝莲加强清热解毒消炎。

外治法：清热解毒，消肿止痛，束毒提脓，用大成软膏合金黄散外敷（避免切开）。

八、皮肤病的中医辨证原则及治法概要

皮肤病大多数发生在人体的表面，是中医外科的一个重要组成部分，在目前仍是常见病，多发病。而运用中医辨证和治疗皮肤病历代中医外科著作记载了丰富的经验，为人民的保健事业做出了重要贡献，现就中医对本病的

辨证原则和治疗概要简述如下：

中医辨证：

（一）病因辨证

1. 外因

（1）风：为六淫之首，百病之长，所以许多皮肤病与风邪有着密切联系，当人体腠理不密、卫外不固、风邪就会乘隙侵袭阻于皮肤之间，内不得通、外不得泄，可使营卫失和、气血运行失常、肌肤失于濡润，可导致发生风团、丘疹、瘙痒、干燥、疣目等病变。

（2）湿：皮肤病以外湿为主，但有时内外湿相互作用，故辨证时不能孤立看待。外湿是与气候或环境潮湿有关，内湿是因脾运不健造成。

若湿邪侵入皮肤，郁结不散与气血相搏，就会出现水疱、瘙痒、糜烂、渗液、浮肿，甚至浸淫四窜，缠绵难愈。若与内湿相合，还可见头重如裹、胸闷、体倦、纳呆、口淡、苔腻、脉濡缓等病变。

（3）热：不论外感热邪或脏腑实热，蕴阻肌肤均可发病，常是化脓性皮肤病的致病因素，可出现红、肿、热、痛、痒、脓疱、溃烂、流脓等局部病变。热邪稍重还可见发热、口渴、便秘、尿赤、苔黄、脉数等全身症状。

（4）虫：一为直接由虫引起的皮肤病（如疥疮），二为由虫体过敏或虫毒素侵入所致的皮肤病（如蛲虫可诱发湿疹、肠寄生虫可引起荨麻疹），三为毒虫咬叮所致的虫咬皮炎等，其局部常可见剧痒，有的表现糜烂，有的会互相传染，有的伴局部虫斑，脘腹疼痛，大便可查到虫卵。

（5）毒：常见有药物毒、食物毒、漆毒等。人在正常情况下，即使接触某些致敏物质亦不发病，仅在过敏状态下才会发病，由毒引起的皮肤病发病前有用药或进食，或接触某一动物性、植物性、化学性、矿物性等物质，经过一定的潜伏期才会发病。其临床表现为：红肿、水疱、风团甚至糜烂、坏死多种形态，或疼或痒，来势较急或仅发局部或泛发全身。治愈后再次接触，可反复发作。

2. 不内外因

血瘀是因肝气郁结或外邪侵入，导致气机不畅，瘀滞经脉，局部阻塞不通而致。故可证见皮损色暗、紫红、青紫或出现瘀斑，肥厚、结节、肿块、舌质紫，边有瘀点、脉弦涩等病变。

3. 内因

(1) 血虚风燥：是许多慢性皮肤病所出现的病理现象，其主因是脾虚血少，不能营养肌肤，肌失濡养则生风化燥，表现为皮肤干燥脱屑、粗糙、肥厚、瘙痒等局部病变，亦可伴见头晕目眩、面色苍白、舌质淡、苔薄白、脉濡等全身症状。若是情绪波动，时作痒加剧，头痛面赤、急躁易怒、口苦咽干、舌红、苔少、脉弦数，为血虚肝燥所致。

(2) 肝肾不足：也会引起多种皮肤病，而且病程缓慢。其病情变化，往往多与病人生长、发育、妊娠、月经失调等有关。临床表现为皮肤干燥、肥厚、脱屑、瘙痒，并常伴见脱发、色素沉着、指（趾）甲变化或生疣目、血痣等局部病变。若是肝肾阴虚患者还可兼见头晕、目眩、耳鸣、面部烘热，腰酸膝软、失眠梦多、遗精、舌红少津、苔少或光剥、脉细等全身症状。若是肾阳不足的患者，可兼见面色㿠白、怕冷、四肢不温、头昏耳鸣、记忆力减退、腰膝疲软、阳痿、舌质淡白、舌体胖边有齿痕、苔薄、脉沉细等病变。

总之，皮肤病在发病过程中，往往不是单一原因引起，常为两个或两个以上病因共同作用，如风热、风湿、湿热，或风湿热并存，或肺卫不固，或脾虚生湿，或肝胆湿热等相互作用引起的。有的纯为实证，有的纯为虚证，有时又可出现虚中夹实，故在辨证审因时要善于分析，加以鉴别。

（二）皮肤病局部症状和体征的辨证

1. 局部症状（即自觉症状）是多样的，视皮肤的性质和严重性及患者个性特殊性而定。临床上主要的症状有：痒、痛、麻、烧灼感、蚁走感。

(1) 痒：多由风、湿、热、虫、血虚所致。

①风胜作痒（如荨麻疹）。风性升散，发病多在人体上部、喜行头面。但风善行而数变，可走窜无定，泛发遍体作痒，其特点是抓破溢血，随破随收，不致化腐，多为干性，且发病急，消退快。

②湿胜作痒（如湿疹）。湿性趋下，发病多在人体下部，也可侵犯全身，其特点是糜烂渗液、黄水淋漓，浸淫四窜，最易袭皮蚀烂，且起腐越痒，缠绵难愈，多为湿性或有传染。

③热胜作痒（如漆过敏所致接触性皮炎）。其特点：可见皮肤瘾疹、色红焮热作痒，只发暴露部位，亦有时可发遍身。如与湿相搏则皮损糜烂渗出，腥臭粘着，瘙痒异常。

④虫淫作痒：（如疥疮）其特点表现为浸淫蔓延，甚则黄水频流，其痒尤

剧，遇热或夜间尤甚，状如虫行皮下，最易传染。

⑤血虚作痒（如银屑病）：一般多是泛发全身，其特点是表现为皮肤变厚、干燥脱屑、瘙痒不止，很少糜烂流水，常为慢性。

（2）疼痛：主要是气血瘀滞，经络阻塞不通所致。临床上有虚痛喜按，实痛拒按，寒痛喜暖，热痛喜凉，气痛发无定处，血瘀痛发有定处等。

（3）麻木：指知觉消失，亦称“不仁”，《金匮要略》曰：“邪在于络，肌肤不仁”，《内经》曰：“营卫俱虚，则不仁且不用”，认为麻木多属气虚风痰入络，阻碍营卫运行所致，麻木主要见于麻风。

2. 体征：（即皮疹或称皮肤损害）也就是他觉症状。

体征是皮肤病的主要临床表现，也是诊断的主要根据，可分为原发性皮疹和继发性损害两类。

（1）原发性皮疹：

①斑疹：仅皮肤颜色改变，不隆起也不凹陷，但可有不同大小形状和颜色，如色红属热是血分病即血热，色白属寒是气分病即气滞，此外色紫为兼有血瘀，色黑或暗晦为伤肾。

②丘疹：皮肤局限性小隆起，一般为针头到黄豆大小，其形状、颜色和质地可多种多样，多属血热或风热引起的。

③水疱：是高出皮肤表面含有浆液的皮疹，可小如针头，以致看不明显液体，也可大如鸡蛋大小。多因湿热或热毒引起的。

④脓胞：为含有脓液的水疱，疱的四周常有红肇，多属湿热及热毒炽盛引起的。

⑤结节：是藏在真皮或皮下组织里，可摸到但看不到或使皮肤隆起可以见到的块状物，质地可软或可硬，一般为黄豆至胡桃大小，是由于气血凝滞使痰凝经脉瘀阻引起的。

⑥风团（风疹块）：为暂时局限性皮肤水肿呈扁平隆起，白色为风寒，红色为风热引起的。

（2）继发性损害

①鳞屑：皮肤表面可以刮落下来的干性皮屑，亦有的是油腻性皮屑，小者如糠皮状，大片者呈落叶状，层叠者如鳞片状。当皮肤干燥或在皮肤发炎以后可出现。如急性病后见之，多为余热未清所致，慢性病见之，多因血虚风燥、皮肤失养所致。

②痂：由浆液、脓液或血液等结成的凝固物。根据组成可分为脓痂、血

痂和浆液痂三种，脓痂为热毒未清所致，血痂为血热未清所致，浆液痂为湿热未清所致。

③抓痕：常因瘙痒而以指甲搔抓皮肤，导致点状或线条表皮损害，浅者可不留瘢痕，多属风热、血热或血虚风燥引起的。

④糜烂：是局限性的表皮缺损，通常由水疱、脓疱或丘疹等破溃后形成的，表面鲜红潮湿，没有明显凹陷，愈后不留瘢痕，多属湿热、热毒引起。

⑤皲裂："燥胜则干，寒胜则裂"，即皮肤失去了弹力而产生断裂，断裂方向与皮纹一致，为深浅不等的裂口。其多由于血虚，风燥、寒盛所致。

⑥苔藓样变：为某些慢性皮肤病形成的，局部皮肤增厚变硬变糙，表面皮纹加深增宽，将患处分成许多菱形或多角形分格，多由于血虚风燥、皮肤失养所致。此外，如色素沉着多由于局部气血不和而致，皮肤萎缩常为气血不足所致。

总之，皮损虽可以有这么多表现，但是它们并不是静止、孤立的，往往随着整个皮肤病病情的变化不断在发展变化的。如斑疹、丘疹在某些皮肤病中可以转变为水疱，水疱在一定条件下可变为脓疱，丘疹、水疱、脓疹若抓破后就会形成糜烂，结节若破损就形成溃疡等等。此外，同一种损害它们的大小、形状、颜色、光泽、硬度以及它们的分布排列等，在不同的皮肤病中也往往不同。因此，我们在识别每一种皮肤病时首先就必须弄清每一种皮肤病发生、发展的全过程，然后才能从中找出每一种皮肤病在皮损方面所固有的特点，再结合其他条件做出正确的判断。

（三）炎症性质的辨证

1. 急性炎症：一般发病急，且多属实证，多由风、湿热、虫、毒原因引起的，与肝、肺、心三经关系密切，临床局部症状多表现为红、肿、热、痛、痒、水疱、脓疱、糜烂、渗液破溃、流脓、结痂等为主。

2. 慢性炎症：发病较缓，以虚血为主，常是血瘀、营血不足、肝肾亏虚等原因引起的，与肝、肾二经关系密切，其临床局部症见多表现为皮肤干燥、粗厚脱屑、色素沉着、苔藓样变或伴脱发及指（趾）甲的变化。

（四）经络部位的辨证

经络是外应皮肤，内应脏腑。从皮肤病变发生的部位，对应脏腑所属经络的走向，可得知皮肤与脏腑的关系。正如经云"有诸内，必形于外"。皮疹发生上部者多因风热引起；发中部者多为火郁、气郁所致；发下部者多由湿热、寒湿引起；发于鼻部者，每与肺经有关；发于唇部者，多与脾胃有关；发于胁肋部和阴囊，多于肝经有关。

治疗概要：

（一）内治法

1. 中医疗法，是根据病因病症来进行治疗的，即应辨证论治，可归纳八法：

（1）解表法：用于属“风”引起的患者。具体应用属“风寒”者用辛温解表，常用药物有桂枝、苏叶、荆防、羌活、生姜、葱白、苍耳子等，代表方荆防败毒散。属“风热”者用辛凉解表，常用药物有薄荷、牛蒡子、蝉蜕、桑叶、菊花、柴胡、葛根、升麻、豆豉、浮萍等，代表方消风散。

（2）利湿法：用于属“湿”引起的患者。常用药物有云苓、猪苓、泽泻、车前子、滑石、薏米、木通、茵陈、扁豆等。但在临床具体应用属“湿热”者用清热利湿法，运用于湿郁久化热或湿热俱盛，如急性湿疹、脓疱症、带状疱疹等。常用药物有黄连、黄柏、苦参、秦皮、茯苓、泽泻、滑石、车前草、木通等，代表方龙胆泻肝汤（便秘加大黄）。属“寒湿”者用温阳利湿法，适用于湿从寒化。常用药物有桂枝、干姜、吴茱萸、茯苓、猪苓、玉米须、冬瓜仁等，代表方胃苓汤，畏寒严重加淡附子等。属“风湿”者用祛风除湿常用药有独活、防己、豨莶草、薏米、苏叶、槟榔等，代表方浮萍二妙散。

（3）清热法：用于属“热”的患者。常用药物有金银花、蒲公英、连翘、黄芩、黄连、黄柏、生栀子、生地、赤芍、丹皮、紫草等。但在临床具体应用属“实热”者，用清热解毒，如丹毒疔、痈肿等，常用药物有银花、连翘、紫花地丁、蒲公英、大青叶、板蓝根、黄芩、黄连、黄柏、鱼腥草、菊花等，代表方五味消毒饮、黄连解毒汤、清瘟攻毒散均可选用。属“热入血分”的血热证者，用清热和营凉血法，如血热妄行引起紫癜皮下出血等，常用药物有犀角、水牛角、生地、玄参、丹皮、赤芍、地骨皮、紫草等，代表方犀角地黄汤。

（4）养血润燥法：用于属“血虚风燥”的患者。常用药物有当归、生地、玄参、天冬、麦冬、沙参、白芍、熟地、首乌、胡麻仁等，代表方消风四物汤，如伴瘙痒较甚，可在汤中加些祛风药物。

（5）活血祛瘀法：用于属“血瘀”的患者。常用药物有当归、丹参、乳香、没药、红花、桃仁、莪术、穿山甲、皂刺等，代表方活血祛瘀汤。

(6) 软坚散结法：用于属“气血凝滞”的皮肤病，常用药物有昆布、海藻、贝蛤壳、牡蛎等，代表方四海软坚汤。

(7) 安神止痒法：系依据《内经》病机十九条中“诸痒肿痛，皆属于心”而定。用于痒伴心烦、失眠等心经病证者，常用药物有酸枣仁、柏子仁、远志、夜交康、茯神、朱砂等，代表方柏子养心汤，加珍珠母、生牡蛎、白鲜皮、苦参片等。

(8) 补益法：用于阴阳气血不足，久病体弱的慢性病患者，常用药物有人参、党参、黄芪、淮山药、白术、沙参、山茱萸、菟丝子、当归、阿胶、鹿角胶、女贞子、旱莲草、龟板等，临床具体应用如下：若表虚不固者，宜益气固表方玉屏风散；若气虚者宜补气，方用四君子汤；若血虚者，宜用补血方四物汤；若气血两虚者宜补养气血，可用八珍汤；若肾阳不足者温补肾阳，方用桂附八味汤；若肝肾阴虚者，宜滋阴降火，方用六味地黄汤；若属阴阳两虚者，宜两补阴阳，方用龟鹿二仙汤。

以上八法若兼见虫疾为患，可佐以驱虫药，加使君子、槟榔、雷丸、鹤虱之类药物。

(二) 外治法

皮肤病的外治疗法主要系对症处理，仅一小部分是病因治疗，通过局部治疗，可以减轻病人的自觉症状，并促进皮损的好转以至痊愈。外用药的剂型及作用是多种多样的。这是仅注重介绍用药原则，是根据皮肤损害的特点及病因而选用不同剂型的不同药性的药物，具体有如下三点原则。

1. 急性阶段： 皮损主要表现红斑、丘疹或水疱，如果没有破损渗液的，可选用性质温和、挥发性好而无刺激性的水粉剂或粉剂。如呈大片糜烂渗液，则可以水溶液湿敷，减轻后改用油剂。但必须注意在急性期切不可搽刺激性强的搽剂或不通气的软膏，以免病情加重。

2. 亚急性阶段： 皮损主要表现为成片糜烂伴少量渗液，也可表现为分散的丘疹或小片浸润增厚，一般用糊剂或油剂为主，当炎症倾向消退出屑时，也可用水粉剂，软膏或乳剂。

3. 慢性阶段： 皮损主要表现为浸润增厚，苔藓样变或角化过度，一般均可选用气味大、透入性强而富于刺激性的软膏、酊剂或乳剂，苔藓样变也可用搽剂。

此外，在外用药过程中，尚须注意以下几点：

（1）局部有感染的患者，应先选用抗感染药物或清热解毒药物，将感染控制后，才能再根据原先的皮损选用药物种型来治疗。

（2）对年幼或女性患者面部、口腔附近等部分，切不宜采用刺激性强的药物。

（3）初期用药应先用低浓度药物，以后根据需要逐步提高浓度。

（三）针刺疗法

适用于湿疹、荨麻疹、神经性皮炎、接触性皮炎等，针刺疗法具有止痒、镇静、安眠、消炎、促使毛发生长，调节血管及分泌功能的作用。

九、中医皮肤病临床常用方剂的配伍特点

皮肤病的种类很多，有癣（足癣、手癣、牛皮癣、金钱癣等）、疮（脓疱疮、天疱疮、黄水疮、秃疮、疥疮、痤疮、漆疮等）、风（白驳风、鹅掌风、绣球风、大麻风等）、毒（丹毒、风毒、湿毒等）。此外，如风疹、鸡眼、汗斑、狐臭、酒渣鼻等等，不胜枚举。然考其病因，不外乎是风、火、燥、湿、瘀血、虫毒诸种致病邪毒。治法大致不出清热、祛风、祛湿、泻下、养血、活血化瘀、温阳祛寒、疏肝理气、补肾养精等法范畴。现以管汾《实用中医皮肤病学》为例，统计其内服方剂，达127首之多。方剂虽多，用药虽繁，但学习其配伍关系，分析其立方意义，比较其组成异同，即可发现亦有规律。《实用中医皮肤病学》127方，共计用药244种，1135次。其中清热药36种，242次；祛风药30种，128次；祛湿药22种，127次；补益药44种，240次；活血药20种，160次；温里药8种，23次；理气药11种，34次；化痰药17种，70次；驱虫药8种，10次；止血药8种，10次；泻下药3种，16次；其他药（包括开窍、安神、熄风、消导等）37种，75次。统计结果表明：清热药与补养药应用种数及次数最多，其次为活血药，再次为祛风、祛湿药。兹择其主要者，作一初步探讨。

（一）祛风

风为六淫之首，善行数变，客于肌表，侵袭肌腠，如风疹、风瘀、麻风、白癜风等等。风邪之治，根据《素问·阴阳应象大论》：“其在皮者，汗而发之”之旨，法当祛风散邪，如消风散、五虎追风散、祛风换肌丸、消风导赤汤之类。常用药物有：桑叶、菊花、薄荷、牛蒡子、蝉蜕、银花、连翘、麻黄、桂枝、荆芥、防风、浮萍，生姜、苍耳子、大枫子、全蝎、蜈蚣、僵蚕、

露蜂房、乌梢蛇、白花蛇等。常用于风热或风寒所致的风疹、松皮癣（银屑病、类银屑病）等，或风邪郁久、阻于肌肤，络脉失调所致的牛皮癣、神经性皮炎等。常见配伍情况有：

配伍养血：如四物消风散，当归饮子，用荆芥、防风、柴胡、独活配伍地黄、芍药、当归、川芎等药物养血祛风。用于血虚风燥的皮肤病，如老年性皮肤抓痒症、慢性湿疹、银屑病、鱼鳞癣等。局部症状为皮肤干燥、脱屑、肥厚、皲裂、毛发枯落，以及头晕目眩、面黄舌淡者。

配伍清热；如辛夷清肺饮、消风导赤汤、防风通圣散，用薄荷、牛蒡子、辛夷、桑叶、菊花配伍黄芩、黄连、山栀、石膏、知母、生地、木通等药物祛风清热。用于风邪化热，风热为患，邪侵肌表，甚或内窜经络脏腑者，如单纯疱疹、疱疹样皮炎、带状疱疹、脂溢性皮炎、风疹等。

此外，还有配伍温阳祛寒法的，常用于冻疮、寒型多形性红斑、慢性寒性风疹等。又常配伍健脾化湿法，常用于湿疹、疱疹性皮肤病等。

（二）清热

《内经》病机十九条中论火与热者凡九条，可见热邪是常见的致病因素，皮肤病也不例外，如湿热、风热、热毒、心火、肝火等为患，比比皆是，故清热法的运用也正如家常便饭一样。惟细析之，尚有疏风热、清湿热、清热毒、泻心火、清肝火等等不同。常用方剂如丁半合剂、二妙丸、土槐饮、五味消毒饮、化斑解毒汤，龙胆泻肝汤、辛夷清肺饮、枇杷清肺饮、知柏地黄丸、清热泻脾散、清营汤、普济消毒饮之类。常用药物有：水牛角、赤芍、丹皮、生地、紫草等清热凉血药，黄芩、黄连、银花、连翘、紫花地丁、蒲公英等清热解毒药。前者常用于营血热盛所致的红斑性狼疮、剥脱性皮炎、银屑病、紫斑、荨麻疹等；后者常用于热毒壅盛所致的丹毒、松毛虫病、日光性皮炎、药物性皮炎、虫咬皮炎等。配伍情况有：

配伍宣散：见上祛风法。

配伍泻下：如凉膈散，用栀子、黄芩、连翘配伍大黄、芒硝清热通便，用于火热重而中焦燥结、大便不通、舌苔黄厚之复发性口疮、风疹等。

配伍养阴：如知柏地黄丸、大补阴丸，用知母、黄柏配伍地黄、山茱萸、龟板养阴清热。用于热盛阴伤，水亏火旺之系统性红斑狼疮、慢性盘状红斑狼疮、斑秃等。又如内消瘰疬丸，用白及、花粉、连翘、大黄、夏枯草配伍玄参、生地、当归，亦具清热养阴功效，但因尚有枳壳、桔梗、象贝、海藻、海粉等理气化痰软坚之品，故用于皮肤结核及淋巴结核。

配伍祛湿：如清肌渗湿汤，用栀子、黄连、柴胡配伍苍术、厚朴、陈皮、泽泻、木通、甘草清热祛湿，用于湿邪蕴遏，郁而化热，或湿热之邪外侵所致的急性湿疹、多形红斑等。

此外，清热药还自相配伍，如石膏合知母，善清肺胃；龙胆草合山栀，善清肝胆；知母合黄柏，善清肾火等等，可根据具体病情灵活选用。

（三）活血

疾病之生，不外外感六淫与内伤七情。风寒阻遏，火热煎熬，痰气凝滞，均可导致经络受阻，气血运行欠畅，故活血化瘀亦为临床所常用，皮肤病学科尤为习用。常用方剂如桃红四物汤、血府逐瘀汤、治疣汤之类。常用药物有：当归、芍药、川芎、桃仁、红花、丹参、丹皮、三七、乳香、没药、山甲、皂刺、干漆、䗪虫、水蛭、虻虫、五灵脂等。常用于血凝气滞所致的瘢痕疙瘩、硬皮病、慢性盘状红斑性狼疮、结节性红斑、酒渣鼻、斑秃等。配伍情况有：

配伍清热：如验方白驳丸，用桃仁、红花配伍紫草、龙胆草、草河车、白药子等；四妙勇安汤，用当归配伍银花、玄参、甘草；新方芩部丹，用丹参配伍黄芩、百部，均取其活血清热之意，用于血与热结之白癜风、脱疽、红斑肢痛症，以及皮肤结核、淋巴结核等。

配伍祛寒：如软皮丸，用川芎、当归、桃仁、丹参配伍桂枝、炮姜；当归四逆汤，用当归、芍药配伍桂枝、细辛，活血祛瘀与散寒并用。用于寒凝血滞所致之硬皮病、瘢痕疙瘩、冻疮、寒性多形性红斑、雷潜氏病等。

配伍补养：如养真丹、大黄䗪虫丸、治瘰汤，用当归、川芎、桃仁、红花等配伍熟地、菟丝、白术、杜仲等，活血化瘀与补血，养阴、补肾并用，用于血瘀而正虚的皮肤疾患，如斑秃、结节性红斑、硬结性红斑等。

配伍理气：如血府逐瘀汤，用桃仁、红花、当归、川芎配伍柴胡、枳壳、桔梗活血行气，用于血瘀气滞所致之硬皮病、瘢痕疙瘩、秃发等。

十、临床自觉症状疼痛的辨证与用药简介

疼痛是一种自觉症状，为许多病症所共有。早在《内经》中就有长篇《举痛论》，对疼痛的病因及产生的机制作了详尽的探讨，后世又有发展和提高。本处试就疼痛的辨证及其相应的常用镇痛药物，结合临床体会作一略述。

（一）辨证

1. 风痛：风有外，内之别。外风系风邪循经侵犯肌肉、关节、筋脉而产生疼痛。内风系肝风内动或风痰流窜而致头目及肢体疼痛，特点是游走不定，痛无定处，多见于风湿性或类风湿关节炎、高血压、中风、惊痫等疾患。

2. 寒痛：寒邪凝滞经脉，或阳虚内寒、气因寒收而产生疼痛。特点是痛有定处，拘急剧痛。多见于风湿性或类风湿性关节炎，或内脏阳虚疾患。

3. 湿痛：由雨露水湿之邪阻遏气机引起。湿性黏腻滞着，所以表现为沉重困痛，如布帛所裹，每遇阴雨天气加重。湿性肢痛多见于关节炎及浮肿等证，湿性头痛多见于鼻炎、副鼻窦炎及感冒等。

4. 热痛：热毒耗灼营血，营血结滞不通而产生疼痛。热为阳邪，多呈灼热或红肿。见于外科疮疡、热痹及某些内脏病。

5. 气痛：多由精神因素导致脏腑气机不调而引起。特点为痛而且胀，每遇情志不遂即加重。多发于胸腹部，以内脏病为常见。

6. 瘀痛：多由气滞日久，血脉失和，或创伤所引起。特点是针刺样疼痛，痛处固定。有的虽不呈针刺样痛，但多伴有唇舌紫暗，脉搏涩滞，可触到包块等。在许多疾病中都可见到。

7. 虫痛：主要是指肠道寄生虫所引起的腹痛。多绕脐作痛，乍痛乍止。主要见于肠道寄生虫病。

8. 食痛：指由饮食或暴饮暴食引起的脘腹痛。特点为按之痛剧，伴恶心呕吐。嗳气有败卵气，大便酸臭。多见于急慢性胃肠炎及消化不良等。

9. 饮痛：痰饮停滞而致气机不畅，发生疼痛。痰饮影响胸胁气机升降的，多表现为胸胁痛，伴有呼吸困难，气息短促；痰饮上泛的，可有头痛，伴恶心呕吐等。多见于肋膜炎、支气管炎、胸膜炎、肺脓疡等。

10. 虚痛：脏腑功能减退，气血亏损产生疼痛。特点为绵绵不绝，阳虚的伴畏寒肢冷，阴虚的伴五心烦热，气虚的伴体倦懒言，血虚的伴心悸怔忡等。多见于慢性虚损病。

上述各型疼痛，临床上并非都是单独出现的。例如风、寒、湿、热之邪往往相兼侵犯人体，气郁胀痛与血瘀刺痛也常常相互夹杂出现，慢性病的疼痛又多是在阴阳气血虚损情况下产生的。所以在辨证时，务须分清主次，才能为治疗用药提供依据。

（二）选药

1. 祛风止痛：治外风常用的药物有羌活、独活、桂枝、防风、威灵仙、秦艽、白芷等。羌活、独活是治疗风湿相搏、肢体疼痛的要药，前者适用于上半身痛证，后者适用于下半身的痛证。桂枝为风药中和剂，有宣通经络、上达肩臂的作用。防风乃风药中之润剂，治风通用。威灵仙善走，可治顽痹窜痛及内脏痛，唯性极快利，体弱者当与补益药相伍。秦艽为散药中之补剂，诸痛通用，尤善于通络止痛。白芷对风寒客于阳明经的头痛、齿痛、眉棱骨痛有良效。

对于肝风内动或风痰流窜所致的疼痛，可用平肝熄风和化痰解痉药。常用的有天麻、钩藤、石决明、僵蚕、全蝎、蜈蚣、地龙等。天麻、钩藤均有熄风止痛作用，但天麻又能化痰，故多用于风动痰扰的头痛。石决明对于肝阳上亢的头晕头痛最为适宜。僵蚕擅治风痰或风热上扰之头痛、肢痛。全蝎则能引各种风药直达病所。蜈蚣多用于风寒湿痹的肌肉疼痛。地龙性善走窜，长于通络治痹，为白虎历节风必用之品，又能解除高血压所致的头胀痛。

2. 温经止痛：驱外寒的药物如川乌、草乌、麻黄、细辛等，祛里寒的药物如附子、肉桂、干姜、吴茱萸、荜茇、良姜、小茴香等。川、草乌多用于风寒湿痹作痛或寒疝痛。麻黄既可用于暴寒犯表的身痛，又有入骨搜寒止痛之功。细辛适用于寒邪所致各足少阴经之头痛、齿痛、腰背冰冷疼痛等症。附子为温里散寒止痛的主药。肉桂对少腹冷痛、寒痹腰痛、虚寒闭经有效。干姜擅于温中，适用于中寒胃痛。吴茱萸善除胃寒肝滞的胃脘痛、疝痛、厥阴头痛等。荜茇的特长是治疗风寒内积引起的腹痛吐泻及鼻渊头痛。良姜为脘腹冷痛的常用药。小茴香主治寒疝腹痛、睾丸偏坠等痛证。

3. 祛湿止痛：常用药如苍术、防已、五加皮、木瓜、薏苡仁、木通、金钱草等。苍术辛烈温燥，治湿痹痿证见长。防已性专走下，多用于下肢关节肿痛、湿脚气等。五加皮辛苦温，是治疗风湿痹痛的名品。木瓜酸温，利湿舒筋是其特长，为治疗腓肠肌痉挛（转筋）及寒湿所致的肌肉疼痛的要药，还可用于肝区隐痛。薏苡仁甘淡寒，也具有利湿舒筋作用，但偏于治疗湿热所致的筋脉拘挛。木通苦寒性滑利，善利关节，不仅可以治疗湿热下注的关节肿痛，还可以用于淋痛。金钱草为通淋止痛剂，还可用于毒蛇咬伤及跌打损伤所致的肿痛。

4. 解热止痛：常用药物如金银花、连翘、蒲公英、紫花地丁、山豆根、败酱草、草河车、夏枯草、板蓝根、苦参等。金银花外治一切痈疮，内解诸般热毒，为解热止痛要药，其藤为忍冬藤，对风湿郁而化热侵犯关节引起的红肿热痛疗效甚好。连翘、蒲公英、紫花地丁善治各种疮毒痈疖。山豆根为治咽喉肿痛要药。败酱草多用于肺痈、肠痈引起的胸腹疼痛。夏枯草有清肝散郁的特长，故凡肝经郁火所致的头痛、耳痛、瘰疬结痛均可选用。板蓝根是清热凉血解毒的佳品，适用于瘟毒上攻头目的疼痛。苦参用于热痢刮痛。

5. 理气止痛：常用药如木香、香附、乌药、柴胡、青皮、陈皮、降香、沉香、荔枝核、橘核仁、金铃子等。木香理气宽中，偏于行肠胃气滞，为治脘腹胀痛的主药。香附擅治诸郁，善于疏肝行气定痛，是治疗胃痛、胁痛、痛经的妙品。乌药行气止痛，擅治小腹攻痛与食积痛。柴胡是治肝郁胁痛的主药。青皮疏肝理气，陈皮健脾理气，分别用于中下和中上二焦的气滞疼痛。沉香对中气失和的心腹痛有良效。降香治气滞血瘀的心痛、胁痛和创伤性胸胁痛有良效。荔枝核与橘核仁功效相似，前者多用于睾丸坠痛，后者善治乳核结痛。金铃子用治肝气、肝火内郁引起之少腹胀痛、疝痛及胁痛之自觉痛处内热者。

6. 活血止血：常用药物如当归、川芎、赤芍、延胡索、丹参、益母草、三七、乳香、没药、五灵脂、桃仁、红花、三棱、莪术等。当归常用于调经止痛及跌打损伤的瘀血肿痛。川芎用于风郁气滞血闭之痛。丹参、赤芍化瘀止痛。桃仁用于局部或偏于下部的瘀血疼痛。红花则治全身各处散在性瘀血疼痛。乳香活血舒筋力强，没药破瘀消积力胜，多用于痈疽肿痛、跌打瘀痛、积块痛、闭经腹痛等，二味合用对心前区压榨样或刀割样痛尤为适宜。三棱破血，长于软坚散结，削除老积坚块。莪术破气，善于行气破血、散瘀消积。延胡索活血行气，可理一身上下各种疼痛。益母草为经产良药，无论胎前产后，凡瘀血所致的疼痛皆可选用。五灵脂通利血脉，可治心腹胁肋诸痛及关节肿痛。三七活血止痛，对心绞痛有良好疗效。

7. 驱虫止痛：常用药如使君子、槟榔、榧子、雷丸等。使君子善驱蛔虫。槟榔能驱杀各科，肠道寄生虫，尤以治绦虫、姜片虫疗效较好。榧子善杀蛔虫、钩虫。雷丸能在肠道内破坏虫体，用治绦虫较好。

8. 消食止痛：常用药如山楂、麦芽、莱菔子、鸡内金等。山楂长于消油腻肉积，还可用于产后瘀血腹痛。麦芽以消米面食积为长，还能治疗乳汁郁积的乳房胀痛。莱菔子善消食下气，是治疗食积腹胀痛的良药。鸡内金消积作用较强，是治疗疳积的佳品。

9. 蠲饮止痛：药如白附子、白芥子、葶苈子等。白附子以治风痰客于阳明经的头面部疼痛较好。白芥子治悬饮胁痛及流注阴疽。葶苈子治水气上迫壅塞于肺而致的胸胁痛。

10. 补虚止痛：阳虚宜温阳止痛，常用药如淫羊藿、巴戟天、杜仲、狗脊、川断、骨碎补等。淫羊藿对寒湿痹痛、四肢麻木或筋骨拘挛等症有效。巴戟天适用于阳虚下肢寒湿痹痛。杜仲是治肾虚腰痛的要药。狗脊补肝肾、强腰膝，与杜仲相似，而祛风湿是其特长。川断、骨碎补续伤强肾，善治腰痛伤痛。阴虚者宜育阴止痛，常用药如鳖甲、桑寄生、女贞子等。鳖甲有软坚散结止痛作用，常用治肝脾肿痛。桑寄生适用于肝肾不足的风湿腰痛。女贞子对阴虚阳旺的头晕痛有效。气虚宜补气止痛，常用药如黄芪、党参、白术、甘草等。黄芪能治肌肉疼痛、肩臂麻木，并可治慢性溃疡如痈疽。党参是肠胃气虚腹部隐痛的主药。白术为补脾第一妙品，脾虚失运的腹痛、湿渍肌肉的身痛，均属常用。甘草能缓急定痛。血虚宜补血止痛，常用药如鸡血藤、牛膝、白芍等。鸡血藤常用于血虚瘀滞的痛经、风湿痹痛及麻木不仁等。牛膝治腰膝痿痹、血淋、月经痛。白芍对肝阴失养的胁痛、肝阳上亢的头痛、湿热痢疾的腹痛、手足拘急的挛痛均有明显的疗效。

十一、止痒七法

瘙痒是皮肤病常见症状，多发症状，临床中因剧烈瘙痒影响平素劳作、休息的实例屡见不鲜，因“风为百病之长，善行而数变”“热微则痒、热盛则痛”，临床常认为瘙痒与风邪、热邪关系密切，以祛风清热止痒者甚多，然有效有不效。肖老认为瘙痒并非均为风邪、热邪作祟，大致有以下七种瘙痒之分：

（一）祛风止痒

《素问·太阴阳明论》有云：“伤于风者，上先受之”。该类瘙痒四季均可见，多出现在颜面部，重者可波及周身，或伴恶风、发热、局部灼热、焮热等症，脏腑症状多不显著，多为风邪上犯或外袭，治当宣散，有风寒、风热之分。偏热者常瘙痒显著，皮肤搔破，血痕点点或成线状，遇热加剧，宜桑叶、菊花、薄荷、蝉蜕、牛蒡子及连翘、金银花等辛凉清轻之品散风清热止痒，偏寒者多有夏轻冬重、捂被可稍解特征，当以麻黄、桂枝、细辛、羌独活及苍术、荆芥、防风等辛温之品，夏季则以香薷代麻黄辛散，温散寒去而痒失。

（二）祛湿止痒

《素问·太阴阳明论》又云：“伤于湿者，下先受之”。湿为阴邪，同类相引的缘故，湿痒多见于下肢、腹股沟；因脾喜燥恶湿，脾主四肢、肌肉，故四肢末梢之指（趾）缝处也是好发部位，皮疹以丘疹、水疱、渗出或糜烂为主，该类瘙痒多见于梅雨季节及福州湿热之地。“凡病湿者，当发汗利小便”。寒湿相合者多易治，多用苍术、羌独活、白芷、萆薢、蛇床子、路路通及海桐皮等燥湿，一旦湿热相合，如油入面，治疗时当分湿热之轻重，或清热，或淡渗利湿，常用茵陈、滑石、白鲜皮、地肤子、车前草、金钱草、扁蓄等湿热同治。对于渗出性瘙痒，予炉甘石、煅石膏或枯矾等外用亦能起到收湿止痒之功。

（三）清热止痒

热痒多无定处，自觉灼热刺痒，或如芒刺，或如针扎，甚有酿热成脓或疖肿者，可伴口干、心烦、便秘或溲赤、苔黄脉数，治以清解之法，当分气分、血分。气分热用生石膏、知母、黄芩、玄参等；气分热盛，有化脓成毒者重用板蓝根、野菊花、金银花、紫花地丁、蒲公英之属；营血分热用水牛角、金银花、连翘、生地黄、牡丹皮、赤芍、紫草等，若热痒见于夏暑之际，多与暑湿之气相杂，在参考湿痒用药时可加藿香、佩兰、扁豆花等清解暑气。

（四）润燥止痒

燥痒多见于皮肤疾病后期阴血亏虚，或老年人阴液渐亏，无以滋养肌肤而见皮肤干痒，或有糠秕样脱屑，脉多细，治当养血润燥滋肤。选用何首乌、天麦冬、山药、枸杞子、乌梅、沙苑蒺藜、生地黄、胡麻仁、白芍、当归、阿胶之属。

（五）化瘀止痒

自《医林改错》为临床家所熟识，瘀血致痒在临床所见不少，慢性皮肤疾病中尤其多见，该类瘙痒多需挠破皮肤、血溢方解，可伴见肌肤甲错、皮肤粗糙、增厚或凹凸不一，治宜活血化瘀以助血行、滋肌肤，兼热选生地黄、藕片、叶下珠、丹皮、紫草、丹参及地榆，夹湿则宜路路通、花蕊石、益母草或川牛膝，偏寒则用三七、血竭、泽兰、仙鹤草、鸡血藤等。

（六）解酒（毒）止痒

临床诸多皮肤疾病均可因饮酒诱发，该类瘙痒多有明确饮酒诱因，且小便多常痒感减轻、甚或消失，治疗上当解酒利湿止痒，多选葛花、枳具子、砂仁、泽泻、猪苓、淡竹叶及茅根之品；另有因漆毒、药毒或疮毒未尽所致之痒，此类瘙痒多麻木奇痒无比，解毒为上，因漆毒或药毒宜人中白、胡黄连、蒲公英及大剂量甘草解毒，另可予银花露或三黄粉调水外用止痒；疮毒未尽之痒则投以清热解毒之金银花、蚤休、紫花地丁、大黄或熊胆粉等。

（七）补虚止痒

此类瘙痒亦多见于慢性皮肤病，有气血阴阳之分，以补虚为治则。气虚瘙痒者，多疲倦乏力，或动后汗出明显，汗后瘙痒更甚，且气候寒热不调时多发作，宜以黄芪、党参等品，曾以补中益气汤加减治疗慢性瘙痒而取效；血虚作痒者，昼轻夜甚，或面色㿠白、少华，重用补血力强之生熟地、阿胶、桑椹、女贞子、墨旱莲；阳虚作痒多发于阳气相对不足之秋冬季或早晨阳气初生之时，用炮附子、干姜、淫羊藿或巴戟天等温阳，阴虚作痒基本同前之燥痒。

临床上除上述七种瘙痒外，尚有因虫致痒、因食致痒等，更有甚者因瘙痒剧烈影响夜寐，从“诸痛痒疮者、皆属于心”，重用重镇安神之品取效。肖老认为治疗瘙痒从中医整体出发，四诊合参，方能细辨病因，对症下药，取得捷效，切勿寄望数味祛风、清热、利湿止痒之药而能止所有之痒，用之不当，还有伤津动血之弊。戒之戒之！

十二、活血祛瘀法在皮肤外科中的应用举隅

活血祛瘀法是中医术语，指应用具有行血、活血、祛瘀的药物治疗血行不畅、瘀滞内停病症的方法，有通畅血脉、消散瘀滞之功。该法是以《黄帝内经》相关理论为依据，如《素问·阴阳应象大论》中“疏其血气，令其调达，而致平和”、“血实者宜决之”；《素问·至真要大论》云：“坚者削之，留者攻之，逸者行之”；《灵枢·小针解》篇：“宛陈则除之者，去血脉也”等。医圣张仲景创立了桃核承气汤、抵当汤、大黄牡丹汤及大黄䗪虫丸等经典治血方剂，后世医家不断充实、发展，尤其是王清任《医林改错》及唐容川《血证论》的问世，使得血病理论及活血化瘀治则趋于完善，活血化瘀法在临床上越来越为临床所重视。

活血祛瘀法在皮肤疾病中甚早已见端倪，“治风先治血、血行风自灭”为皮肤病常用方剂“消风散”之注解，自古代医家提出“怪病多瘀”“久病入血入络”等理论，诸多慢性皮肤病、疑难皮肤病多表现为皮肤粗糙、增厚或色素沉着等外在表现，此时从瘀血入手，使用活血化瘀法常取得满意疗效。

如皮肤外科泰斗朱仁康认为部分荨麻疹乃瘀血所致，予以自创之活血祛风汤加减治疗而取效。至于白癜风、银屑病等疑难病症，胡建华、朱仁康及赵炳南等医家均认为瘀血在发病过程中起重要作用，治疗时或参以活血祛瘀或独用活血祛瘀。许雪君以桃仁四物汤治疗一青壮年之脱发见速效。从瘀入手是治疗诸多皮肤外科疾病的重要思路，试举例说明。

案例1 李某某，男，70岁。

初诊：2007年9月29日。

病史：周身皮肤干燥瘙痒，背部为著，抓后结血痂已2~3年，洗浴后略有改善，曾多方治疗未见效果，且有越演越烈之势。刻下：口干，时有胸闷不适，夜寐欠宁，二便尚可，舌暗红，苔薄黄，脉弦涩。平素有高血压病、冠心病，按时服相关西药。

辨证治法：考虑老年性皮肤瘙痒，年高阴血亏虚，瘀滞内生，瘀血不去，新血不生，肌肤不得濡养之故，治以养血润燥，祛瘀生新止痒。

方以：当归饮子加减。

处方：当归6g　赤芍9g　生地黄18g　川芎6g
白芷9g　制首乌15g　刺蒺藜15g　玄参9g
桃仁9g　红花6g　紫草9g　藕片9g
仙鹤草9g　丹参9g　首乌藤18g　鸡血藤18g
苦参9g　甘草3g

7剂，水煎服，日1剂，餐后1小时内服。药后皮肤瘙痒较前减轻，仍觉干燥，既已见效，守方加减治疗1月余后皮肤干燥、瘙痒基本缓解。嘱平素少食辛辣、海鲜及其他伤津动风之品。

[**按语**] 本例为老年男性，病达数年，皮肤干燥、瘙痒逐渐加重，症见舌暗红，脉弦涩，故考虑瘀血阻滞，加之其年高肝血亏虚，瘀血阻滞脉络则阻滞新血生成，久则肌肤不得血液濡养则见加重，治疗上当补血润燥与活血祛瘀并行不悖，在四物汤基础上加桃仁、红花、丹参、鸡血藤加强活血化瘀作用，故取得捷效。

案例2 陈某某，男，33岁。

初诊：2008年10月。

病史：颈项长癣已四五年，曾涂多种药膏、贴膏均未见效，晚上或情志不畅时瘙痒剧烈，抓后局部可见血丝后结血痂，偶有刺痒及脱细屑，影响睡眠，口干不欲饮，纳可，二便尚可。检查见项后偏右可见一大小约3.0cm×

3.5cm 皮损，边界清楚，肥厚呈苔藓样，肩胛上可见散在红色小丘疹，舌边稍红，苔微黄腻，脉弦而滑。

西医诊断：神经性皮炎。

中医诊为："摄领疮"，证属血热生风化燥，肌肤不养之故。

治以：清热凉血，润燥止痒。

处方：丹参 12g　玄参 12g　生地黄 18g　赤芍 12g
板蓝根 12g　紫草 9g　薏苡仁 24g　紫珠叶 18g
黄芩 9g　淡竹叶 12g　蝉蜕 6g　苍耳子 10g
白鲜皮 15g　首乌藤 18g　石斛 9g　土茯苓 18g
萆薢 12g　甘草 3g

7 剂，水煎服，餐后 1 小时内服，日 2 次。嘱忌辛辣、海鲜等物，注意休息、避风。

二诊：服药 7 天未见效果，仍刺痒、挠后出血结痂，舌边稍红，细看下右舌边见小瘀痕，脉弦。考虑久病入血，瘀血阻滞脉络，新血不达局部而见皮肤肥厚呈苔藓样，刺痒及血痂亦为血瘀之征，故改为养血止痒，活血化瘀之剂，方选桃红四物汤加减。

处方：当归 6g　赤芍 12g　桃仁 9g　红花 6g
牡丹皮 9g　刘寄奴 18g　苏木 12g　金银花 12g
连翘 12g　蝉蜕 6g　刺蒺藜 18g　白鲜皮 15g
苍耳子 9g　紫草 9g　仙鹤草 18g　藕片 18g
首乌藤 18g　白茅根 18g

7 剂，水煎服，日 2 次，餐后 1 小时内服。配合肤痔清软膏薄薄外涂，日两三次。

三诊：瘙痒有所缓解，局部皮损仍肥厚呈苔藓样，守前方再进 7 剂。

四诊：瘙痒明显减轻，故去刘寄奴、苏木，加生地黄 18g、制首乌 15g 养血润燥治疗，坚持治疗 3～4 月后瘙痒基本消失，皮肤较前光滑甚多。嘱停药观察，饮食仍当注意，不可食用辛辣、虾蟹等发物。

［**按语**］本案为摄领疮，病人久治不愈，瘙痒明显，非挠破出血结痂方稍减轻，初始查舌未细致瘀痕未见，且忽略刺痒，未注重瘀血作祟而疗效欠佳。次诊加强活血化瘀之功，桃红四物汤去生地黄、川芎，加牡丹皮、刘寄奴、苏木及鸡血藤等则效果较为突出，痒减轻后乃瘀血渐去之象，故减祛瘀之品，加养血滋阴之品以防过于化瘀耗伤阴血。

案例3 林某，女，成年。

初诊：2007 年 7 月。

病史：1 年前突然发现右侧面颊出现一指甲盖大小白斑，不痒痛，未予重视及就诊，未料范围逐渐增大，且右侧下颌部亦见一小块白斑，曾上北京某医院治疗，诊为“白癜风”，西药口服外用半年之久未见改善，经人介绍要求中医药治疗。症见：右侧面颊见一大小约 1.6cm×2.0cm 白斑，边界清楚，右下颌部可见一 0.5cm×0.8cm 白斑，边界清楚，无痒痛，口干，心烦急躁，经前乳房胀痛，经量有减少趋势，颜面部可见点状分布的黄斑，舌边暗红，苔薄，脉沉弦稍细。

西医诊断：白癜风。

中医诊为：白驳风，证属气滞血瘀。

治以：疏肝理气，活血化瘀化斑。

方以：血府逐瘀汤加减。

处方：当归 6g　川芎 6g　生地黄 18g　白芍 18g
桃仁 12g　红花 6g　柴胡 6g　川牛膝 15g
白芷 10g　白及 12g　白蔹 10g　黄芪 12g
桂枝 6g　制首乌 15g　补骨脂 12g　石斛 15g
蝉蜕 6g　甘草 3g

14 剂，水煎服，日 2 次，餐后 1 小时内服。

外用：补骨脂 18g、白芷 9g，浸泡在高度白酒（50 度以上）1 周后擦拭白斑处，以微微有热感为度，日 2～3 次。

内服外用治疗 2 周后白斑范围未再扩大，面颊白斑中心隐约转红，心烦急躁减轻，月经尚未来潮。守方再进 2 周后月经来潮，量有增多，颜面黄斑有减少趋势，继续中药加减治疗及复方补骨脂酊外用，坚持治疗半年之余，皮损处颜色基本接近肤色，遂停药，随访半年未见复发。

[**按语**] 本案为皮肤科疑难病症之一的白癜风，该病的病机多为血虚生风化燥，久则入络，瘀滞脉络，肌肤失养。治疗上多遵补血润燥之法，此例为年轻女性，白斑病变伴有月经异常及心烦急躁，加之患上本病后多情志不畅，肝郁气滞，久则气滞血瘀加重病情，故治疗上选用血府逐瘀汤疏肝活血化瘀，加白芷、白及、白蔹三味白色药物乃以白入白之义，而补骨脂浸泡白酒后外擦为治疗白癜风之良品，综合治疗终见效果。

小结

肖老认为活血祛瘀法在皮肤外科疾病中为常用之法，然当参看皮色之粗糙、肥厚与否，有无刺痛等症，若症见肌肤甲错，皮损粗糙、肥厚，瘙痒非至破血方止，结血痂或局部刺痛，舌质暗红，瘀斑或脉细涩，则可大胆使用活血化瘀之法以去瘀生新、通络止痒止痛等。因"初病在气、久病在血"，疾病后期多出现阴血不足，选用血分药物时，肖老认为以当归、赤白芍、生地黄、丹皮、丹参、桃仁、红花等平和不甚峻猛之药为妥。

十三、防风通圣散在皮肤病中的应用

防风通圣散一方出自《宣明论》。此方为表里气血三焦通治之剂，方中的防风、荆芥、麻黄、薄荷疏风解表，使风毒之邪从汗而解；大黄、芒硝荡热于下，配伍山栀，滑石泻火利湿，使里热之毒邪从二便而解；更以桔梗、石膏、黄芩、连翘清解肺胃之热，上下分清，表里并治；当归、川芎、赤芍凉血祛风；白术健脾燥湿，甘草和中缓急；诸药相伍，从而达到解表通里、疏风清热、凉血解毒、利湿止痒之效。笔者认为，许多皮肤病，尤其是急性斑疹性皮肤病，大都属于热证，其中以风热、湿热、血热所致较多见。因此，运用此方加减治疗荨麻疹、接触性皮类、药疹、湿疹、带状疱疹、皮肤瘙痒症、脓疱疮、银屑病、丹毒、玫瑰糠疹等皮肤病，临床效果颇为满意，现举例介绍于下。

（一）荨麻疹

案例 李某某，男，34岁。

初诊：1980年4月3日。

主诉：全身风团，瘙痒2天。

病史：2天前颜面部出现大小不等风团，剧痒，搔抓后遍及全身，皮疹色红灼热，高出皮肤，有的融合成片，此起彼伏，以四肢较多。伴发热，口渴，咽喉肿痛，心烦，小便黄，舌质淡红，苔薄黄，脉数。

证属风热束表，客于肌肤。治宜疏风透表、宣肺清热。方拟防风通圣散3剂，服后疹消痒止而获痊愈。

（二）接触性皮炎

案例 刘某某，女，25岁。

初诊：1981年5月3日。因抚摸生漆家具之后，翌日面部、颈部、双手背红肿，并有密集针头大小红色丘疹和小疱，有少许渗液，境界清楚，眼睑水肿，瘙痒尤甚，灼热感。伴有口渴、便秘、溲赤。舌质红，苔薄黄，脉滑数。

证属毒邪外袭、肌肤蕴热，治宜清热解毒、祛风止痒。防风通圣散去麻黄，服5剂后，诸症悉除。

（三）药物性皮炎

案例 杜某某，男。

初诊：1981年5月9日。

主诉：全身出现皮疹2天。

病史：因头部疖肿，3天前口服四环素，服药后第2天，周身出现大小不等风团和红色粟粒样皮疹，疹色鲜红，发展迅速，瘙痒甚剧。症见发热烦躁、面目红赤，便秘尿赤，舌红，苔薄黄，脉滑数。

证属药毒之邪、蕴结肌肤。治宜清热凉血、泻火解毒。方拟防风通圣散去麻黄，加白茅根。3剂，水煎服。

二诊（5月12号）：药后，上肢及躯干部皮疹减轻，风团消退，皮疹颜色为淡红色，未见新的皮疹出现，仍觉瘙痒。宗上方去白术、桔梗，加白鲜皮、刺蒺藜，3剂。

三诊（5月15日）：皮疹完全消退，痒止，再进2剂以资巩固。

（四）湿疹

案例 刘某某，男，23岁。

初诊：1982年9月3日。

主诉：全身丘疹、水疱、糜烂渗液半年，近1周加重。

病史：半年以前，患者双下肢出现粟米或绿豆大小丘疹、水疱，随后皮疹蔓延至躯干、双上肢、面部。抓后糜烂流水、结痂，反复发作。经用西药马来酸氯苯那敏、激素和钙剂，以及中药治疗，均不能控制症状。近1周来，症状加重，胸腹部布满密集红色小丘疹；四肢可见糜烂渗液，脓疱，界限不清；面部有散在小丘疹，部分结痂，瘙痒难忍。大便干结，小便黄，舌苔黄，脉浮数。

证属风、湿、热毒之邪，蕴阻肌肤。治宜清热解毒，利湿止痒。防风通圣散加地肤子、赤小豆。3剂后渗液减少，未出现新皮疹，痒有所减轻。仍进原方5剂，大部分皮损消退，糜烂已瘥，瘙痒消除，共13剂痊愈。

（五）带状疱疹

案例 史莫某，女，15岁。

初诊：1982年10月8日。

主诉：右眼睑疱疹刺痛3天。

病史：2天前右侧下眼缝附近，突然出现高粱大小红色疱疹，灼热刺痛，皮疹集簇成群，呈带状排列，触之痛，上下眼睑红肿，不能睁开，流泪，自觉口苦咽干、烦躁易怒、食欲不佳，小便赤，小便秘，舌质红，苔黄，脉弦数。

证属肝胆湿热，火毒上壅，治宜清热除湿、通腑泻火，防风通圣散去麻黄，加龙胆草、大青叶。3剂服后疱疹结痂，刺痛减轻，大便已通，续服原方3剂，疱疹全部结痂脱落，刺痛消失而痊愈。

（六）皮肤瘙痒症

案例 雷某某，男，45岁。

初诊：1983年3月18日。

主诉：四肢有高粱至绿豆大小丘疹瘙痒1月。

病史：患者1月前，四肢出现散在性丘疹，抓后皮疹逐渐增多，奇痒，遇热加重，得凉则缓解，痒处若虫爬样感觉，彻夜不服。曾口服扑尔敏、苯海拉明、泼尼松，肌注胎盘组织液与静脉注射葡萄糖酸钙，无效，遂来我院门诊。诊见：四肢有高粱至绿豆大小红色丘疹，抓痕血痂，皮损轻度糜烂，兼有烦热，口苦，小便短黄，舌质红，苔黄，脉浮数。

证属风热之邪，郁于腠理。治宜祛风清热，疏表止痒。防风通圣散3剂。服药后皮肤痒甚缓解，皮疹部分消失，已能安睡。嘱服原方10剂，皮疹消失，自觉症状安然无恙，随访年余未复发。

（七）脓疱疮

案例 肖某某，男，6岁。

初诊：1983年8月10日。

主诉：头面四肢脓疱1周。

病史：初起头面部粟米样小疮，痒痛相兼，抓破流黄水，起脓疱，脓水所到之处，浸淫成片，渐及四肢。经中西医治疗，注射抗生素及内服中药，病情来控制。患儿面部出现轻度浮肿，结痂之基底仍有黄液渗出，大部分皮损糜烂成片，烦躁，口渴，大便2日未解，小便黄，舌质红，苔黄，脉滑数。

证属湿热内蕴，熏蒸皮肤。治宜清热解毒、通腑除湿。药以防风通圣散去当归、川芎、麻黄，加千里光、薏仁。3剂，水煎服。药渣煎水外洗患处。

二诊：药后头面、四股糜烂渗液减轻，面部浮肿消失，大便通，宗前方3剂，脓疱结痂，未见新生脓疮。按上方续服5剂而告愈。

（八）银屑病

案例 张某某，男，42岁。

初诊：1983年4月3日。

主诉：全身大片红斑，覆盖灰白色鳞屑3月。

病史：患者3月前发现头皮起红色皮疹，瘙痒，且逐渐蔓延全身，搔抓后脱白色皮屑。经某医院皮肤科诊断为后发性银屑病（进行期）。曾服激素与乙双吗啉，未见好转，遂来我院治疗。查见：头皮、躯干、四肢大小不等钱币状银屑斑片，有的融合成片状，密集分布，周围红晕，基底红色浸润，略高出皮肤，皮肤可见有“薄膜现象”“点状出血现象”。口干，便秘，舌质淡红，苔薄黄，脉弦数。

证属风热之邪、蕴阻肌肤。治宜清热泻毒，凉血祛风。防风通圣散10剂，新皮疹未见出现，旧皮疹红色稍退，白色鳞屑大部分减少。连服25余剂，红斑、鳞屑全部退尽，近期疗效满意。

（九）丹毒

案例 林某某，男，30岁。

主诉：1983年9月8日。颜面红肿灼痛1天。

病史：前天突然感到右侧脸部红肿灼痛，伴畏寒、发热、头痛，全身不适。四肢关节酸痛，不欲饮食。查见右侧颜面皮肤红肿热痛，表面光亮，高出发肤界限清楚，皮损如掌心大小，局部触之灼痛。体温38.7℃，白细胞17.2×10^9/L，淋巴细胞0.11。舌质红，苔薄黄，脉数。

证属热郁化毒，发于肌肤。治宜疏风散邪，泻火解毒。防风通圣散3剂。服药后畏寒发热已解，颜面肿消痛减，局部皮色由红转暗，仍宗前方去麻黄、加板蓝根，嘱服5剂，诸恙得平。

（十）玫瑰糠疹

案例 方某某，女，20岁。

初诊：1983年3月27日。

主诉：躯干红色斑疹、瘙痒4天。

病史：4天前左胸前有两片钱币状红色斑疹，逐渐在前胸、腹部、后背部亦出现同样大小不等斑疹，瘙痒，夜间尤甚。查见：躯干大小不等椭圆形或圆形红色斑疹，皮疹排列与皮肤纹理一致，表面附有糠秕样鳞屑。舌质红，苔薄白，脉数。

证属血热相搏、郁于肌肤。治宜清热凉血，消风止痒。防风通圣散5剂，诸症尽除。

十四、中医治疗乳痈57例的初步经验介绍

"乳痈"，俗名乳疮，西医名为"急性乳腺炎"，也是外科中常见疾患之一。该病多发生于产后哺乳期的女子，尤其是农村妇女发病率较高于城市，新产妇较高于惯产妇。发病急骤，若用手术治疗，不但痛苦很大，而且影响哺乳。笔者根据文献的记载和祖传经验，结合中医外科的治疗原列，由1971年8月至1972年12月底，运用中药"橘叶甘草合剂"和外敷"葱熨疗法"治疗乳痈57例，收到良好的效果，治愈率达到100%。现将个人对该病几点肤浅的认识、治疗的原则、方法以及禁忌初步讨论于此，简述于下。

（一）中医学的文献记载

根据乳痈（急性乳腺炎）的发病情况、原因、症状以及治疗方法等，在祖国文献中，确有不少的记载。早在两千年以前，中国医学第一部经典著作《内经》中，《灵枢·痈疽》篇载："夫血脉营卫，同流不休，上应星宿，下应经数，寒邪客于经络之中，则血泣，血泣则不通，不通则卫气归之，不得复反，故痈肿。"《灵枢·痈疽玉板》篇："病之生时，有喜怒不测，饮食不节，阴气不足，阳气有余，荣卫不行，乃发为痈。"后汉张仲景《金匮要略》中说："诸浮数脉，应当发热，而反洒淅恶寒，若有痛处，当发其痈。"特别是巢元方《诸病源候论·乳痈候》："肿结皮薄以泽，是痈也。足阴阳之经脉，有从缺盆下于乳者，劳伤血气，其脉虚，腠理虚，寒客于经络，寒搏于血，则血涩不通，其气又归之，气积不散，故结聚成痈。痈气不宣，与血相搏，则生热，热盛乘于血，血化成脓。亦有因乳汁蓄结与血相搏，蕴积生热，结聚而成乳痈者。年四十已还，治之多愈；年五十已上，慎，不当治之，多死。不治，自当终年。……乳痈久不瘥，因变为瘘。"又《诸病源候论·乳肿候》："足阳明经，胃之脉也，其直者，从缺盆下于乳。因劳动则腠理虚，受风邪，入于

荣卫，荣卫否涩，血气不流，热结于乳，故令乳肿。其结肿不散，则成痈。”又《诸病源候论·妒乳候》：“此由新产后儿未能饮之，及饮不泄，或断儿乳，捻其乳汁不尽，皆令乳汁蓄结，与气血相搏，即壮热大渴引饮，牵强制痛，手不得近是也。初觉，便以手助捻其汁，并令旁人助吮引之；不尔成疮有脓。其热势盛，则成痈。”宋·陈自明《妇人大全良方》：“产后吹乳，因儿饮乳口气所吹，令乳汁不通，壅结肿痛，不急治，成痈。”又云：“若乳房忽壅，肿痛结核色赤，数日之外，焮痛胀溃，稠脓涌尽而愈。此属胆胃热毒，气血壅滞，名曰乳痈，为易治。”明·王肯堂《外科准绳》引朱丹溪云：“乳子之母，不知调养，怒忿所逆，郁闷所遇，厚味所酿，以致厥阴之气不行，故窍不通而汁不得出，阴阳之血沸腾，故热化而脓。”清·叶桂说：“乳痈属胆胃二腑热毒，气血壅滞，初起肿痛，发于肌表，肉色焮赤。其人表热，或憎寒壮热，头疼烦渴。”清·陈实功《外科正宗》：“乳房为阳明胃经，乳头为厥阴肝经，如两经失去调养，以致气壅血滞而成痈。又有由于伤肝，气滞而结肿，以致发生此症。”

根据以上所述，乳痈一证，不外下列几个原因：

（1）喜怒不测，怒忿郁闷，邪正相搏，以致气血壅结而成乳痈。这说明精神状态的变化，与周围的环境和恶性刺激的影响，对乳痈的生成有莫大关系。

（2）饮食不节，厚味所酿，脾胃失去运化而生湿热，热结于乳，窍不通而乳汁不得出，败血浊气壅结于乳而成痈。

（3）湿热流注于胆胃二腑，以致气血壅滞，乳汁蓄结而成乳痈。

（4）外感风邪湿毒等等而发。

（5）乳儿口气所吹，令乳汁不通而成臃肿。

（6）其他。

乳痈的主要症状有乳房结肿，疼痛焮亦，胸闷气郁，恶寒壮热，等等。如不早期治疗，十日左右即化脓，病势加剧。

根据辨证论治方法，乳痈难有“阳证”“阴证”的区别，凡具有“红”“肿”“热”“痛”炎症进行的一般症状，都叫做“阳证”。经过穿溃后，脓液很浓厚，一般地说预后很好，治疗上不很困难，这是属于急性炎症的一类。倘使患者局部红肿疼痛并不剧烈，甚至不红不肿，仅仅坚结，局部皮面平塌无头，穿溃后脓水稀薄，这叫做“阴证”。大都属于慢性病。又在临床观察上，“痈”和“疽”也是有区别的，如《外科集验方》云：“发于阳者为痈……，发于阴者为疽……。”《外科全生集》云：“痈有火毒之滞，疽有寒痰之凝。”《外科正宗》云：“痈者壅也，……毒腾于外，其发爆而所患浮浅。……疽者沮也，……毒攻于内，其发缓而所患深沉。”

（二）治疗的原则和方法

本文报告的57个病例，根据中医理论和祖传治疗经验，采取整体治疗（内治）和局部治疗（外治）相结合的原则。

1. 内治方面

内治方面，李东垣订出了托里、疏通、和荣卫三个法则。笔者根据乳痈的初、成、溃、敛各个阶段和局部的现象，也采用托里、疏通、和荣卫三方面着手。兹将三个法则的意义分述于下：

（1）托里即治表法，凡治疮疡，治表不云发汗，而曰托里。东垣云：“受之外者，法当托里。”“疮热奋然高起，结硬而痛，色亦……其邪在血脉之上，皮肤之间，疮初发在表者，应当除湿热，使邪从汗出，毒自消散。”

（2）疏通即治里法，凡治疮疡，治里不云攻下，而曰疏通。东垣云：“受之内者，法当疏里。”张洁古云：“……发热烦躁，……焮赤痛甚，邪气深入内也，故先疏通脏腑，以绝其源。”这也说明疏通是治里的基本法则。疮痈初起，应先击其凝滞之邪，使郁消邪去而愈。

（3）和荣卫，即调理经络气血的大法。凡治疮疡，使经络气血通畅，谓之和荣卫。张洁古云：“……，外无焮恶之气，内亦脏腑宣通，知其在经，当和荣卫。”荣卫调和，气血运行无阻，可促使疮疡早日痊愈。

2. 外治方面

《外科精义》的外治法，有贴熁、汤渍、针烙、灸疗、追蚀等，运用也很广泛。兹将用于乳痈方面的，分述于下：

（1）贴熁法 即围敷法。《外科精义》云：“盖肿于外，有生头者，……有宜用温药贴熁者，有宜用凉药熁者。”

注：熁音胁，是热敷的意义。

（2）汤渍法 即熏洗法，也是一种局部热罨疗法。《外科精义》云：“夫汤渍疮肿之法，宣通行表，发散邪气，使疮内消也。盖汤水有荡涤之功。”《外科启玄》云：“凡治疮肿，初起一、二日之间，宜药煎汤洗浴熏蒸，不过取其开通腠理，血脉调和，使无凝滞之意，免其痛苦，亦消毒耳，如已溃洗之，令疮净而无脓。”盖诸疮溃脓后，以此局部洗涤消毒方法，能使速愈。

3. 处方介绍

（1）内服方——橘叶甘草合剂

橘叶30片，甘草27g，将药物放入锅内，加水1500ml，煎成500ml，去渣，分3次温服，每3小时服1次。

（2）外敷方——葱熨疗法

连根大葱500g，切碎，捣烂如泥。另备一瓦罐或砂锅（有熨斗更好），中盛炭火。将葱泥敷患处，约一指厚。用熨斗或盛炭火瓦罐，熨于离葱上五分至一寸处，视火力强弱而调节之，令葱逐渐发热，以迄全身微汗，特别是患处局部出汗为度。

注意：①此法可连续使用，以愈为度。②用此法时要特别注意葱泥的厚薄、火的强弱和熨时的距离，以免过与不及，影响疗效。

（三）57例的临床分析

1. 年龄性别和新惯产

57例患者，性别全部是女性。年龄：19～25岁35人，26～30岁11人，31～35岁6人，36～40岁3人，41～45岁2人。新产妇35人，惯产妇22人。

2. 职业

57例中，农民18人，家庭妇女15人，工人9人，职员8人，教员5人，学生2人。

3. 病程和发病部位

57例中，病程1～3天者26例，4～6天者9例，7～9天者2例，10～12天者1例，13～15天者7例，16～20天者9例，21～25天者2例，26～30天者1例。左乳内侧13例，外侧4例，上侧7例，下侧13例。右乳内侧6例，外侧3例，上侧1例，下侧7例，左右频发的3例。

4. 疗效分析

57例乳痈的治疗，都未用外科手术，全部治愈，且均无后遗症，乳汁照常分泌，没任何影响。治愈日程：1天治愈者3人，2天治愈者8人，3天治愈者13人，4天者9人，5天者8人，6天者5人，7天者4人，9天者3人，10天者1人，11天者2人，13天者1人。

5. 随症用药

57例乳痈患者，基本上均以橘叶甘草合剂及葱熨治愈。个别有合并症者，用于橘叶甘草合剂中，随症加入他药。如高热加银花、连翘、蒲公英，疼痛剧烈加乳香、没药，气郁胸闷加郁金、青皮，心烦口渴加麦冬、知母、花粉，嗳恶酸水加陈皮、竹茹，已溃者加贝母、白芷、穿山甲。

（四）典型病例

案例1　患者某某，女性，23岁。

初诊：1971年8月2日。

病史：初产后15天，分娩平安，3天后乳汁分泌（哺乳）。前几天左乳头破裂，有时作痛，昨晚突然寒热，左乳痛而发胀。今晨乳汁有些不通。现发热微冷，头疼身痛，四肢无力，左乳肿胀，儿吮疼痛。

检查：体温38.9℃，舌苔微黄，脉洪，呼吸急促。左乳内侧有肿硬块，此鹅蛋略大，周围红润，有显著的触疼。右乳正常。

诊断：产后乳痈（急性乳腺炎）。

处方：内服橘叶甘草合剂，外用葱熨疗法。

嘱语：应将稠乳汁挤去。

二诊：8月3日。

全身症状均减轻，头痛罢。

检查：体温37.9℃，脉微数，呼吸正常。局部红肿减轻，仅有轻微压痛，乳汁略通。

处方：同上。

三诊：8月4日。

全身无不适，局部症状完全消失，乳汁已畅通。痊愈。

案例2　患者黄某某，女性，25岁。

初诊：1972年2月13日。

病史：1月26日初产双胞胎，产后3天有乳汁。左乳头前几天哺乳时觉痛，有些破裂。前天夜里左乳有些痛，周身发热，昨天服药无效，今天觉右乳也痛而发胀。现头疼身困，发高热恶寒，双乳房肿痛（左比右重）灼热，左侧乳汁已不通。

检查：体温40.2℃，脉洪，呼吸微促，舌苔微黄。左右乳房下侧已呈现肿胀，按之有鹅卵大的硬块，有触痛，右乳房内侧略肿发胀，灼热。

诊断：产后乳痈（急性乳腺炎）。

处方：内服橘叶甘草合剂，加银花30g、连翘45g、蒲公英30g。外用葱熨疗法。

二诊：2月14日。

全身症状比昨减轻，头痛罢。检查体温38.1℃，脉洪，呼吸微促，舌苔微黄。左右乳房仍肿胀，尚有压痛。

处方：用吸乳器吸出大量稠乳汁。疗法同昨，内服药去银花、连翘、蒲公英。

三诊：2月15日。

全身症状全部消失，乳汁亦通。体温37.2℃，脉平。局部症状滑失，仅肿微痛。要求续服原方，不用葱熨。乳头涂以生肌软膏。

四诊：2月16日。

乳汁畅通。痊愈。

案例3 患者孙某某，女性，20岁。

初诊：1972年2月15日。

病史：初产后23天，产后4天有乳汁（哺乳）。2月2日左乳内忽然疼痛，头痛发热，有时发冷，注射青霉素无效。昨夜尤剧痛，有时跳痛。乳汁已数天不通。现周身困疼无力，头沉发热，有时心烦，干呕。

检查：体温39.3℃，舌苔黄浊，呼吸粗，脉洪。左乳房内下侧，有鹅蛋大的肿块，周围红泽，触痛显著，按之软而灼热，有波动。右乳正常。

诊断：产后乳痈（急性乳腺炎）。

处方：内服橘叶甘草合剂加银花30g、连翘45g、竹茹18g。外用葱熨疗法治。

二诊：2月16日。

据述今晨乳痈已破两口，流出稠脓很多，周身症状减轻，不发热。舌苔黄薄，脉和缓。局部溃破两处，肿胀消，疼痛也减轻。

处方：内服橘叶甘草合剂，加贝母9g、黄芪30g、穿山甲6g。外用银花30g、甘草30g，煎汁，洗患处。

三诊：2月17日。

全身症状消失，仅局部微胀，脓减少。体温、脉搏、呼吸均正常。乳汁通畅，溃疡处流脓很少，疮口亦收缩，周围仅轻微压痛。

处方：继续用前方治疗。局部溃疡处敷以生肌软膏。

四诊：2月18日。

局部症状消失，乳汁畅通，无脓，疮口逐渐缩小。续用前法。

五诊：2月19日。

溃疡收口痊愈，乳汁畅通，无后遗症。

（五）体会

1. 根据中医学的丰富记载，掌握辨证论治的原则，治疗乳痈（急性乳腺炎），必须采取早期诊断，早期治疗，以免毒邪浸淫化脓。

2. 乳痈初起，治疗关键当使邪从汗出，则毒自消散。用橘叶甘草合剂和葱熨疗法，正是取微汗消散痈肿之法。但取汗之法，务使微汗津津，不可使如水流漓；主要是局部微汗，促使气血畅通。

3. 运用此方法，通过多例的治疗，症状很快消失或减轻，并无任何副作用。但有两例使用葱熨疗法，因砂锅中炭火过热，距离过低，发生烫伤，即用银花、甘草煎汤洗之，就很快痊愈。在临床使用上当注意之。

4. 治乳痈必须疏厥阴之滞、清阳明之热、行瘀浊之血，橘叶、甘草二味实为主药。更以葱熨患处，其效更捷。万勿轻率施用针刀。

5. 热敷疗法，在中医外治法中处于重要地位。它对痈肿的初、成、溃三个阶段，都有很大效果。如肿疡初起，可达消散之功；已成阶段，能促使脓肿局限化；溃破之后，坚肿不消，可以收束根盘，排除余毒。总之，其法使用简单，药价低廉，收效迅速，在治疗中，确有推广的必要。

6. 本文介绍运用中药橘叶甘草合剂和外用葱熨疗法，自 1971 年 8 月至 1972 年 12 月治疗 57 例乳痈患者，确实收到令人满意的疗效，值继续研究。

用本法治疗乳痈的特点：不动手术，无任何痛苦，无后遗症，用法简便，药价低廉，疗程短。通过 57 例的治疗，每个病例药物费最高不超过 3 元，甚至不到 1 元。为了发扬中医学遗产，贯彻多快好省的方针，有进一步推广的必要。

十五、骨槽风的辨证论治

《外科正宗》说："骨槽风初起于耳前，连及腮项，痛隐筋骨，久则渐渐漫肿，寒热如疟，牙关紧闭，不能进食。此得于郁怒伤肝，致筋骨紧急，思虑伤脾，致肌肉腐烂；膏粱厚味，致脓多臭秽。"《医宗金鉴》认为："乃手少阳三焦、足阳明胃二经风火也。"可见本病有胃火炽盛，夹杂风邪者；有肝郁气滞，脾运失司者；咬嚼生硬等物，损伤骨槽者。以病发部位为阳明经脉循行之处，故胃中积热循经上行者为多见，但亦有寒邪凝聚、气血阻滞者。兹介绍笔者的辨证论治心得如下。

（一）胃热型

初起腮颊肿块硬痛，继则红肿灼热，牙关拘急，口臭便结，小便短赤。舌苔黄燥，脉象弦数。治宜清热泻火、解毒消肿，竹叶石膏汤加减：生石膏、淡竹叶、知母、玄参、蒲公英、焦山栀、炒天虫、蝉蜕，挟风邪加荆芥、防风、牛蒡子，便秘加大黄、石膏。

案例 施某某，女，29 岁。

病史：5 天前发现腮颊肿胀，服安乃近及四环素无效。昨日肿块增大，牙关拘急，口热龈痛，不思饮食，大便数日不通。舌苔白、中黄，脉浮弦数。此系胃火炽盛，夹杂风邪，病在太阳阳明两经。

治宜：祛风解毒、清热泻火，用上方加荆芥、防风、生大黄，外用如意金黄散加冰片调敷。

3 剂后便通，肿块缩小，去大黄、石膏，加甘草，续服 3 剂而愈。

（二）虚寒型

初起腮颊漫肿，色白不红，木硬肿痛，牙关紧急，不能进食。舌苔白，脉弦紧。治宜温阳和络、活血消肿，阳和汤加减：麻黄、熟地、白芥子、肉桂、鹿角片、甘草、当归、赤芍、炒天虫。寒重加附子，拘痛加丝瓜络。

案例 陈某某，男，35 岁。

病史：初起仅耳前肿痛，3 日后腮颊肿痛，牙关紧闭，饮食为难已经半月。舌苔白，脉弦紧。此乃寒邪凝聚，阻于腮颊。

治宜温阳和络、解凝消肿，上方去甘草，加附子、丝瓜络，外用七香散[1]、半南散[2]膏药贴敷，半月后愈。

（三）酿脓型

病延日久，治疗失当，乍寒乍热，牙关紧闭，隐隐作痛，有增无减，口中臭秽，脓势将成。舌苔薄白或微黄，脉弦数。治宜箍托解毒、排脓消肿，中和汤加减：黄芪、党参、当归、白芷、川芎、桔梗、甘草、陈皮、皂角刺、山甲片。毒甚加紫花地丁、银花，痛甚加钩藤、炒天虫，体实者去党参。

案例 赵某某，女，28 岁。

病史：郁怒后腮颊隐隐作痛，乍寒乍热，漫肿凸起，按之尚软。舌苔薄

---

〔1〕 七香散：肉桂、木香、白芷、乳香各 10g，山柰 3g、檀香 5g，丁香 7g。

〔2〕 半南散：生半夏 5g，生南星 15g。

黄，脉弦数。此由郁怒伤肝，肝脾不调，气血互阻，肿势将成。

治宜箍托止痛、透毒外泄，上方去甘草，加青皮、柴胡、钩藤、天虫，外用埋伏散[1]软膏贴敷。4剂后脓头咬破，用红升药线[2]拔毒、五五丹[3]提脓。1周后脓净肉生，改用生肌散[4]，半月收功。

（四）溃疡型

禀赋素虚，或过用寒凉戕伐之剂，脓出稀薄，久不收日。舌质淡胖、苔白，脉细弦无力。治宜温补气血、托毒排脓，十全大补汤加减：黄芪、党参、当归、白术、肉桂、茯苓、炙甘草、川芎、附子。黄芪须重用，脓出不畅加白芷、皂角刺，纳差加陈皮、谷麦芽。

案例 潘某某，女，32岁。

病史：骨槽风开刀后半月余，面白形羸，头昏乏力，纳食欠馨，脓出稀薄，疮口不敛。舌胖、苔白，脉细退无力。此为气血两亏，无力托邪。

治宜补养气血、助用托毒，上方去茯苓，加白芷、皂角刺、炒谷麦芽、外用五五丹拔毒。40余剂后腐脱毒净，疮口收合。

十六、中药治疗龟头炎及溃疡20例治验简介

1969年至1972年在山区工作，采用内服祛风、清热、利湿煎剂为主，治疗龟头炎及溃疡20例，效果较为满意，现简介如下。

（一）临床治资料

本组20例，年龄最小20岁，最大67岁，以30岁左右为多，占75%。病程最短2天，最长3年，大多数在1周左右。20例中，单纯性龟头炎2例，龟头炎伴溃疡18例，其中栗粒状溃疡2例，整个龟头溃疡1例，其余溃疡伴有阴囊湿疹。本组发病多为接触污物而感染所致（14例）；也有由于暴力性交搓破龟头后感染（2例）、药物过敏（1例系内服磺胺药过敏，1例对外用消毒药米他芬过敏）、感冒后病毒感染（1例）所引起。另1例最后确诊为白塞病。

---

〔1〕埋伏散：蜈蚣8条，斑蝥、全蝎各10g，炒天虫、穿山甲、地龙各15g，雄黄3g。

〔2〕红升药线：红升20g，广丹3g。

〔3〕五五丹：红升、煅石膏各5g。

〔4〕生肌散：广丹2g，煅石膏8g。

（二）**治疗方法**

主方：荆芥 9g　　防风 9g　　蝉蜕 9g　　晚蚕沙 15g

　　　龙胆草 9g　川牛膝 9g

水煎服。每日 1 剂，分早晚服。

加减：龟头溃疡者，加生黄芪托毒排脓生肌；疮面淡红者，去龙胆草；局部瘙痒甚者，加生地、当归、地肤子、苍耳子活血祛风；局部红肿甚者，加天花粉、连翘、银花清热解毒消肿；局部渗水或脓性分泌物多者，加萆薢、车前子清热利湿泄毒；伴阴囊湿疹者，外用蛇床子 30g、苦参 30g、地肤子 30g、枯矾 6g、龙胆草 12g，水煎后滤渣外洗阴囊，每日洗。

注意事项：服药同时，注意保持龟头部疮面清洁，每日临睡前用绿茶一撮加食盐少许开水冲泡后温水洗净一次，然后用六一散薄薄涂之，有清热解毒、消炎消肿、祛湿收敛的功效。勤换内裤，忌食辛辣鱼腥之物。

（三）**治疗结果**

20 例中，除 1 例白塞病患者的效果不显外，其余均于短期内痊愈，一般敷药 5～10 剂。

（四）**病例介绍**

案例　邵某某，32 岁，工人。

初诊：1969 年 1 月 21 日。

主诉：阴囊湿疹反复发作已 3 年余，近 1 周来，发现龟头溃烂。检查：龟头局部有 1cm×2cm 片状溃疡面，表面有脓性分泌物，阴囊皮肤呈斑块状糜烂，并有浆液性渗出。舌红苔薄腻，脉弦数。

治予：祛风清热利湿。

处方：荆芥 10g　　防风 10g　　蝉蜕 10g　　苍耳子 10g

　　　生苡仁 15g　晚蚕沙 15g　龙胆草 9g　　川牛膝 12g

水煎服，每日一剂。

外用：苦参、蛇床子、地肤子各 30 克，枯矾 6 克，龙胆草 12 克。水煎滤渣后，用药液外洗阴囊，每日 1 剂。龟头局部于每日临睡前用温开水洗涤一次。5 剂后龟头溃疡基本愈合，局部红肿消失，予原方加减，继服 5 剂而痊愈，阴囊湿疹也随之而瘥，随访至同年 10 月未见复发。

（五）**治疗体会**

龟头炎、龟头溃疡属于中医“湿阴疮”的范畴。临床表现，局部红、肿、痒、痛，搔之流水，易于溃烂为其特征。故本病治疗重在祛风胜湿，清热以消肿，利湿以泄毒。

本组中龟头溃疡占有90%，这大多由于患者在龟头炎初期讳于就医，贻误诊治所致。笔者对有溃疡者均加生黄芪，发现对疮面愈合有较好的促进作用。

对因药物过敏引起者，可加用苍耳子9～12克。但是苍耳子有小毒，曾有报道用过量而中毒者，笔者因都在短期内应用取效，故未见副作用。如长期使用，尚须注意。

十七、"辛夷散"加味治疗二十八例副鼻窦炎临床治验简介

副鼻窭炎，中医称"鼻渊"，常反复发作，顽固难愈。此病在农村亦较常见，患者由于长期头晕头痛，以致精神萎靡，影响生活。笔者用《济生方》中的"辛夷散"加味治疗28例收效满意，现简介如下：

基本处方：薏米仁30g　桔梗12g　甘草3g　赤芍12g
辛夷花15g　白芷9g　金银花30g　细辛3g
防风9g　薄荷3g（后入）　黄芩9g　苍耳子9g
川芎3g。

加减：上午头痛者，加生黄芪15g；下午头痛者加当归9g；疼痛日久，面色晄白，缠绵无休者，加党参9g、黄芪15g；心烦易怒，舌苔薄黄，小便短赤，加龙胆草12g、栀子12g、生石膏30g；鼻涕带血者，加栀子炭9g，丹皮12g；怕风恶寒，鼻涕清稀者，去薏米、赤芍、黄芩，加荆芥9g、川羌活9g、葛根9g。

案例1　林某仁，男，36岁。

初诊：1970年5月18日。

主诉：头痛十余年，前额眉棱骨疼痛，每天早晨8点后痛加剧，鼻流胜涕，时而带血，味臭，舌苔薄黄，小便短赤，时引一息为快。

治用：基本方加栀子炭12g、丹皮12g、生石膏30g（先煎），龙胆草15g。

服3剂后疼痛减轻。再依基本方加黄芪15g，再服5剂，先后共服药8剂，随访至今来见复发。

案例2　刘某玉，女，38岁。

初诊：1974年8月20日。

主诉：头晕头疼20年。患者头痛绵绵不休，眉额胀痛尤甚，经常鼻塞不

通，流黄色涕液，精神萎靡，少气懒言，舌淡苔浊。

治疗：基本方加党参15g、黄芪18g、当归12g，先后加减服10剂，观察至今未发。

体会："辛夷散"原为治鼻渊头痛、痛连巅顶之证，具有祛风止痛之效。今加桔梗、薏米祛湿排脓，加赤芍活血去瘀，加金银花、黄芩、甘草清热解毒，病久气虚者重用参、芪以益气固卫，郁久化热加栀子、石膏、龙胆草以清泄肝胆热邪。使用本方，注意辨证加减，疗效确实。

十八、中医对老年病治则概述

《老子》《庄子》养生思想的产生，以及《史记·扁鹊仓公列传》所载扁鹊"闻周人爱老人，即为耳目痹医"的史实，说明早在二、三千年前，古人不仅已从治病延年的养生角度对老年的长寿问题进行了探索，而且还从治疗角度对老年的发病特点和治疗进行了研究。经过历代医家的不断努力，终于确立了比较完整的治疗原则，本文拟作一粗略探讨。

（一）阴阳须辨

《慎疾刍言》曰："老长年者必有独盛之处，阳盛者当补其阴，阴盛者当补其阳，然阴盛者十之一二，阳盛者十之八九"。人身阴阳互根，阳无阴不生，阴无阳不长，阳亢则阴必伤，阴盛则阳必虚，所以"阳盛者当补其阴，阴盛者当补其阳"。这就是王冰所云："益火之源，以消阴翳；壮水之主，以制阳光"。至于"阴盛者十之一二，阳盛者十之八九"，则当作具体分析。以朱丹溪为代表的滋阴派，从"阳常有余，阴常不足"立论，故认为老年阳盛者多，徐灵胎因为赞同这个观点，所以说"阳盛者十之八九"。以张景岳为代表的温补派则认为"阳非有余，阴亦不足"，而尤以阳虚为常见，故主张温命门，持此说者亦不乏人。各医家的曲论述看似各执一偏，其实正好互为补充。由于每个人的禀赋体质不同，保养耗用有异，所以阴阳的偏盛偏衰必须根据具体情况来分析，不能片面强调孰多孰少。

老年人由于长年耗用，再加外邪、情志等各方面的损耗，无论阴阳，均属不足。阴不足者，化源先乏，则阳生无资而阳亦不足；阳不足者，生化无力，则阴长无助而阳亦不足。因此，徐氏所说的"独盛"，只不过是阴阳相对而言的虚亢，并非真正的壮盛。由于阴阳俱衰，必然易病，但突发重病者为数不多，故临床一般不宜用大补、大泻、大寒、大热的药，只宜和平之品缓缓调之。如果本来是阳盛阴虚的体质，因为病而损伤了阳气的，可先扶其阳而后滋其阴；如果本来是阴盛阳虚的体质，因为病而损伤了阴液的，可先补其阴而后助其阳。总之，衰阴衰阳，不能再伤，此为治疗原则，因此老年病入手必须先辨阴阳。

（二）津亏宜濡

老年人的津亏，多见于阴虚阳亢之体。平时性情急躁，举止急速，顾盼轻捷，呼吸有力，声音洪亮，面色红赤，唇红或紫，脉象多弦，饮食不多，却能任劳。由于阳气偏盛，阴精长期过用，津液缺少化源，所以发病常见头晕、目花、耳鸣、心悸、怔忡、健忘、不寐、久咳、口臭、大便干结、小便数赤等燥热症状。此不能作实火治疗，亟须保养真阴、生津润燥，阴津渐复，则诸证自愈。但要注意：

（1）老年人脾胃虚弱，因此虽说是滋阴，但用药也不宜过分寒润，否则导致泄泻，容易使中气下陷。《石室秘录·老治法》指出："老人之气血既衰，不可仍照年少人治法……医之用药，不可不知其方也。用方莫过于用六味地黄丸加麦冬、北五味。与之尝服，则肠无燥结之苦，胃有能食之欢。"此方之妙，竟可由六十服至百年，终岁不断常服。盖老人气血之虚，尽由于肾水之涸，六味丸妙在极补肾水，又能健脾胃之气，灭肾中之邪火，而生肾中之真阳，所以老人最宜健脾药。但用补气药要恰当，剂量不能过大。不能认为老年人虚则大补，因为气有余便是火，此为阴虚者所忌。

（2）老年津亏便秘较甚，当寓通于补，用增液汤之类增水行舟、润肠通便。气弱不足，润而不下，可稍加党参。如病情急迫，必须用下者，可取新加黄龙汤法。大抵不宜单纯攻下，以防伤残元气，导致虚脱。

（3）老年津亏小便不赤者，忌利水，否则更伤其有限之阴津，治疗便觉棘手。

（4）如阳亢甚者，须佐以平肝潜阳，药如珍珠母、龙骨、牡蛎之类。

（三）气衰当温

喻嘉言在《寓意草·论鼎翁公祖颐养天和宜用之药》中云："治少年人唯恐有火，高年人唯恐无火。无火则运化艰而易衰，有火则精神健而难老。有火者，老人性命之根，未可以水轻折也……下虚者不但真阴虚……真阳亦虚”。指出治老年人不但要注意真阴虚的一面，而且还要注意真阳虚的一面，这一点具有相当的临床意义。平素阳虚阴盛之体，精神不振，举止懒散，瞬视迟钝，呼吸微弱，声音低微，面色淡白，唇淡或白，脉多微弱。皆因老年脾胃衰弱，肾少资益，故命门火衰，出现上述情况。临床常见恶寒、肢冷、腰脊疼痛、遗精、阳萎、倦怠、懒言、大便溏泄或五更泄泻、小便频数或不禁等证。治宜温补命门，灶下添薪。但要注意：

（1）不能纯用温热辛燥。朱丹溪认为老人血少，不宜用乌、附之类。因为虽云阳衰阴盛，其实系相对而言。老人阴阳俱虚，阴虚甚则阳似盛，阳虚甚则阴似盛，所以不能单纯温阳，当用阴中求阳之法，如金匮肾气丸、右归丸之类，虽日服附、桂，可无燥热之虞。

（2）即使患热症，也切莫过用寒凉之药，要防其折伤有限之元阳。注意固气健脾养胃，凡诸寒润滑利之品，都须慎用，以防便大泄而中气下陷。

（四）积滞应消

老年人脾胃虚弱，食少则气馁，食多则饱满，稍一不慎，即生食积，积久化热，耗伤津气，这是一。老年人肺、脾、肾皆虚，气化无力，津液敷布障碍，易于停滞生痰，再加表卫不固，易受风寒，故多痰饮喘嗽，这是二。老年人肝血不足，不能充养经脉，再加心气推动无力，从而形成气血瘀滞不畅；或因多思远虑，过伤七情，导致气机郁结，络脉失畅，这是三。故《医存》曰：“老年人伤多食、积痰、忧郁”。临床可根据上述病机采用消食、化痰、平喘、理气、活血等法，但必须顾及老年人的体质及发病特点，不能与青壮年一例论治。《石室秘录》有一“统治老年伤食多痰之症”的经验方，用人参（党参）、茯苓、山药，薏仁、麦冬、陈皮、麦芽、山楂、神曲、莱菔子、白芥子、甘草，随症加减。笔者应用于临床，如气滞加香附，血瘀加丹参、丹皮之类，确有较好疗效。

（五）表虚忌汗

老年人腠理疏松，表卫不固，所以发汗之药应当慎用。汗出耗气伤津，老年气津两乏，岂堪再予剥夺！如确有表证，也只能用轻淡芳香之品，使邪气缓缓从皮毛透出，无犯中焦，莫伤津液。张景岳曰：“取汗之法，当取于自然，不宜急暴，但服以汤剂，盖令温暖，使得津津微汗，稍令久之，则手足稍周，遍身通达，邪无不教矣”。常人尚且如此，老年人更要谨慎。阳虚者可助以党参、黄芪、白术之类，阴虚者可助以麦冬、白芍、石斛等品。如汗出太过，肢冷脉微，或气脱昏沉，将至亡阳的危候，当速用独参汤，或参附龙牡汤，回阳救逆以防虚脱而致不救。

十九、配伍虫类中药治疗腰腿痛体会

腰腿痛是多种疾病的共有症状，原因很复杂，多种内、外、妇产、神经等疾病均可产生。

（一）配伍虫类药治疗腰腿痛的疗效

腰腿痛的成因主要是肌肉，经脉、骨骼、脏腑的虚损或淤滞不通。《素问·阴阳应象论》曰："治病必求于本，谨守病机，各司其所。有者求之，无者求之，盛者责之，虚者责之，必先胜五脏，疏其气血，令其条达，而致和平。"此乃通则不痛。因此，我们治疗腰腿痛，不仅要"治病求本"，更要强调一个"通"字，才能获得事半功倍的疗效。

虫类药有攻里破积，活血化瘀，熄风镇痉，消痛散肿，疏风通络等作用。其走窜之力最速，内而脏腑，外而经络，凡气血凝聚之处皆开之。因而治疗腰腿痛，揣度病情，配伍虫类药，取效神矣。

笔者临床时常选用全蝎、蜈蚣、土鳖虫、白花蛇、乌梢蛇等虫类药配伍治疗腰腿痛。

治疗急慢性损防之腰腿痛常配伍土鳖虫。《本草纲目》谓土鳖虫主治折伤瘀血，并有用地鳖虫焙干存性，为末，每服2、3钱，接骨疗伤的记载。

治疗其他原因所致腰腿痛，轻者配伍蜈蚣、乌梢蛇，重者加配全蝎，乌梢蛇与白花蛇可通用，后者因昂贵常入酒剂，汤剂宜乌梢蛇。《杂病广要》谓有风伤而腰痛者或左或右边，痛无常处，牵引两足，宜五积散，每服加防风半钱，或加全蝎3个尤佳的记载。

笔者从1985年至1989年在门诊治疗腰腿痛患者93例，治疗时均在辨证论治基础上配伍虫类药物，有效率为96.7%。

案例 钟某，女，55岁，农民。

初诊：1988年7月12日。

主诉：患者腰部及右腿反复疼痛3年，加重1天。

病史：患者坐则腰酸胀痛，站则腰不能直立，从腰至右膝关节疼痛，呻吟不已，夜不能寐、头晕耳鸣、形体瘦弱、脉小弦，舌红苔薄白，此乃肾精亏虚，骨髓不充，发为本病。

予六味地黄汤加杜仲、牛膝、巴戟天，2剂，水煎服。服药后，腰腿痛稍减，此乃痛则不通，予上方加蜈蚣1条，全蝎6g，焙干磨粉冲服，另加乌梢蛇30g分入2剂，水煎服。

再诊时，患者述服药后，疗效明显，诸证悉减。此乃虫类药物走窜通络之功而显神效。

（二）配位虫类药治疗腰腿痛的体会

1. 揆度病情，配伍虫类药

虫类药物的使用，必须在“治病求本，谨守病机，各司其所”的基础上配伍运用，方能取效。

2. 把握效力，用量适当

虫类药物大多有毒，剂量一定要适量，选择最佳用量使其药效神速。

蜈蚣味辛性温有毒，常规用时去头足。张锡纯认为：“用对宜带头足，去之则力减，且其性原无大毒，故不妨全用也”。肖老临床体会，不去头足效更佳。汤剂用量每剂1条，焙干磨粉冲服为好。

全蝎味甘辛性平有毒，为蜈蚣之伍药，其相得益彰。常用量每剂6g，焙干磨粉冲服为佳。

土鳖虫味咸性寒有毒，入汤剂或酒剂均可，每剂用量10g。

白花蛇味甘成性温有毒，常入酒剂或散剂，每剂用量6g。

乌梢蛇味甘平无大毒，功与白花蛇同，常入汤剂，用量可15～30g，常与蜈蚣、全蝎配伍效更佳。

3. 权衡利弊、无使过之

虫类药使用时间不宜过长，因为它们共同特点是攻性强。对虚弱之人要把握时机，淤滞一旦疏通即可停用。对脾虚之人加用健脾之品。

二十、闲谈煎膏方经验心得

大病愈后调养，虚劳久损填补，力宏效著，首推膏方。然长期以来，因阿胶等供不应求，膏方配制不易，殊难满足需要。其实，条件亦赖人创造，推求本意，揣情选物，寻找药剂，则膏方可配，取亦廉便，效果并不逊于成品。笔者兹体会有年，谨作简介，公诸同好。

大凡益肺可取鱼鳔、木耳，补脾宜选猪肚、山药，猪肤润心肺之燥，鳖鱼滋肝肾之阴，牛肉暖中宫，羊肉温冲任，畜鞭壮元阳，兽蹄增足力，诸骨继骨，诸筋强筋……此等物品，皆可购获于市场。制法先予洗净，兑入陈酒，清煮击滓，掺和当用中药汁，浓熬收膏，切于病而周于用，堪任价廉物美之誉。

案例 张某英，女，22 岁，社员。

初诊：1970 年。

病史：向有肺结核病史，屡治屡发，形质瘦削，发育不良，潮热呛咳咯血，心悸盗汗时作。月经 18 岁初潮，周期不定，或半年一至，或一载一临。脉细，舌体瘦小色光红。自春以来，经用琼玉、黄芪鳖甲、二加龙牡、参苓白术等方调治半年，体渐向安，病灶摄片提示吸收好转，遂再拟医方两张：①麦味地黄丸合参苓白术散配料用干鱼鳞 500g（预嘱收集）、猪羊肺各一具，洗净切碎，加陈酒 2000ml，兑水煎汤，滤滓熬浓，合上药汁收炼成膏，供早、中饭前 1 小时服；②温经汤合五子衍宗丸加泽兰、牛膝等味。用精羊肉 1500g，鲜胎盘一具，切碎加酒水各半，熬滤合药汁收膏。每夜临卧服，取意朝养肺脾、暮补肾水、调治阴阳、通理冲任。冬去春来。再来就诊，形神焕发，前后判若两人。1975 年冬因婚后得孕恶阻不已来诊，告以自服膏方后，经潮渐准，肺部病灶亦已吸收，未复发。

二十一、血风疮病治验说

血风疮是妇女在月经期间或经期前后全身出现粟米样丘疹，突出在皮肤之上，摸之碍手，奇痒奇痛，喜手抓痒，抓破疹皮出血珠，血珠结痂如疥，痂脱白屑疹则消，下次经期疮疹再现，以规律性发作为特征的一种皮肤病。病名出自清·吴谦《医宗金鉴·妇科心法要诀》，临床见证不多。据文献记载，血风疮有“气血俱虚”“血虚肝郁”2 种证型。《医宗金鉴》用“加味逍遥散”治血虚肝郁之血风疮证，因笔者在临床少见此型，缺乏资料总结，故未作探讨。笔者在临床所见 16 例妇人血风疮均属气血俱虚证，均用“加味圣愈汤”治愈，疗效较为满意，

（一）气血俱虚，血燥风热湿蕴为其病因病机

《医宗金鉴·妇科心法要诀》说：“妇人血风疮证，遍身起，如丹毒状，或痒或痛，搔之成疮，由风湿血燥所致……复起白屑，肌肤强硬者，乃血不润也，宜服益气养荣汤”。试观此论，血风疮虽由风湿血燥所致，然详究本因，实为气血俱虚所成。何谓欤？盖气与血相附相随，若病血虚，必致气虚；

因病血虚，虚则热生，风乘热至，湿随热起；血愈虚而热愈生，热愈盛而风湿愈至，风湿合蕴则热愈盛，热愈盛则血愈燥，血愈燥而气血益虚；如是虚、热、风、湿四者相依为害，血风疮必自成也。

16例女性患者均以月经前后2、3天或月经期间有粟米样痒疹出现，抓破出血结痂成疮如疥，规律性发作3个月经周期以上。均有月经量减少，月经颜色紫黑，口干喜饮，头晕目眩，心烦心悸，耳鸣少寐，肢软短气，皮肤干燥，溲黄便燥，舌红少苔或薄微黄，脉细弱而数等症状。

以脉证观之，由于气虚，可见耳鸣、肢软短气诸症；由于血虚，可见经量减少、头晕目眩、心悸少寐等诸症；因血虚生热，热盛血燥，则见皮肤干燥、经色紫黑、口干喜饮、溲黄便燥、舌红少苔或薄微黄、脉细弱而数之征；因热盛生风生湿，风湿热互结，搏于肌腠，气发于外，腠理开泄，皮肤发为痒疹；气留不去，故痛痒无常；因痒搔破血出，方结痂成疥。

（二）益气补血，润燥祛风清热利湿是治疗主法

血风疮病因为气血俱虚，血虚风热夹湿所致，因而治疗取益气补血，润燥祛风清热利湿之法，方选“圣愈汤”而不选《医宗金鉴》之“益气养荣汤”加味。盖“益气养荣汤”只有益气养血除湿之功，而无祛风清热之力。若于此方中加味，则又有药多方杂而无常之弊，故本病取“圣愈”而不取“益气养荣”也。尚有治血风疮证，《医宗金鉴》首推“加味逍遥散”加黄连、生地黄一方，本病不选用何欤？盖“加味逍遥散”偏于调气疏郁，虽方中也加生地黄、黄连，有滋阴凉血、清热除湿之功，但却无补气祛风作用，所以“加味逍遥散”用于阴血稍虚、气郁化火、湿热互结、血燥风生之血风疮证则可，而无肝郁气滞，纯为气血俱虚之血风疮证用之则非所宜，故临床未予取用。

（三）审证求因，辨证施治，根据病情调整用药

16例患者发病3个月经周期者12例，发病6个月经周期者3例，发病8个月经周期者1例；疹发部位：躯干及四肢有疹者4例；月经量减少，月经颜色紫黑，口干渴饮，头晕目眩，心烦心悸，耳鸣少寐，肢软短气，皮肤干燥，溲黄便燥，舌红少苔或薄微黄，脉细弱而数这16例均有。审症求因乃气血俱虚，血燥风热湿蕴所致，方选“圣愈汤”加味。

“圣愈汤”方出《东垣十书》，原方药味有：熟地黄、白芍、川芎、人参各24.5g；当归、黄芪各15g。笔者根据病情调整，以生地黄易熟地黄，以党

参代人参，将川芎用量减少，将地、芎、参、芪用量增大，加地肤子、何首乌、白鲜皮、荆芥穗4味，更名为“加味圣愈汤”。

处方：生地黄24g　白芍24g　党参24g　黄芪24g
当归9g　川芎6g　何首乌15g　白鲜皮20g
地肤子12g　荆芥穗9g。

水煎服，日1剂，连服7剂，不愈再服，以愈为度。

方中参芪甘温，入肺脾二经，益气固营护卫，助内托邪外出，以疗疹疮之疾；归芎辛甘温润，入心肝二经，补血护阴助阳，唯川芎辛窜，有泄真气之弊，故用量减少；白芍酸寒，入肝以凉血；生地黄微寒，入肾滋阴润燥，以清湿热之邪；何首乌苦涩入肝肾二经，滋肾养血润燥；地肤子苦寒，入膀胱以清利湿热；白鲜皮苦寒入脾，以清肌肤湿热；荆芥穗辛苦温入血分，其气轻扬走表，以宣散肌肤痒疹之风邪。如此10药入伍，共奏补气益血、润燥祛风、清热利湿之功效，血风疮病自然克平。16例患者服药14剂痊愈者4例；服药10剂痊愈者12例。随访观察16例患者愈后均未复发。

（四）病例介绍

案例　钟某，女，41岁。

初诊：2011年2月2日。

病史：月经来潮时全身呈现粟米样丘疹，尤以躯干密布，四肢稀疏，奇痒奇痛，不时手抓，抓破疹皮血珠渗出，血干后结痂如疥，经净后2、3天疹脱，白屑消退，如此规律性发作8个月经周期未愈。曾在外院皮肤科诊断为“丘疹性荨麻疹”，治疗无效。于2011年10月20日来我院皮肤科诊治。刻下症：经行先期，色紫量少，口渴喜饮，头晕心悸，耳如蝉鸣，夜不成寐，肢软无力，尿黄便燥。

皮肤科检查：身体瘦弱，面色苍白，皮肤干燥，疹如星布，稀密界限分明，短气懒言，舌红苔少，脉细弱而数。

中医诊断：血风疮（气血俱虚，血燥风热湿蕴型）。

治法：益气补血，润燥祛风，清热利湿。

方选：加味圣愈汤。

处方：生地黄24g　白芍24g　党参24g　黄芪24g
当归9g　川芎9g　何首乌15g　白鲜皮20g
地肤子12g　荆芥穗9g

水煎服，日1剂，连服7剂。

复诊：诉服药后当月月经来潮时痒疹未现。嘱其续服7剂巩固，追踪观察3月，未见复发。

二十二、龙胆泻肝汤在外科临床的应用

龙胆泻肝汤，方出《东垣十书》，在临床各科应用范围很广，功专清泻肝胆湿热，只要具备肝胆实火、肝胆湿热均可应用，现将本方在外科应用一得笔录如下：

（一）用于治疗目赤肿痛（急性结膜炎）

案例 张某，男，26岁。

初诊：1989年9月20日。

主诉：两眼红肿灼热作痛4天。

病史：两眼红肿灼热作痛4天，怕日羞光，有粘液脓性分泌物渗出，结膜高度充血水肿，伴发热38.4℃，两侧头痛，口苦咽干，难寐梦多，胸闷纳呆，便干溲黄，舌红苔黄，脉浮弦近数。

辨证：此为肝胆实火，肝火上攻，挟风热之邪，上注壅阻于目而致。

治宜：清肝泻火，祛风化瘀。

方用：龙胆泻肝汤去木通、泽泻加菊花、桑叶、赤芍、丹皮，并外敷眼药膏，连服3剂，眼疾痊愈。

（二）用于治疗胁痛（胆囊炎）

案例 李某，女，53岁。

初诊：1988年2月10日。

病史：二年来经常突发高烧，一般体温在39℃左右，近旬日来两胁胀痛，向右肩放射，疼痛剧烈，抱腹倦卧，辗转不安，夜难得寐，三次到医院急诊，经胆囊造影确诊慢性胆囊炎急性发作后，来我处要求中医诊治时，上述症状仍存在，且伴口苦咽干，大便秘结3日未行，小便黄赤。舌红绛，苔黄腻，边有瘀点，脉弦滑。

辨证：此乃肝经湿热，胆络瘀阻，气滞血瘀而致。

治宜：清肝胆湿热，疏理气机，佐以解毒。

方用：龙胆泻肝汤去生地、木通、车前子、当归、甘草，加茵陈、赤小豆、金钱草、海金沙、郁金、鸡内金、碧玉散。

二诊：服药5剂烧退，头痛消除，能安然入寐，口苦轻、纳谷增、二便调，舌苔薄白、脉浮滑，照前方去碧玉散、海金沙、郁金，加生地、川朴、牛膝再进3剂，前后共服8剂获愈，随访2年未再复发。

（三）用于治疗妇女外阴痒肿痛

案例 陈某，女，37岁。

初诊：1989年10月13日。

病史：前阴瘙痒，白带增多已二个月余，近半个月来，阴痒加剧，时用手抓引起阴唇红肿疼痛，并兼有口苦、夜寐欠宁梦多，苔黄滑，脉弦。

辨证：此乃肝经湿热下注，阴道湿热久蕴，以致成疮而痒。

治宜：清肝泻热，利湿止痒。

方用：龙胆泻肝汤去柴胡、生地，加地肤子、蛇床子、苦参根，合外洗方治疗。

二诊：3剂后白带减少，阴痒肿痛亦见减轻，夜能入睡。药已中肯，仍守前法服3剂，诸证消失而愈。

（四）用于治疗肾囊风

案例 陈某，男，39岁。

初诊：1990年3月14日。

病史：右侧阴囊瘙痒渗液肿痛已旬日，近4天又发现左侧阴囊有一肿块如杏核大小。在此期间自服土霉素、牛黄解毒片及庆大霉素、青霉素肌注等，治疗不效，局部症状有增无减，即来我院求治。来诊时发热38.2℃，左侧阴囊肿大如鸡卵已溃破，破处可见脓性分泌物，而右侧阴囊湿疮肿痒作痛亢在。双侧腹股沟有大如蚕豆的小核、质硬、触痛，纳食一般，大便自调，小溲黄赤，苔薄黄，脉弦。

辨证：此乃肝经湿热，循经下注阴囊而致。

治宜：清肝泻火，解毒利湿。

处方：龙胆泻肝汤加金银花、连翘、皂刺。外用青黛散。

二诊：服药3剂后，肿消脱皮，阴囊糜烂处有汗水，并有脓性分法物渗出，囊痛明显减轻，体温37.5℃，舌脉同前。上方去金银花、连翘、皂刺、生地，加炒苍术、炒黄柏、川楝子再服5剂，阴囊皮肤干燥，湿烂已除，肿块消失而告愈。

（五）用于治疗腿游风（丹毒）

案例 林某，男，66 岁。

初诊：1991 年 8 月 7 日。

主诉：高烧、右下肢红灼热作痛已 2 天。

病史：患者 3 年前患丹毒，曾于 88、89 年两次住某医院，静滴抗生素而临床治愈，此次系足癣继发感染，两天前突然发热恶寒，心烦，口苦，咽干，继则右下肢部发现紫红灼痛，即来我院求治。来诊时，发烧 40℃，右下肢胫部可见 15cm×10cm 的红肿区域，边缘清楚，形如地图，如丹涂脂，中心部分色泽较暗，疼痛明显，右足趾间糜烂脱皮，伴纳呆食少，大便干结，小便短赤，苔薄黄而腻，脉弦数。

辨证：此乃肝经湿热，下注经络，热蕴肌肤，发为腿游风。

治宜：清肝胆实火，清热解毒利湿。

方用：龙胆泻肝汤去生地、当归，加银花、土茯苓、薏米、牛膝、赤芍。

二诊：连服 3 剂，体温恢复正常，右下肢胫部患处皮色明显消退，红肿面积缩小，纳食略增，二便自调，苔薄黄，脉细数。照前方加生地再进 5 剂，诸证悉除而痊愈。

（六）用于治疗缠腰火丹（腰肋部带状疱疹）

案例：吴某，男，32 岁。

初诊：1990 年 8 月 18 日。

病史：5 天前感右侧腰肋部皮肤灼热痛，次日憎寒发热，2 天后患处皮肤发红，出现集簇性 3～5 群绿豆大小半球形水泡、呈带状向腰肋之间排列，局部灼热作痛较剧，经用青霉素注射 2 天未效，即来我院求治。来诊时，身热骨楚，口苦纳呆，小便短赤，患处疱疹大小不一，继续发展。部分水泡内容物由透明转为混浊。有的水泡破裂而成糜烂流出汗水，舌苔黄腻，脉弦数。

辨证：此乃肝火妄动、湿热熏蒸皮肤，循经外溢而致。

治宜：清肝火、利湿热。

方用：龙胆泻肝汤加板蓝根、紫草、郁金、海金沙。

外用玉露三黄散，连服 3 剂而愈。

（七）用于治疗流火（下肢带状疱疹）

案例 彭某，男，51 岁。

初诊：1991 年 6 月 26 日来诊。

病史：右下肢起红色丘疹伴疼痛已半月，经某医院诊断为带状疱疹，因治疗效果缓慢。即来我院求治，来诊时，情绪烦躁，口苦咽干，右小腿内侧丘疱疹簇集成带，色红焮热作痛较剧，舌苔薄黄而滑，脉弦。

辨证：此乃肝经湿热下注阻于小腿，熏蒸皮肤而发本病。

治宜：清泻肝经湿热，佐以凉血止痛。

方用：龙胆泻肝汤加苍术、黄柏、赤芍、丹皮、茅根。

二诊：连服3剂丘疹水疱已愈。疼痛略减，纳食稍增，但大便热结，小便黄赤，口苦，咽干尤在，舌脉同前，宗上方去茅根、柴胡，加磁石、珍珠母、桃仁。

三诊：继服5剂，右小腿患处皮屑脱落，红肿消退，但皮肤不时刺痛犹见，照前方加桃仁、苍术、黄柏，再进服5剂，最后共进13剂而痊愈。

（八）用于治疗湿热痹痛（急性非根性坐骨神经痛）

案例 刘某，女，25岁。

初诊：1991年5月21日。

病史：半月前突然左臀重滞疼痛，3天后彻及小腿，不能下地，口干苦，小便短赤。某院诊断为“左坐骨神经痛”，经用泼尼松、消炎痛和维生素类西药及祛风散寒止痛类中药等治疗不效。即来我院求治，来诊时，腰部外观无畸形，左臀肌紧张，臀上、中及坐骨结节触压有痛感，且疼痛沿大腿后外侧放射，患腿抬举转动欠自如。有能下地，腰部活动亦受限制。血沉抗“O”均在正常范围，苔黄腻，脉弦滑近数。

辨证：此乃肝胆湿火浸淫筋膜，挛急不宣所致。

治宜：清泻肝胆湿火，佐以通络。

方用：龙胆泻肝汤去生地，加地龙、虎杖根、川楝子、牛膝。

二诊：连服3剂，左臀腿彻痛明显减轻，已能起床下地，但发步艰难，纳食尚可，小便转畅。仍口干苦，舌根黄燥，脉转濡细近数，阴津恐伤，前方去龙胆草、车前子，加鲜生地、白芍，继服5剂。

三诊：左臀部酸胀作痛尤在，步履显见转机，但口干欲饮仍在，舌苔薄黄，脉濡细数。前方去虎杖根、川楝子，加女贞子，再服1剂。

前后共给汤药15剂，诸证悉除而告愈，随访至今已恢复工作3个月，无疼痛不适，苔薄脉细弦。

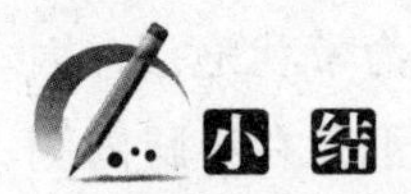

龙胆泻肝汤是临床常用方剂，在外科临床亦应用广泛，只要掌握辨证施治，得心应手。以上八个病种，患病部位虽不同，但就其病机而言，均系肝胆实火，湿热所侵，根据异病同治这一法则，选用龙胆泻汤化裁施治，清肝胆实火，利三焦湿热，疗效满意，尽获痊愈。

二十三、蛇伤急救散治隐翅虫皮炎25例疗效体会

1991年7~8月间我院皮肤科共诊疗隐翅虫皮炎病人32例，其中用蛇伤急救散治疗25例，取得较为满意的疗效，现报告如下：

(一) 临床资料

1. 病例情况

性别：32例中，男25例，女7例。

年龄：16~55岁。

职业：工人、学生、教师及医护人员。

用蛇伤急救散治疗其中25例，薄荷三黄洗剂治疗7例。

2. 发病情况

32例病人均发病于7~8月高温季节。病人大多是在第2天起床后发现得病，32例中有5例为本院医护人员。有集群发病现象，但非传染性。

3. 就诊前曾用药物

绝大多数病人在就诊前曾自用或他院用过无极膏、肤轻松、皮炎平霜等外用药治疗，疗效不满意。

4. 皮损情况

皮损大多发于面、颈、背、上肢、下肢等暴露部位。皮炎表现为条索状、点状、斑块状，表面有密集排列的小丘疹、小疱或脓疱。表面大多呈鲜红的糜烂面，皮肤炎症程度不等，轻者仅为淡红色斑，重者糜烂，渗出且有密集的脓疱。

(二) 治疗情况

1. 药物及用法：蛇伤急救散调蜂蜜、茶油、浓茶水或苏打水外涂，炎症严重者配合内服蛇伤解毒片，6片，日服3次。

2. 疗效观察：25例经蛇伤急救散治疗的病例1~2天见效，3~5天痊愈，

仅留下暂时性色素沉着。7 例经薄荷三黄洗剂治疗的病例 5 例治愈，病程 5 ~ 7 天；2 例无效，改用蛇伤急救散治疗 3 天后治愈。

（三）体会

1. 对蛇伤急救散疗效及作用分析

蛇伤急救散具有清热解毒、散肿止痛的作用。我们在蛇伤急救散对治疗毒蛇咬伤有效的基础上，试用该药对各种治疗毒蛇叮咬皮炎的治疗，今又用于历年少见的隐翅虫皮炎的治疗取得满意的效果。2 例病例用药 1 ~ 3 天痊愈，治愈率达 100%。证实了蛇伤急救散在清热解毒方面有独特的作用，拓宽了对蛇伤药的应用范围，相信这对发掘蛇伤药的应用将起一定的推动作用。

2. 蛇伤急救散用法分析

蛇伤急救散一般用蜂蜜、茶油、茶水等调敷，但有一病例用醋调外涂，结果病情更为严重，皮损糜烂加重，后改用苏打水调敷，病情迅速好转，说明碱性的苏打水对蛇伤急救散有积极的辅助作用。临床上我们发现：皮炎发生的初期用苏打水外洗并调蛇伤急救散外涂可迅速控制炎症，免使皮炎发展到脓点糜烂。这说明皮炎初期苏打水既有配合蛇伤急救散的清热解毒作用，又起了中和隐翅虫毒汁的强酸性作用，使其腐蚀力减弱。

（四）病例举例

案例 肖某某，男，20 岁。

初诊：1991 年 7 月 4 日。

病史：晨起床后发现颈、背部多处出现条索状、斑块状红斑，条索状长 2cm ~ 5cm 不等，斑块状约 5cm × 6cm，自用无极膏外涂，不效。7 月 5 日，颈、背部皮炎更为严重，表面出现密集的脓疱及糜烂渗液，就诊我科，即以蛇伤急救散调蜂蜜外涂并口服蛇伤解毒片，6 片，日服 3 次。就诊第 2 天，皮损处脓疱及糜烂渗液出现干燥，第 3 日结痂而愈，仅留下暂时性色素沉着。

二十四、外用浸洗法治疗脚癣 118 例临床体会

脚癣俗称“脚湿气”或叫“香港脚”，是脚趾缝、脚掌、脚弯、脚后跟及两侧之白肉际处的浅部霉菌感染，是外科临床上比较常见的皮肤病之一，发病率高，传染性强。现将采用外浸洗法来治疗本病 118 例经验介绍如下：

（一）辨证分型

1. 鳞屑角化型：此型足癣是最常见的。其临床特点：病变局部为成片的

脱屑区，边缘清楚，呈环状或半环状，日久皮肤粗厚，皮纹增宽加深。冬天裂开疼痛，并常两侧对称，且伴不同程度瘙痒。治之可外用“徐长卿醋泡剂”来浸泡患脚，能达到活血通络，燥湿杀虫之功效。

其处方及用法：徐长卿12g，荆芥、防风各6g，五加皮、地骨皮、明矾、皂角、露蜂房、大枫子仁各9g，红花6g。将上药杵碎切薄后。用米醋1000ml浸泡24小时后即可应用。治疗时将患足浸泡入药液内，每日1次，为使患者的皮肤适应药液的刺激，初次每日浸泡10～15分钟为宜，2～3天后逐渐延长至每日20至30分钟。每剂醋泡剂冬天可用5～7次，夏日可用3～4次，轻者浸泡1剂，重者浸泡2～3剂即愈。治疗87例均取得满意效果。

2. 趾间糜烂型：此型足癣常发生于多汗的患者。其临床特点，病变局部，特别是第三、四趾间，表皮浸渍发白、剥去表皮，露出潮红糜烂面，且伴剧烈疼痛，并有特殊臭味。常两侧对称，且易合并细菌感染。治之可外用“复方刘寄奴洗剂”来浸洗患脚。能收到活血通络，逐瘀止痛之功效。

其处方及用法：刘寄奴、艾叶、蒜秸（除去可食的蒜头，剩余的即为蒜秸）各120g，加水约2500ml，先浸泡30分钟后，再煎煮10分钟。过滤，取药液乘热浸洗患脚至洗剂变凉为止，每日1次，每剂药可用2次。轻者洗2剂，重者洗4～5剂即愈。治疗22例，在治疗过程中未见任何不良反应，均达到满意的疗效。

3. 水疱型：此型足癣常发生于夏季，其临床特点，病变局部表现为成群或分散的水疱，多发生于足弯及趾两侧白肉际处，亦常两侧对称，瘙痒较甚，常因处理不当，合并细菌感染。治之可外用“槿莲洗药”来洗泡患脚。能起到燥湿消炎，解毒止痒之功效。

其处方及用法：土槿皮、半枝莲、苦参、蛇床子、苍耳子、百部、川黄柏各30g，加水约2500ml，煎煮15～20分钟后，取出过滤去药渣，在药液中再加入研碎的枯矾和朴硝各15g溶匀后，趁热洗泡患脚，初时每日可早晚各洗1次，2～3日后可改每日1次，每剂药可洗泡2次，每6次为1疗程，水疱未破且无感染者，浸洗半疗程基本告愈，水疱合并细菌感染者，浸洗1～2疗程亦可基本告愈，治疗9例，均收到预期效果。

（二）讨论

癣总的发病机制是风热湿郁，侵袭皮肤，郁久风盛，则化为虫，瘙痒无休而成癣。足癣也不例外，只不过风、热、湿邪各有偏重，所以临床症状表现也随之所偏的实践情况将本病分为“鳞屑角化型”“趾间糜烂型”和“水疱型”三种类型。但三者之间不能截然分开，它们常常是相互关联和相互转化的三个不同阶段。

从118例治疗结果来看，鳞屑角化型采用徐长卿醋泡剂来外治，除个别病久皮肤粗厚而干裂的患者，在初次浸泡时，会出现轻微疼痛的副作用外，疗效是比较理想的，对于趾间糜烂型采用复方刘寄奴洗剂及水疱型采用槿莲洗药来外治，若有合并细菌感染，反复发作的，应适当内服抗感染的清热解毒利湿之剂，可方选萆薢渗湿汤、龙胆泻肝汤、五神汤等来内外结合治疗，效果尤佳，这样既可减轻患者痛苦又可缩短病程、对防止复发亦起釜底抽薪之作用。

附：内服汤方

渗湿汤：萆薢、薏米、黄柏、赤苓、丹皮、泽泻、滑石、通草，具有清利湿热之功能。

龙胆泻肝汤：龙胆草、栀子、黄芩、柴胡、生地、泽泻、当归、车前子、木通、甘草，具有泻肝胆湿热实火的功能。

五神汤：茯苓、金银花、牛膝、车前、紫花地丁，具有清热利湿的功能。

三十一、从中医外科的发展史看中医外科应该如何发展

中医外科学是中医学体系中的重要组成部分，是人类与疾病做斗争的重要科学武器。为了发掘、整理这门宝贵的科学遗产，并在新的历史条件下加以发展和提高，本文拟从研究中医外科发展史出发，分析它自然科学、社会科学之间的联系，揭示并利用它的发展规律，为社会主义现代化服务。

（一）中医外科发展简史

按照医学发展史的一般规律，中医外科的发展，大致经历以下阶段。

1. 萌芽阶段

在原始社会，人们生活相当简陋、穴居野处，“居禽兽之间，动作以避寒，阴居以避暑，内无眷慕之累，外无伸宦之形……邪不能深入也?”（《素问·移精变气论》）。因此身体抵抗力较强。处于地旷人稀，故罹患各种传染病、流行病的机会较少。然而人们为了求生存，使用极其简陋的生产工具如石块、木棒与禽兽进行殊死的搏斗，进行简单的生产劳动，总不免遭受侵袭伤害而致创伤，所以感染疮疡则颇为多见。

人们对于自身机体的伤害，必然要想法医治。比如清除肌肤刺入的异物，应用树叶、野草等来止血……由此，原始的“清创”、“止血”法自发地产生了。体表感染、局部红肿热痛，人们往往用淤泥外敷，以后又逐步发现应用草药外敷。进入了新石器时代，人们能够制造出较为精细的石器，并在生产过程中能够制作用于医疗的工具——砭石。《山海经》记载：“高氏之山，其上多玉，其下多箴石。”郭璞注：“可以为砭针，治痈肿者。”《素问·异法方宜论》记载：“其病皆为痈疡，其治宜砭石”。说明“砭石”是最原始的外科专用医疗“器械”。以后又有运用竹箴、骨针、贝壳等作为外科手术工具的情形。

原始的止血、清创、排脓、药物外敷等等是在人类长期的生产斗争中发展起来的，是最原始的、简单的“外科处理”，也是中医外科的萌芽时期。

2. 独立分科阶段

夏代前期，我国已能冶炼青铜，这就促使生产工具逐渐有了较大的改善，从而提高了征服自然的能力。同时对医学也起了很大的促进作用，金属的“九针”逐渐取代了砭石。随着社会分工的出现，民间从事医疗活动的人们，各有擅长，因此医学分科也必然出现。在《周礼·天官》中把当时的医生分为“疡医”“疾医”“食医”和“兽医”四大类，其中“疡医”即是外科医生，并说“疡医掌肿疡、溃疡、金疮、折疡之诸药，刮、杀之齐。”这就在学术方面规定了外科的范畴，即治疗体表感染溃烂、创伤及骨折等疾病。在治疗方法上，主要是外敷药、腐蚀药及手术的刮除等。

医学各科的具体分工，是在长期的医疗实践中随着社会分工而出现的，是社会发展的需要，它有力地推动医学按门类深入发展。

3. 基础理论发展阶段

春秋战国时期，是我国历史上一个重大变革时期。铁器的出现，大大地提高了生产力、经济、政治、文化都有了新的发展和成就，出现了“诸子蜂起，百家争鸣”的局面，朴素的辩证唯物论形成，医学便由感性认识发展到理性认识阶段。

以《黄帝内经》为代表的医学著作，是中医理论的高度概括。《内经》不仅论述了中医的整体观念、阴阳五行、脏腑经络、诊断、治则、养生、预防等的详细论述外，还为中医外科的发展奠定了理论基础。《灵枢·玉版》：“病之生时，有喜怒不测，饮食不节，阴气不足，阳气不余，荣气不行，乃发痈疽。”《素问·生气通天论》：“高梁之变，足生大丁……荣气不从，逆于肉理，乃生痈疽。”以上说明外科炎症的产生与人体其他组织的功能有关，某一部的病变和损害，都可影响整体。《灵枢·刺节真邪》：“虚邪之中人也，洒淅动形，起毫毛而发腠理，其入深……则为痈。”这说明外科感染途径。《灵枢·痈疽》：“荣卫稽留于经脉之中，则血泣而不行，不行则卫气从之而不通，壅遏而不得行，故热，大热不止，热胜则肉腐，肉腐则为脓”，这些论述对外科化脓性疾病的形成机制作了精辟的论述。

这些理论的确立，标志着中医外科此时已有相当的发展，已日趋成熟。

4. 外治法和外科手术的发展阶段

自秦至宋以前，由于封建王朝的不断更替，统治阶段的内部倾轧及农民起义连续不断，中国社会发展几经曲折，人类历史曾经经历过一些最腐败与黑暗的时期，从而影响了科学的发展。但是由于战祸连绵及人们生活贫困，创伤及外科痈疽病甚多，这又为外科的发展创造了实践的机会，为外科手术和外用药的发展开辟了广阔的“用武之地”。

据《后汉书》记载，华佗遇到“病发于内，针药不能及”者，“乃令先以酒服麻沸散，既醉无知觉，因刳破腹背，抽割积聚，若在肠胃，则断截浣洗，除去疾秽，既而缝合，敷以神膏，四、五日创愈，一月之间皆平复。”说明当时所进行的外科手术达到相当惊人的地步。此外，在《太平御览》123卷方术部，记有兔唇症矫形术，隋代巢元方在《诸病源候论·金创肠断候》中，对腹部外科手术操作，术后饮食及判断预后皆有详细记载。

关于“丹药”早在《周礼》中就有记载，是把石胆、丹砂、雄黄、矾石等五种药物经烧炼为外科的外用药。后来一些“方士”，为了迎合统治者的欲望试图炼出长生不老的内服仙丹灵药。到了唐代终于成了配制外科用药的手段，即提毒、祛腐、生肌等外用药。诸如外用膏药、敷药等在当时也都很盛行。再有，类似现代的泥疗、腊疗及应用火针引流等方法，也是在这一时期开始用于临床。

这一历史阶段，虽然中医外科治法有很大的发展，但由于战乱频繁，中医外科研究受到社会条件的限制，只是根据外科疾病的特点，运用外治方法为多，而中医外科的基础理论并无长足进步。

5. 外科理论重新发展阶段

北宋王安石实行变法，提倡革新，三大发明相继出现，一度经济繁荣、文化和科学受到重视，印刷术的革新，使医学书籍迅速传播、医学教育也有发展，中医事业欣欣向荣，由此中医外科也进入了新的发展阶段。

在官修的《太平圣惠方》中，首创治疗外科痈症的“内消”法和“托里”法，从实践和理论上阐述了外科的整体观有着极其重要的科学性。陈自明在《外科精要》中进一步强调和重视运用整体观念来治疗外科疾病，主张不单以手术、敷药为能事。这样认识疾病，就把中医外科从长期只着眼于体表认识疾病的片面性中摆脱出来，从而上升到科学的整体观的方法上来。宋以前治疗外科疾病，虽然也有一些内服方剂，但是极少。

元、明、清时期，中医外科已进入了一个全盛时期。外科人才辈出，学术专著梓行甚多，如齐德之《外科精义》从整体立论，认识疮疡的病因，在诊断与治疗上能够注意全身症状，并结合脉症，作为辨证论治的依据。汪机所著《外科理例》阐明外症多由于内因。此外，薛已之明理、王肯堂之广博，均著称于当时，然列症最详，论治最精，贡献最大，当首推陈实功之《疡医大全》。纵观医学史，此时期诚为外科学基础理论与临床实践全面发展之重要阶段。

6. 中医外科新的历史发展阶段

1840 年鸦片战争以后，中国沦为半殖民地半封建的国家。西医作为帝国主义文化侵略的一种手段在我国广为传播，但就医学本身来说，西洋医学的传入，对我国医学科学知识起到了补充新知的作用，抛开中西医之间的争论与倾轧，在一定程度上有利于发展民族医学，也曾有人试用西洋医学的生理、解剖知识去解释中医理论，走中西医汇通的道路，限于当时的历史条件，未能从根本上阐明中医学的理论体系。

新中国成立以来，中医学受到党中央的重视，受到毛主席和周总理等老一辈无产阶级革命家的重视与关怀，从而使中医事业有了很大的发展，取得了很大的成绩，五十多年来中医外科医师的政治地位和社会地位不断提高，科学研究与学术活动得到了充分保证，全国出现了以张赞臣、顾伯华、赵炳南、朱仁康等为代表的著名外科和皮肤科专家，逐渐从传统的外科中分化出中医皮肤科、中医肛肠外科、中医脉管炎科，在治疗血栓闭塞性脉管炎、硬皮病、红斑狼疮、银屑病、大面积烧伤、骨髓炎等现代医学尚无特殊疗法的疾病取得了较好的效果，受到群众的欢迎。可以说，中医外科得到了新的发展，正朝着现代化的目标前进。

（二）对中医外科发展历史的几点评价

中医外科起源于原始社会，人们对外科疾病的认识是由表及里，由浅而深，由外在现象到内部联系这样认识过程而决定的，在朴素的唯物主义思想指导下，加上受社会条件因素的影响，使外治法在中医外科的医疗实践中占有重要地位。中医外科的外治法是用药物的不同剂型施治于患处，并赖药物的性能使之直达病所而产生作用，从而达到治疗目的。这样给药途径及治疗外科疾病的方法，是我国外科学的一个显著特点。

运用中医基本理论创立起来的中医外科整体观的基本理论，较正确地揭示了中医人体的生态观、疾病观、辨证观和治疗观，这些基础理论的确立，并坚持在实践中具体运用，促进了中医外科的发展。

中医外科的起源、形成和发展与中国社会历史的发展息息相关。一方面，要在社会历史发展中发展和提高，另一方面，受社会发展的不利因素的制约和阻碍，因此它的发展，同样不能摆脱唯心论和形而上学的影响，不能摆脱唯心论和形而上学的影响，不能超脱社会的自然的诸因素的制约。它曾长期停留于对人体体表感染的局部认识，正如祁坤说："胡长乎，今之重于内者，精其内，而疮科或有所遗，长于外者，精其外，而方脉或有未谙。"宋朝以后的外科专著，虽层出不穷，书目繁多，但却大同小异"或博而寡要，或隐而未备，鹤长龟短，豕腹龙头。"张山雷也说："观夫市肆，通行外疡诸书，非不卷帙繁重，然欲求其精切合用，可以救危而起沉疴者，颇准其选"。说明这些著作学理论贫乏，缺乏创新。

应当指出，中医外科长期停滞于一般水平的另一重要原因是中国古代生产方式所决定的。"中国长期封建社会生产方法的广大基础，是由小规模农业和家庭手工业结合构成的。在这小规模的经济体内生产与再生产的过程，一般是在单纯的不变的基础上进行着"，表现在中医外科方面，就是私人开业。小规模医疗的个体经营，在师传上，各承家技。各守门户，始终顺旧，处于无组织、不交流、不协作状态，对此许半龙先生曾批评说："……私家有所发明，政府从未顾问，药铺争夸秘制，以博厚利，世医矜秘奇方，故靳其传。……非托名神仙，即为异人传授，数百年来，孰敢议其非者，此外科学之所以无进步也。"

随着现代医学理论传入，在中医外科的病名概念与西医外科比较接近，这就成了两者的汇通乃至"结合"，为吸取现代科学技术与医学理论来发展中医外科创造了有利条件。

（三）关于中国外科应如何发展

新中国成立以来，在党的中医政策指引下，中医外科取得了不少的成就，但是由于历史的原因，从整个科学发展的角度来看，与其他医学学科相比，中医外科的发展则是缓慢的，其主要表现是：中医外科学术理论大都停留在古代中医外科理论的基础上，未能认真挖掘整理，很多行之有效的疗法已濒于失传，也有一些中医工作者看不到外科的前途，不愿从事中医外科，致使全国各级医疗机构中的中医外科力量薄弱，后继乏人的现象较其他学科更为严重，根据中医外科发展的历史规律和中医外科现状，提出以下几点建议：

1. 各级医疗行政部门，应当充分利用社会主义制度的优越性，切实贯彻党的中医政策，重视发展中医外科，充分发挥老一辈中医外科医生的长处，动员和组织中医理论较强的老专家，对现有中青年医务人员进行培训，认真解决后继乏人的问题，要有计划地组织中医外科的学术交流活动，开展中医外科的科研工作。

2. 要认真整理中医外科基础理论，从中医外科丰富的临床实践中总结经验，并将其上升到理论的高度，做好整理发掘，促使中医外科向前发展。国家政策指出："根据宪法发展现代医药和传统医药的规定，要把中医和西医摆在同等重要地位。一方面，中医药是我国医疗卫生事业所独具的特点和优势，中医不能丢，必须保存和发展；另一方面中医必须积极利用先进的科学技术和现代化手段，促进中医药事业的发展。要坚持中西结合的方针，中医、西医互相配合，取长补短，努力发挥各自的优势。"我们要发展中医外科学，必须按照党中央的指示，运用现代科学技术整理研究中医外科学理论，突出中医理、法，保持中医特色，充实现代医学理论，使之为中医外科服务，创造出新的中医外科学基础理论，促进中医外科事业的发展。

3. 要重视在中医基础理论的指导下，加强对外科外用药的研究。人是有机的整体，从有诸内而必形诸外的关系，从现代药理的角度，研究各种外用药经皮肤吸收、排泄的作用及其原理，更好地利用外用给药这条途径治疗人体疾病，而且不仅仅限于治疗外科疾病，还可以广泛运用于治疗内科及其他疾病，深入挖掘外用药毒副作用低、见效快的优势，发挥其应有的作用。

4. 中医外科不仅能治疗各种常见病，对于一些罕见病、疑难病也有较好的疗效。在治疗皮肤中，也同样深受广大患者的赞誉。为了人类的文明和幸福，我们除了要深入研究危重及常见皮肤病外，还要研究美容、研究抗衰老及防皱等，以适应新生活的需要。

总之，中医外科是有许多重要特点的学科，在几千年的社会发展当中，它为人类的健康做出了重大贡献。历史发展到今天，我们肩负实现"中国梦"的重任，中医外科应当有一个较大的发展，我们要以辩证唯物主义和历史唯物主义为武器，按照中医外科发展的固有规律，去创造和发展新的中医外科学。

第七章　年　谱

1938 年 6 月 10 日，出生于福建省东门横屿乡西边村。

1945 年 9 月至 1951 年 6 月，就读于福州市鼓楼区河西路河西小学，新中国成立后该校改为福州师范学校附属小学（小学部学习）。

1951 年 9 月至 1954 年 6 月，就读于福州市格致中学，两年后改为福州第五中学（初中部学习）。

1954 年 6 月至 1956 年 6 月，被祖父肖治安叫回家里，跟他学祖传中医外科，并报福州市卫生局相关部门备案，成为祖父正式学徒。跟师学习中医外科临床治疗。两年后基本掌握了中医外科常见病多发病辨治，立法用药，经市卫生局相关部门出师考试合格，评为医士。

1956 年 9 月至 1959 年 6 月，在福州第十中学（高中部学习）。

1959 年 7 月至 1960 年 6 月，在福州东门医院父亲肖拯处继续接受父亲指导下中医外科诊疗工作。

1960 年 9 月至 1966 年 6 月，在福建中医学院本科三班接受完整的六年大学课程学习。

1966 年 6 月至 1968 年 7 月，在福建省人民医院中医外科，定为医师。

1968 年 8 月至 1977 年 3 月，在福建省宁德地区寿宁县犀溪卫生院当全科医生。

1977 年 4 月至 1979 年 8 月，在福建医科大学中医系中医外科教研组任大学教师，兼附属医院中医外科医师。

1979 年 9 月，福建中医学院复办，从福建医科大学分出后，调到福建中医学院中医外科教研组任大学教师，在福建省人民医院参加中医外科创建并临床诊治病人的工作。

1980 年 8 月，被福建省教委中级教师职称评审委员会考核评定，晋升为福建中医学院中医外科讲师（中级教师职称）。

1982 年 4 月，在福建中医学院经院党委审批，加入中国共产党。

1983 年 3 月，被福建中医学院选派参加高等教育部在南京召开的高等中医学院教学教材第三版中医外科审定稿工作会，任编审委。

1985年4月，福建中医药学会中医外伤科专业委员会成立时为参加创建人之一，并任第一届秘书工作。

1985年5月，被中共福建中医学院党委会任命为骨针推拿系教工党支部书记。

1985年9月，国家颁布教师节后，被福建中医学院首批评定为优秀教师。

1986年6月，中国中医药学会中医外科学会在我省漳浦召开成立暨学术交流会时，成为我省代表，参加会议。

1986年9月，再次被福建中医学院评选为优秀教师。

1988年5月，福建中医药学会换届时被选为理事，同年7月中医外科与伤科分开，成立中医外科专业委员会。第二届换届后，当选副主任委员，随后多届续任本职。

1989年8月，被中共福建中医学院党委评为优秀中共党员。

1990年4月，福建中医学院党政联席会议后，派出筹建福建中医学院附属第二人民医院（即福建省第二人民医院）工作。

1990年5月，被福建中医学院任命为福建中医学院附属第二人民医院首任法人代表，主持医院日常院务工作的常务副院长。

1990年12月，当选为福州市鼓楼区第十一届人大代表。

1991年3月，选为福建省卫生院管辖的福建省中医院管理研讨委员会第一届副主任委员。

1991年5月，选为福州市中医药学会理事，中医外科组负责人。

1991年6月，任外科学（供高等医学院校中西医结合临床专业专用）编委。

1991年10月，经福建省卫生技术高级职称评审委员会考核评审晋升为中医外科副主任医师。

1994年3月，再次被福建省卫生厅管辖的福建省中医院管理研讨委员会选为第二届副主任委员。

1994年4月，为福州近代中医流派经验荟萃书编委。

1994年5月，兼任福建中医药杂志副主编。

1994年5月，被福建中医学院任命为中医师中级职称评定委员会副主任委员。

1994年6月，被选为福建省公费医疗药品专业评审组成员。

1995年6月，被福建省卫生厅选为福建省师带徒老师评审委员会成员。

1995年6月，同时被福建省卫生厅选为福建执业医师考试中医专业委员。

1995年8月，被福建省卫生厅评为学习白求恩省属卫生单位1994年“十佳”先进工作者。

1995年9月，参加卫生部组织中药新药皮肤科、眼科、耳鼻咽喉科临床研究指导原则第三辑编审定稿在四川成都的工作会，任编审委。

1995年11月，被福州市鼓楼区人大常委会评为第十一届优秀人大代表。

1995年12月，再次被福州市鼓楼区民众推选上福州市鼓楼区第十二届人大代表。

1996年3月，被福建省教委任命为福建省高等院校卫生系统中级职称评审委员会主任委员。

1996年6月，从医院法人代表主持日常院务工作常务副院长，退为分管部门的副院长。

1997年8月，参加全国中医外科学会，在辽宁沈阳年会暨学术交流会和换届会选为委员。

1998年4月，经福建省卫生技术人员高级职务评审委员会考核评审，晋升为中医外科主任医师。

1998年5月，被福建省卫生厅选为福建省中医高级职称评审委员会成员。

1998年7月，参加在新疆乌鲁木齐召开的全国名中医、名老中医学术交流会大会，宣读福建省近代四大名老中医肖治安医学学术思想和临床经验，发言结束后得到全国各地代表的好评。

1998年8月，被福建中医学院聘为学院中医外科教授。

1999年11月，再次被福州市鼓楼区人大常委会评为第十二届优秀人大代表。

2000年1月，正式圆满结束医院副院长职务，回到中医外科医疗，科研及带教工作。

2000年3月，被马来西亚首都中医学院聘为客座教授，并到马来西亚首都中医学院讲授中医课程、专题讲座，并在吉隆坡、怡保两地医院当全科医师，为两地民众诊疗各类中医病一年，深得好评。

2001年3月，从马来西亚返国后，除了参加医院名医园专家门诊外，还到福建中医药大学讲授中医外科皮肤科乳房疾病等章节部分课程或专题讲座，参加福建省卫生厅组织的继续再教育中医外科皮肤科专题及科研审核与成果评审工作会，任评委。

2003年4月，正式退休，被医院返聘在名医园专家门诊上班，接受临床带教工作。指导师承班学生两批六个人师承带徒工作和院外全科医师到医院科室轮转实习工作及其他相关人员的临床实习、见习工作，承担福建中医药大学转来外省中医外科、皮肤科硕士、博士研究生毕业论文评审工作。

2006年2月，被福建省政府相关部门主办的海峡摄影时报杂志选评为八闽之子，作为杂志封面人物向海外发行。

2006年3月27日，为专程从北京来福州巡视工作的前国家领导人朱镕基总理诊治皮肤顽疾，经过内服外涂搽诊治后，取得圆满疗效。

2009年6月，被福建中医药大学评选为首届名老中医。

2011年9月22日，受当时福建省委书记孙春兰委派，到北京为习近平主席（当时任副主席）母亲齐心87岁老人家诊治皮肤病后遗顽疾病，取得好效果。

2011年11月，受聘为福建省中医药学会皮肤科分会顾问。

2012年4月，被国家中医药管理局评定为全国名老中医，并聘为国家级第五批中医药学术专家继承人指导老师。

2012年9月，担任国家级中医药学术专家继承人林晶、肖明辉指导老师。

2013年9月，获国家中医药管理局批准，建设全国名老中医专家传承工作室。

2013年11月，被福建省卫生厅及福建省公务员局联合评定为福建省名中医。

2015年3月，被国家民族医药学会皮肤科分会顾问委员会，聘为顾问。

附录　肖氏外科传人论文选录

试谈中医对背部疮疡的辨证论治

中医学对于背部疮疡有详细记载，但本文篇幅所限只能重点提一下。“发背”一名最早见于晋《刘涓子鬼遗方》，如该书云：“发背有五：一曰阳毒，二曰阴毒，三曰服金石烧炼药毒，四曰酒食毒，五曰冒山风瘴气毒”。宋·窦汉卿《疮疡全书》及元·朱丹溪《丹溪心法》均有记载，如《疮疡全书·太师指明发背篇》云：“发背之生，积毒脏腑，正气盛，淹留停缓，血气盛，朝轻夕重，如发弓矢，外小内大，内托则生，败毒则毙，治法以参芪为主，……凡痈发于背，广一尺，深可一寸，虽溃至骨，不穿膜不死”。明·薛己《外科精要》、王肯堂《证治准绳》、陈实功《外科正宗》、申斗垣《外科启玄》、清·顾世登《疡医大全》、郭五皋《峯外科真全》及《医宗金鉴·外科心法要诀》等都有《背部疮疡》记载。总之，从历代的文献看，中医学对背部疮疡的诊治都有详尽的论述，这许多论述是历代医家总结了广大劳动人民与疾病做斗争的丰富经验，因而使背部疮疡的病因、诊疗方法等至今仍有指导实践的现实意义，成为中医学宝贵遗产的一个重要组成部分。

（一）病因病理

背部疮疡的发病原因与其他疾病的发病原因基本上是一致的，可分为内因、外因、不内外因。三因均可使气血凝滞，经络阻隔而发生背部疮疡。由于内因、外因、不内外因，使气血凝滞，经络阻隔，因而使局部最初出现潮红、高肿、灼热、焮痛，逐渐成脓，破溃流黄稠脓，溃后赤肿热痛均减而至消失，严重者可伤筋骨，甚至引起死亡，此乃为一般阳证疮疡的病理变化；如为阴证疮疡，则初起有漫肿无头，皮色发黯，轻微痛或无痛，逐渐成脓，破溃流清稀脓，严重者可伤筋骨，甚至死亡。

（二）症状诊断

背部疮疡的主要症状可分为下面三类：

阳证：初起皮色潮红，疮形高肿，大小不定，根盘紧束，灼热焮痛，逐渐成脓，恶寒发热，口渴，大便秘，小便赤，脉洪数有力，来势暴急，未成易消，既成易溃，溃后脓水稠粘，容易收敛。

阴证：初起色黯不红，疮形漫肿平塌，根脚散漫，软硬不定，少热，少焮，微痛或不痛，恶寒、喜热，二便正常，脉洪数无力或微细无力，来势缓慢，未成难消，既成难溃，溃后脓水清稀，不易收口。

半阴半阳证：介于阴阳之间，色不甚红，漫肿不高，微痛不甚，微焮不热，微热微寒，口渴喜饮，大便多溏，小便数，脉数无力。

根据上述脉症，运用四诊、八纲，加上局部检查的论证方法，是完全可作出确切的诊断，由于篇幅所限，其详细的辨证方法从略。

（三）治疗

中医对于背部疮疡的治疗是从整体观点出发，根据辨证论治的精神去处理，常用的治法有一般疗法、内治法及外治法三大类。由于背部疮疡分为阳证、阴证、半阴半阳证三大类，故治法也各类。

1. 阳证：原则上未溃以消散、清热、解毒为主，已溃以补托、祛腐、排脓、生肌、解毒为主。

一般疗法：多饮水，多吃易消化而富有营养的食品，适当减轻劳动，最好能卧床休息，忌辛辣肥腻，膏粱厚味、醇酒等食品，忌房事，戒怒气。

内治法：分未溃与已溃两个阶段。

（1）未溃：初起宜仙方活命饮、加味托里排脓散、急消汤、银花解毒汤、醒消丸、犀黄丸、金银花汤等；如有表证发热、恶寒、无汗者，宜荆防败毒散、银翘散等，如有发热、恶寒、大便燥结者，宜内疏黄连汤、凉膈散、三黄泻心汤等；如表里症兼有的，宜神授卫生汤；如肿处按之半软半硬，脓尚未熟，宜金银花散；若脓将成而根盘散漫不收的，是气血两虚，宜托里营养汤、八珍汤等；如脓已成不穿破者，宜透脓散；假使毒气内攻、呕吐、恶心、烦躁口渴的，宜琥珀蜡矾丸、护心散等。

（2）已溃：如腐肉未脱净，脓液未清时，仍服加味托里排脓散；如腐肉已脱净而脓液少时，改服加味托里消毒饮；如脓出反痛，出现各种虚象者，则宜服内补黄芪汤；若仅气虚作痛，宜四君子汤加归芪；血虚作痛宜四物汤加参芪；肾虚作痛，则用六味地黄汤；如脉虚数，患处焮痛，营分有热的，则宜滋阴，四物汤加地骨皮、银花；如脓水清稀，或新肉不生，或久不收口，属于气血两亏的，宜十全大补汤、八珍汤等；如脾虚气滞的宜异功散；脾虚寒滞的，宜理中汤；气虚有痰者，宜六君子汤；胃虚痰饮呕吐者，宜香砂六君子汤。

以上列举之方药，仅是一般性，临证中仍应根据辨证论治的精神去加减应用。

外治法：分未溃与已溃两个阶段。

（1）未溃：初起脓未成者，可以用掺药，如阳毒内消散，阳消散等；再外敷药膏，如消疮膏、洪宝膏、敷疮膏、玉露膏、清凉膏等；如漫肿无根没有显著硬块的，就必须采用围药，如意金黄散、马氏青敷散等；如发背已成，瘀血不腐，不作脓者，可敷化腐紫云膏等；如脓已成而未溃，可用替针丸、透脓散等外敷，或施行切开排脓。

（2）已溃：①先用猪蹄汤、黄连素水等清洗溃口；②脓稠而多并有腐肉者，可用掺药，如红升丹、白降丹、九一丹、九黄丹、化腐生肌散、生肌定痛散、排脓散、三仙丹、黄灵药等；再外敷膏药，如消疮膏、黄连膏、巴膏、红升膏、四黄膏、金黄膏等；③脓不易出，可用药筒拔出，以吸取脓血，但对溃烂过重之溃疡则忌吸拔；④脓少而腐肉已净，溃口未敛者，可用掺药，如腐尽生肌散、月白珍珠散、血余末等；再外敷膏药，如生肌玉红膏、生肌黄药膏、生肉膏等。

2. 阴证：原则上未溃以温经、通络、消散为主，溃后以补托、祛腐、排脓、生肌为主。

一般疗法：可参考阴证疮疡处理。

内治法：分未溃已溃两个阶段。

（1）未溃：阳虚者可服阳和汤、小金丹等；如症状好转，腐不成脓者，可服参芪内托散；如脓势已成，气虚体弱，不能化脓者，宜服托里透脓汤等。

（2）已溃：气血两亏者，宜服人参养荣汤、十全大补汤等；如自汗、肢厥者，宜四逆汤。如果为了防止毒气内掐，可服琥珀蜡矾丸；如脉细体倦怠，溃口流血，根脚平散软陷无脓者，可服回阳三建汤，也可防止内陷；如毒气内攻，口干，烦躁，呕吐，则可服护心散等；其余则随证加减处理之。

外治法：分未溃和已溃两个阶段。

（1）未溃：先用掺药，如阴毒内消散、桂麝散、阴消散等：再外敷围药，如回阳玉龙膏、朱氏温煦丹等；此外也可选用隔蒜灸、豆豉饼灸、神灯照、桑木灸法等方法治疗。

（2）已溃：①洗方：可参考阳证疮疡处理；②脓多而稀、腐肉未脱者，可用掺药，如红升丹、白降丹、九黄丹、化管药条等；再外敷膏药，如回阳玉龙膏、冲和膏等；③脓少而腐肉已净，溃口未饮者，可用掺药，如月白珍珠散、腐尽生肌散、血余末、干姜生肌散等；再外敷膏药，如生肌玉红膏、生肉膏等；④可选用附子灸饼进行治疗。

3. 半阴半阳证：原则上，未溃以消散，驱风、行气、活血为主，溃后则以补托、祛腐、排脓、生肌为主。

一般疗法：可参考阳证疮疡处理。

内治怯：可服冲和汤等，其余则随证施治。

外治法：可敷冲和膏等。

（四）预后

阳证较好，阴证则较差；无论阴证或阳证，如果合并有神昏、烦躁、鼻煽、心悸不宁、呕吐呃逆、面黑、厥逆，或疮形下陷、色紫暗黑、时流污水、血水、则属恶证逆证，如未得到及时治疗则预后不良。

（五）典型病例

案例 患者某某，男性，门诊号：133132。

初诊：1958年9月16日。

诊断：左下阳性背疽。

病史：12天前开始有左背下方红肿焮痛，恶寒，发热，全身不适，发病后曾赴某医师处治疗，数天后热退，生疮处有脓排出，但仍有肿痛全身不适，故前来我院要求诊治。

检查：脉数有力，舌尖赤，苔黄稍厚，左背下方潮红肿大，范围是9cm×8cm，表面有脓头数个，中央溃破并有腐肉存在，溃口排出黄稠脓液，四周仍较硬，有明显压痛，且有灼热感。

治疗经过：最初10天内脓黄稠腐肉未脱净时，则内服当归、银花、野菊花、蒲公英、甘草、赤芍等药，外用掺脓散或三仙丹、红升丹，敷消疮膏（蜜调）等进行治疗。

10天后脓少腐肉已净时，则服当归、北芪、党参、白芷、白术、银花、甘草等，外用掺血余末或腐尽生肌散，敷生肌玉红膏等，进行治疗。

在病程中合并腹泻数次，则在上药基础上加了广木香、川黄连、白芍进行治疗；合并感冒二次，则改服银翘或桑菊饮加减，进行治疗。治疗26天后，获得痊愈。

（六）体会

1. 中医学对背部疮疡诊治经验值得挖掘研究

中医学对于背部疮疡的有关问题是有详细的论述，其治法是切实可行的，不但在过去，就是目前仍然在临床上应用着这些方法去治疗病人。新中国成立以来，在共产党的正确领导下，贯彻执行了党的中医政策，使中医学更加发扬光大，对背部疮疡治法也同样得到重视与推广应用。文中所提到的一些治疗方法，如外敷消疮膏、生肌玉红膏、内服加味托里排脓散、加味托里消毒饮等，经过个人在临症实践应用，证明其有一定的实用价值，值得进一步去研究应用。

2. 背部疮疡的名称及分类问题

背部疮疡有发背、搭手、对心发、对脐发、肾俞发、莲子发、蜂巢发、串疽、阴阳二气疽、酒毒发、连珠发、丹毒发、禽疽、痈发背、疽发背、流注、石疽、疽、血疽、黄瓜痈等名称与分类。在历代医家中有主痈、黄瓜痈等名称与分类；在历代医家中有的主张阳为痈、阴为疽，有的主张发背是背疽之总称，搭手、对心、对脐、肾俞等是背疽之别名；有的主张分为阳证、阴证、半阴半阳证；有的将发背、搭手、连子发、蜂巢发、串疽、阴阳二气疽、酒毒发、连珠发、丹毒发、禽疽等统名为背疽；有的人认为疽有二种证候，一种是具有阳证症候的如脑疽、背疽等，一种是具有阴证症候的如附骨疽、穿裸疽等；此外尚有痈、疔、流注等之区分。

总的看来，好像很复杂，初学者尤其容易搞乱，以前我也有同样感觉，但经深入学习之后，使我有了新的看法，认为阳为痈、阴为疽的看法是不够全面的。因为疽症并非单指阴疽，如发背、背疽就不等于是阴性背疽，从古人的治验中就可以证实。如《证治准绳》云：“发背……活命饮加羌活、紫金丹、胜金丹、夺命丹等”，由此可以说明这是阳性背疽病例，因此才可应用消散、清热、解毒的活命饮，这一点在《外科真诠》中有明确记载，如《疡科选粹》云：“三发……宜速治，活命饮加羌活等”，同样说明了三发是包括了阳性背疽而并非单指阴性背疽；这些均可以证实阳为痈、阴的看法是不够全面的。

此外有人认为发背是发痈的总称，发背、搭手等统称为背痈，我认为也是不够全部的，背部疮疡的分类不应以阴为疽做标准，而可以划分为阳证、阴证，或阳毒、阴毒两大类；也不须采用发背、搭手、蜂巢、莲子、酒毒、连珠、丹毒、阴阳二气疽等名称，而只要凡是具有阳证的脉症者则列入阳证范畴。至于在阳证阴证两大范畴下，再根据疾病的特殊性而进行必要的划分也是应该的。如阳证范畴中的背痈、背疽、疔疮等；如阴证范畴中的流注、附骨疽、石疽、疽、血疽、石疽等名称，仍然有采用的必要。

总之，我认为这样的分类及名称是最简便、最实际的，临床上如能明确的划分阴证阳证，则治疗中基本上就不致发生错误。这种分类方法用来教学，更易使学生容易领会，因此说这种分类及名称是有现实的实践意义。

3. 诊断问题

对背部疮疡的诊，断除了根据四诊八纲去进行之外，还应重视局部病变的按诊、摸诊或触诊，因为借此可以了解局部病变的深浅、有无压痛有无应指或波动，软硬度怎样，有无肿块存在，移动性怎样等。总之，这样对疮疡的诊断上是起了不小的协助作用。此外，借穿刺来帮助确诊脓肿是否形成，脓的性质怎样，有时也可以采用。

4. 治疗问题

中医对于背部疮疡的治疗，是从整体观点出发，根据辨证论治的精神去处理，不但要注意内治法，而且更须重视外治法，许多现实的例子均可证实。我在临证中对于背部疮疡，就是根据上面的原则去处理。从实践中，使我进一步体会到辨证论治的重要性。

首先确定属于阳证、实证、热证、表证，或是阴证、虚证、寒证、里证，总的纲领就是阳证或阴证。同时还要结合季节、地理环境等去选择适宜的治法。背部疮疡的病程可分未溃与已溃两个主要阶段，因而在治疗原则上也就大不相同，如未溃时宜以消散、清热、解毒为主，已溃则以补托、祛腐、排脓、解毒、生肌为主。这一切均就明了辨证论治的重要性，同时说明了中医对背部疮疡的治疗是从整体观点出发的。

5. 临证中的几个问题。

（1）内外用药的作用问题。从实践中证实，内外用药对背部阴阳证疮疡未溃时是起了消散、清热、解毒等作用。有两个病例由于采用了内服药与外敷药治疗，其结果于 11 天获得治愈；内外用药对背部阴证疮疡已溃起了补托、祛腐、排脓、解毒、生肌等作用，有 5 个病例由于采取了内外用药治疗，其结果是平均在 29. 71 天均获治愈；由此可以说明内服药于外敷药的配合应用，对于背部疮疡的治疗上是起了一定的作用。

特别是有一个病例，年已 85 岁，发病 25 天后才来就诊，病变范围很大，抵抗力差，又合并水肿，如果未能获得内外用药治疗，其后果是很难想象的，但由于临证中采取了内外用药进行治疗，结果于 48 天获得治愈。由此更加实我体会到内服药于外敷药同时使用的重要性。

（2）手术切开问题。古人是重视手术切开的，文献中有不少记载，如华佗能剖头、理脑、洗胃浣肠，并发明麻醉药—麻沸散药方。其后于《鬼遗方》《外科启玄》《外科精义》等文献里均有清楚的描述；由此可以说明个别医家对背部疮疡的手术切开问题是有深刻的研究，这是值得我们骄傲的。近代中医在临证中更是重视手术切开的，如我诊治的病人中有 1 例就是脓已成，波动显著，因而施行手术切开，再加上内服药与外敷药治愈的。中医虽是重视手术切开，但并不是轻易地去施行的，我在跟随老中医学习的过程中就有深刻的体会。

（3）手术切开与内外用药的配合问题。从临证中证明手术切开后，加上内外用药，确能获得更好的效果。但也曾遇一个病例在某医院施行了手术切开，术后没有采取内外用药治疗，到第 7 天局部病变反而加剧，因而前来我院治疗，予以内外用药治疗后，于 25 天达到痊愈。总之，手术切开后再加上内外用药配合治疗，是可以大大缩短疗程的。

（4）背部疮疡的诊疗原则与身体其他部分所发生的疮疡的诊疗原则基本上是一致的，因此说本文虽只分析了背部疮疡的有关问题，但实质上就是同时分析了全身各处所发生的疮疡有关问题，文中所提到的一些诊疗原则同样可以用来处理其他部位的疮疡。

（5）事实证明中医不但能治愈内科病，同样能治愈外科病，有不少病例更可避免手术切开，减轻患者痛苦，并能缩短疗程。

注：肖老父亲肖拯生前是原福建省卫生厅评选的省名老中医。本文是他在福州市立第一医院中医外科担任科主任，接受福建省中医学院委派代表学院中医外科教研组参加高等教育部组织的中医学院高等教学教材中医外科第一版在北京召开的编审定稿工作会前撰写的论文，今特追忆。

疡医临证随笔

（一）“疖子”简易治法

“疖子”是夏秋间季节性疾病，好发于小孩及产妇，大都生在头面，部分延及前胸，多因内积暑热，外受污染，将脓毒带入皮肤所致。《素问·生气通天论》："劳汗当风，寒薄为皶，郁乃痤"，王冰注：痤，谓色赤愤，内蕴血脓，形小而大如酸枣，或如按豆，此皆阳气内郁所为。"痤"即是近代通称的"疖子"，古人早知道它由劳汗当风热身兼郁而成，与近代所说病理相同。但因范围浅小，易懂易愈，如脓水揩抹不净，在皮肤上互相感染，可生得满头满面，名曰疖串，处理较烦。如因痱子染毒，起白头红晕的疹状小节，则名疖。疖与疖串，可此起彼落，拖延很长时期。而头皮下节，则因皮厚脓郁，日久可转成鳝拱头。疖串开不胜快，挑不胜挑，手术虽小，个个相同，小孩怕痛，父母惋惜，最好避免开刀。我院采取简易治法，宗如意金黄散之意，以黄柏解毒燥湿，石膏清凉消炎，合成"石黄散"。配制方法：计石膏三成，黄柏一成，同研和，用水调敷，不论已溃之节，经涂搓后，明日干揩，已熟之节皮最薄，早已粘牢在回原硬固的药膏上，可全部带开，其余变性而尚未化脓之节，则可因石黄清凉解毒之性而消散，已溃之节，则可生肌收口。鳝拱头亦可同法施治，按创口内部方面，插入红升药线数支，将坏死组织全部吊净，则收口更速。

（二）发汗温经治"扭伤""寒湿痹"

汗法可分三种作用：一是以发汗驱逐外感之邪，如麻黄汤，杏苏饮之类；二是借发汗达到消散目的，如仙方活命饮是重要解毒药，而必须热服取汗之类；三是利用发汗温经，疏通营卫，以治扭伤和寒湿痹痛。

凡扭伤腰部，病者难以俯仰，通常治以活络丹、太乙膏、针灸理疗等法，疗程最短须10日以上，重者甚至超过20天，我院曾试用发汗温经法，1剂立刻见效，3剂即可复原，在敷药同时，接着吃烫开水二碗，加盖一条棉被，促使汗透。方为：

净麻黄4.5g	桂枝6g	制附子6g	苏叶12g
防风6g	羌独活各6g	干姜30g~60g	木瓜9g
槟榔24g	续断9g	熟地30g	甘草9g。

本方辛散力，全在干姜分量奇重，与苏叶羌防相济为美，而以熟地甘草缓和之，汗透之后，经络自然舒畅，腰痛亦得缓解，又以之势治寒湿类之痛痹、着痹，亦达相当效果。

（三）"脱疽"的治疗法

"脱疽"为西医所称"栓塞性脉管炎"，其病因不一，症状多端，有因年老体弱，气血俱衰，不能行于四末而致者；有因用脑过度，气血上升，上实下虚，而生剧变者；有因急救静脉输血，造成瘀塞，或因动脉因输血搏击，发生痉挛变细，而形成脱疽者；有因脱疽本身之毒，或脱疽创面重感脓毒，中入营分，引起寒战高热，口渴神昏，而为毒陷者。

按急则治标方针，毒陷可用三黄银翘、安宫、紫雪，以开其迷，以退其热。输血造成者，患肢可立时脉绝色变，一天后即形萎枯，而弥散性极大极速，但原发之急救病未除，不敢顾此失彼，待原发病脱险后，按照经文“索然凋枯，急斩之，不则死矣”之例，以截肢为止。用脑过度，清阳上升，下肢不周而成者，只发趾足，此是血为气夺，当用四甲回阳，复脉益阴，以四妙勇安汤加参、附桂、姜术、熟地之类，但当归、玄参、甘草、银花均须在三两以上，剂量既大，煎煮宜久，大锅浓收，益气行血，药力才能发挥其相当作用。最近有一朱某同志病案，起始因久受寒湿，二足趾左四右三，黑气弥散，已上足背，腐臭流水，剧痛难行，自起病日起，右手脉搏即无，入院后，经中西医会诊，势将二足俱截。患者方中壮之年，不甘残废，当局首长亲入病房，切脉视足，召集中西医研商，决定用中药治疗，批准四妙汤15剂，6剂后，脉起色转，10剂后，腐退起床。15剂后，因当归缺货，以过山龙、鸡血各30g，红黑枣各10个代之，再服5剂出院，迄今已近半年，走路工作，一切如常，共敷药30余剂而愈。

从临床观察中，凡患脱疽者，由于累受寒湿而形成者，其脉可迟至每分钟至四十左右，敷药后转数则吉，因此药味重在温阳。老年气血俱衰之脱疽，切到脉沉而弦迟者，必须防有无高血压症，对高血压有禁忌之药，就该慎用。用脑过度之脉较数，但并无热度，毒陷之脉亦数，重者可以厥伏，用药神清后，脉可再起。

据此，则脱疽虽是外症，对切脉很有出入，脉起脉转，并为佳兆，这是辨证的重要依据。

（四）“肠痈”可兼外敷

肠痈往往可左右腹部摸到一个结块，这是由于阑尾周围组织染毒变形所致，西医名之曰阑尾脓肿，过去用中医内服药处理，虽能达消散目的，但总须7天以上。今春，本院在继续开展红升消散功能的研究下，试以纯红升丹和凡士林调膏，涂盖患部，配合内服药，两三天就把这结块消散了，连试数例，效果相同。敷药的理由很简单，红升的解毒作用极强，更有微腐蚀作用，阑尾脓肿生在腹中，腹部的皮肤是健康的，今就借红升的腐蚀作用，局部的毒既因药力而解散，这结块自然消失了。

（五）脱发碾、洗、搓、服四种治法

脱发每起因于气血两亏，或用脑过度，有均匀的脱落和成块的脱落，许多年轻学生，因功课紧张，也能在一夜间突然斑秃，俗呼为鬼剃头。中医治此等病，每以内服药为主，出发是根据“发为血之余，发得血而始华，肾其华在发”等，而重用补肾补血之剂，此和西医的用补血补内分泌药之理由大致相同。我院治疗脱发，则在内服药之外，再采取了碾、洗、搓三种方法，对久治不愈满头萧疏之脱发，得到极满意的效果。

1. 碾：患者每七天轧或剃一次头，因此，女同志治脱发，须择秋冬戴帽子之时，其理由每七天给头皮一次物理性的刺激，但气血适应此刺激而集中局部时，头皮就可得到较多的营养，毛孔因为头皮得营养而重新变小，毛根因为得营养而新生变粗，头发就因此停止再脱，所以天天刮胡子，胡子可以愈刮愈粗，婴儿发稀，久剃自然变浓，也就是这个道理。

2. 洗：患者每日1次或早晚各1次用烫水洗头，隔两三天，再以白芷、硫黄各半研粉擦洗1次，然后以清水洗涤，使头皮每天有一、二次中度刺激，以促进局部的气血通畅，在洗头水内，可以看出脱发的增多或减少。

3. 搓：洗头后或每日早中晚3次搓脱发水，脱发水的药味，大辣大苦，借以解油腻，促新生，防感染，药物如下：

斑蝥10.5g　干红大椒60g　土槿皮120g　常山120g
木鳖子21g　牙皂21g　上黄连21g　明矾4.5g
芒硝30g　雄黄6g　毛姜45g

研粗末，浸火酒2500ml，7天以上，滤净后，加入樟脑粉30g，再加入茶籽油150ml搅和，外搓。搓后起小红疹者，须薄搓；搓后不觉刺痛者，5分钟后再搓一遍。

4. 服：如怕上述膏丸等配合麻烦，则可服成方归脾丸、参茸丸、二至丸等。

附注：油秃、早秃，毛根已萎死，不在其内。

（六）“提药”和“吊药”的作用

中医外科由于拔毒，常用提药和吊药，因为脓毒在深层或者曲折之处，难以切除或不须切除时，就用提吊药插入后即能起到排脓提毒促进新生的功效。因为疮疡不外毒气脓肿。气和毒，肿和脓，是先后的问题，毒气是毒的分子，小得和气一样，不能用肉眼看出，肿是患部的健康组织给以上的毒气侵袭发生漫肿，此时，正邪混杂而尚未化脓，但已变性。到成脓以后，组织变性更甚，毒气占了上风，使组织坏死，依皮肉质地的不同，而为脓为腐，此时非把它吊除不可。

凡疡症病例可分三种组织，一是局限外的健康组织，二是接近健康组织的变性组织，三是已化腐成脓的坏死组织，中医外科对肿疡则用敷药，大都是清凉解毒的油膏，敷在已变性而未溃的表面，有预防健康组织继续变性，及阻止变性组织毒气再向周围扩散的功能。至于脓疡则以提吊药为主，其性质能将已成脓及已坏死的组织，吊离变性组织，这类药物，大都利用汞剂。

汞剂副作用最小的是陈红升，而中医用提吊药的规则，须依病变组织的轻重，而层次更换药物，如坏死组织已吊得差不多，就该上提多吊少的拔毒丹，如坏死组织已完全吊净，就该上于毒拔毒无毒长肉之两宜丹。拔毒丹及两宜丹均为汞剂之复方。

自中西医合流后，中医向西医学到了很多开刀麻醉及一切消毒手术等方法，西医也将中药和手术结合起来，因为他们已掌控到了提吊的药理和提吊在临床的实效。

注：肖老二叔肖秋初，生前在省市中医界人士中，是个很有名望的中医外科医师。本文是他在1958年城市公社化卫生界大联合前，在肖治安第二诊所、台江后洲肖治安传次子肖秋初中医外科诊所行医时撰写的论文，今作追忆。

臁疮治疗的体会和经验简介

（一）病因与症状

臁疮之生，归纳起来，不外下列四因：①湿热痹阻于三阴足经，以致气滞血凝，肌肉不利，久之化腐溃烂。②下腿部不洁，偶生小疮，湿痒难忍，经热汤烫洗而擦伤。③因疮节膏贴，久不揭开，致此处肌肉不通空气，而溃烂成孔，浸淫蔓延不已。④常食腐积不洁之物，其毒素流注下焦。总的来说，病因虽多，而本有湿热为之基础，却为其主要原因。

此症初起时，下腿部先失其寒的常度，如倏尔厥冷如冰，倏尔燔热如炭。

久之皮肤渐生小颗粒，琐碎不齐，色紫黑，或红肿成片，先痒后疼，或痛痒交作。若以手搔之，或被衣衾擦破，致脂水破流而出，前者未干，后者又起，蔓延浸淫不已。日久溃疡底部和筋膜或骨固定，呈灰黄或紫黑色，流出浆液，臭气逼人；疮根四围皮色暗黑，时或引起湿疹。其恶性者，边缘一匝多高（俗称“缸口”），肉芽过度增长，或呈菜花样。偶然触及，或药物刺激，很易流血，极难愈合，即愈后亦多复发之可能。所以古人一再强调，认为难治之症，诚是经验之谈。

（二）治疗原则

臁疮在治疗上，因患期的久暂、症状的各异，治法亦随之而各有差别，必须辨证论治。根据我家的世传临床经验，一般治疗分内治、外治两大法。但同一疾病在生活、环境、个性等不同类型的各种症候群，治疗方面也颇有出入。

蒋示吉谓：“色红者多热，肿者多湿，痒者多风，痛者属实。早宽而暮肿者，属气虚下陷。初起者，风热湿毒为多；日久者，下陷湿热为胜。初宜用独活、防已、黄柏、苍术、萆薢、牛膝、归尾、薏仁、丹皮、赤芍、银花、山栀、猪苓、泽泻等；又二妙丸、四妙丸之类。若脾虚湿热下注，则用补中益气或八珍汤加萆薢、银花之属。……”蒋氏此论，深合实践，辨证准确，用药亦切实中肯，足资借鉴。但笔者在临床上，除采用上法外，对肾水亏损、消渴多饮者，投以加减八味丸；下元虚冷，筋骨痿软者，嘱常服虎潜丸：兼用外治来综合治疗，确能加速治程，获得满意的疗效。

（三）臁疮外治秘方（三则）

从来外科读书，对于臁疮外治，虽有多种方药，而实地试验，确能收桴鼓之效的，殊不多见。我家业疡科已历三世，对臁疮新起掺上杏花散，年久顽臁敷用妙应丹，盖贴苦参膏，累用累效。笔者经过二十年的临床使用，虽然没有准确的统计，但确有得心应手之妙。今天在贯彻党的中医政策的伟大感召下，愿意各方公开于后，以推广施用。

1. 杏花散

处方：荸济粉30g，太乙丹3g，轻粉1.5g，大梅冰片0.9g。

制法：上药各取净粉，混合，磨极细末，以无声为度，后下大梅冰片。磁瓶收拧，勿泄气。

适应证：臁疮新起，湿烂流水，痒疼交作，浸淫成糜烂面。

用法：患处用温开水洗净，待水气干后，以此药掺之，外用苦参膏敷贴。1日2次，至愈为止。

2. 妙应丹

处方：琥珀、白术、密陀僧、铅粉、血竭、煅枯矾、百草霜、煅西月石、海螵蛸、老紫草各9g，煅龙骨、煅石膏、赤石脂、轻粉（炒去油）、乳香、没药各15g，炉甘石（用黄连6g煎汁，煅红时加入，水飞研极细）90g，大梅冰片3g。

制法：上药各取净粉，除琥珀、冰片外，先行混合，研极细末，后下琥珀、冰片，再研至无声为度。磁瓶收拧，量干燥处，勿泄气。

适应证：远年顽臁疮，溃烂臭秽，血水淋漓，疼痒交作，久不收敛。

用法：掺患处，上盖苦参膏；外用白布或绷带扎得平伏，勿太宽，亦勿太紧。1日1换，治愈为止。

3. 苦参膏

处方：苦参30g，黄柏、当归、蛇床子、地肤子各15g，川花椒9g，黄蜡、白蜡、松香各90g，太乙丹30g，樟脑9g，麻油500g。

制法：①先将苦参、黄柏、当归、蛇床子、地肤子、川花椒浸麻油中三日夜，入铜锅内，慢火熬至药枯，去渣滓；将锅洗拭洁净，再用细绢滤入锅内再熬。②次下二蜡、松香烊化，以手持杨木棍搅之，老嫩须要得中（夏宜稍老，冬宜稍嫩），起锅置冷水内，拔去火毒。③待温度下降，油汁半凝，再下太乙丹、樟脑（研细末）缓缓搅入和透，以十分匀和为准。置磁器中，即可备用。如无麻油，用陈菜油亦可。

应用范围：此膏善治湿热，拔毒灭菌，有镇痛止痿、消炎生肌之效。专贴新久臁疮，不论或痒或痛、溃烂臭秽者，均效。

（四）病历介绍

案例1 萧某某，女，22岁。

患者起病已7年余，现症左足下腿内臁溃疡，疮面约9cm×45cm，底面呈紫黑色，凸凹不平，流出浆液，臭气四溢，边缘缸口高起，痒痛痿交作。溃疡四周麻木不仁，下及足部。神疲，口干，饮食无味。每逢月经来临，尤疼痛彻骨。

治疗：初敷杏花散，外盖苦参膏，绷带扎平，1日换药膏2次。半月后疮面呈红活，疮口亦平，浆液渐少；续敷妙应丹，外盖苦参膏。1月后局部已见鲜红红肉芽，浆液少而已无臭味，达收敛阶段。以后溃疡面渐次缩小愈合，前后疗程未满3月。

案例2 彭某某，女，87岁。

患者起病已3年，现症右足内臁溃疡腐溃肿烂，疮面暗黑色，约6cm×4cm，浆液流出奇臭，边缘缸口高突。自诉：神困，两足痿软无力，饮食乏味，每遇阴晦天疼痛殊剧。

治疗：内服虎潜丸，早晚各1次，每次9g，开水送下。外敷妙应丹，盖上苦参膏，1日1易。1月后缸口全平，疮面色现鲜红，浆液渐少，精神日见充沛。未满3月，达到愈合。

案例3 高某某，女，65岁。

患者起病6月余，初起右足外臁粟粒湿疹，瘙痒浸淫，脂水淋漓不断，经热汤烫洗擦伤，自贴红膏药，以致日久溃烂，疮面逐渐发展，达6cm×4cm。现痒痛更剧，彻夜难于安寐。面热，舌干口渴，胸微痞，大便艰，小溲赤涩。

治疗：初掺杏花散，外盖苦参膏，1日1换。内服湿毒剂。处方：鲜首乌、银花、赤芍、连翘、牛膝、生薏仁、赤猪苓各9g，苍术、黄柏、泽泻各6g洗疮面。1周后痒疼渐止，溃疡缩小，色现红活，改敷妙应丹，外盖苦参膏。月余愈合。

（五）体会

（1）臁疮不论新久，都不宜用刺激性的药物，对皮肤过敏性的，绝对禁用；更忌用碱、矾、盐及肥皂水洗，以免引起刺激而发炎作痛，而促使疮面的范围蔓延扩大。

（2）顽性臁疮，久不愈合，多数为老年人或身体衰弱者。盖因本身的机体抵抗力薄弱，新陈代谢作用的减退，血液循环受阻，局部形成坏死，中医主张内托滋补，主要是从整体着眼，而不是仅在局部上看问题。内服方剂，完全须以恢复整体协调为目的，才能获得痊愈。

（3）患者宜绝对休息，更宜忌口，凡椒、姜、海味、辛热发物，皆在禁例；并切戒恼怒、房劳等。

（4）使用杏花散、妙应丹、苦参膏的优点是：治愈率高，治疗期限不长（据笔者经验，顽性臁疮不过3个月即能痊愈，且多能根治）；简单方便，药物价格低廉；无副作用，效力确实。今特介绍出来，以供医界对臁疮患者广为施用。

注：肖老三叔肖则梁，生前是福建省卫生厅认定的省名老中医，本文是他担任福州市肖治安中医外科医院院长、中医外科医师时积累临床心得撰写的论文，今特追忆。

慢性反复性口腔溃疡治疗经验介绍

慢性复发性口腔溃疡的证治，认为应从整体出发，结合辨证。临床所见，一般以脾肺湿热和肾虚寒湿为主，而前者又有热胜、湿胜之别；后者则有脾肾两虚和心肾虚衰之异，兹分别叙述如下：

脾肺湿热型以发病迅速，病情较重，口腔黏膜溃烂，红肿热痛为特点。热胜者，溃疡处烧灼疼痛，或见便秘，尿黄，舌苔厚腻或黄，脉弦滑有力，治宜清热化湿。湿胜者，黏膜溃破，肿而微疼，兼见食少胃呆，口干不渴，便溏欠爽，小便清长，舌胖、苔白腻，脉滑带弦，治宜化湿清热。

案例1 杨某某，男，34岁。

初诊：1974年7月9日。

病史：口腔黏膜溃烂反复发作已20余年，近日症情加重，伴发热口渴，喜凉饮，嗜酸，便干，尿黄，舌边尖红、苔腻，脉细滑数。

证属：湿热蕴结，热重于湿。

方约：蒲公英、甘草各30g，胡黄连15g，服2剂。

5天后复诊：口疮愈合，诸症消失，以苍术18g、麻黄6g、胡黄连21g，善后。

案例2 王某某，女，37岁。

初诊：1975年10月22日。

病史：口疮溃疡反复发作已2年余，近3个月一直未愈，月经提前，白带多，尿黄，舌淡、苔薄黄根腻，脉沉细滑。

证属：寒湿伤脾，湿郁化热。

治疗：先以调经化湿法。药用当归12g，木通、五倍子各9g，莱菔子15g。

10剂后，口腔溃疡好转，局部水肿消退，舌脉同前，以化湿为主治其本：苍术12g，麻黄、诃子肉各9g，莱菔子30g。

连服6剂，口腔溃疡愈合，月经正常。

肾虚寒湿型以口腔黏膜肿胀苍白，破损难敛，局部不红不痛，病程较长为特点。因寒湿困肾、元阳式微或因脾肺病久及肾所致。若脾肾阳虚者，见纳少、不渴、便溏、尿清、舌淡、苔薄腻、脉细滑或缓，治宜温中化湿；心肾虚衰者，见乏力、肢冷、心悸、气短、便溏、尿频、舌淡、苔白薄、脉细弱或迟，治宜温肾强心。

案例3　乔某某，女，23岁。

病史：口腔溃疡已20余年，近数月来频繁发作，多处溃烂，时有微疼，素嗜辛辣，贪饮凉水，大便3日2行，舌尖红、苔薄腻，脉细滑。

证属：寒湿伤中，脾肾虚寒。

方药：仙灵脾30g，生甘草45g，五倍子、诃子肉各9g。

3剂后，溃疡大部分愈合，便爽，日1行，脾肾中气有复，脉犹细滑，为气虚而寒湿来尽，需温补脾肾兼除余邪：仙灵脾30g，生甘草45g，干姜15g，香薷12g。连进5剂，溃疡痊愈，诸症消失。

案例4　梁某某，女，34岁。

初诊：1974年8月13日。

病史：口腔溃疡已年余，此起彼伏，持续不愈，食少，心悸，便干，尿黄，白带多黏，舌淡，苔薄腻，脉沉细滑动，右寸关弦。

证属：心肾不足，湿郁化热之势，以仙灵脾、肉苁蓉各30g，鹿角霜、诃子各9g，鹿含草15g。

7剂后，口疱大部愈合，心悸偶作，舌苔剥脱，脉沉弦缓，湿部化热之邪未尽，再以胡黄连21g、甘草30g、五倍子6g，共服27剂而愈。

注：肖老二姑肖吟豪生前是20世纪30年代初毕业于福州中医学社第二届的医师，是肖氏家族从医第六代女中豪杰。本文是她在美国纽约唐人街治安堂行医时根据临床经验收集撰写的论文，今特追忆。

润燥熄风汤治疗皮肤瘙痒症

皮肤瘙痒症是临床常见的皮肤病，如治疗不当可迁延日久，多年不愈。根据中医学："燥万物者，莫权于火""燥胜则干"以及《医门法律》说："夫干之为害……有干于外而皮肤皲揭者，有干于内精血枯洞涸者……"引起本病之因莫过于燥邪所伤，邪客于肌肤，耗津伤血，津血亏不能滋润则皮肤干燥粗糙；或内有蕴热，伤津耗液，使津血枯涸，血伤津亏，伤津化燥。燥胜则干，血燥生风，风盛则痒。《素问·至真要大论》说："燥淫所胜，平以苦温，佐以酸辛，以苦下之"及"燥化于天，热反胜之，治以辛寒，佐以苦甘"的治疗原则。自拟"润燥熄风汤"治疗皮肤瘙痒症，多年来用于临床每多收效，现介绍如下：

方剂组成：

当归 15 克　　白芍 15 克　　首乌 15 克　　生地 15 克

丹皮 15 克　　白薇 20 克　　白蒺藜 20 克　　秦艽 10 克

甘草 15 克　　红花 5 克

方解：

当归甘、辛、温，补血，活血，养血；白芍苦、酸、微寒，能收能补，既可以补养营血又可以收敛阴液；何首乌苦、甘、温，能补肝肾、养营血、敛精液，李时珍称首乌"不寒不燥，功在地黄、天门冬之上"；生地黄苦、甘、寒，刘元素称本品具有"凉血生血，补肾水真阴，除皮肤燥，去诸湿热"之作用；红花辛、温，大量用能破血通络、散瘀除瘕，小量用能养血润燥，李时珍称本品主"活血润燥，止痛散肿，通经活络"；牡丹皮辛、苦、微寒，李时珍称本品主："和血、生血，凉血，治血中之伏热，除烦热"；白薇苦、咸、寒，苦寒泄热，咸寒凉血，是清血热、除骨蒸、兼能益阴除烦之品；白蒺藜辛散开泄，既能疏肝解郁，行气破血，又能疏散肝经风热，明目退翳，止皮肤瘙痒，《别录》曰："本品可治身体风痒"；秦艽性平而润，辛散而不燥，开泄而不伤阴，素有风中润剂之称，有散风除湿、舒筋通络、清热除蒸之功；甘草甘平性缓为调补之要药，并有调和诸药的作用。诸药配伍具有养血滋阴、润燥熄风之功，使滋而不腻，补而不燥，故在临床应用收到满意效果。

案例　万某，女，13 岁。

病史：4 年多来全身尤以脐下皮肤干燥无泽，奇痒无度，皮屑脱落，心烦不寐，舌红少津，便结溲赤，喜饮食少，精神不振，脉见细数，抓痕血痂连片，色素沉着。

诊断：血燥型皮肤瘙痒症。

治疗：服上方 5 剂诸症已除，为巩固疗效又继服 3 剂。今已 2 年有余，皮肤光泽，发育良好，未见复发。

注：肖老三姑丈翁义骝生前是中年之后才改行从医，但他天资聪明，亦是肖治安得意的关门收下的弟子，所以在他后半身近40年的行医中，成果颇丰亦是中医外科有名气的一个大夫。本文是他20世纪60年代在福州市鼓楼区水部医院中医外科行医时撰写的论文，今特追忆。

中医治疗35例湿疹的临床初步观察

湿疹是皮肤科中最常见的一种疾病，发病多在头面，四肢或躯干部，呈丘状，孤立或成群的散布在皮肤上。在急性病例中，其疹潮红，流水，流脓，糜烂结痂，瘙痒难忍，同时伴有发热、厌食、泄泻或便秘等全身症状；在慢性病例中，全身症状虽不明显，但患部皮肤显著增厚，皮纹加深，可能有少量痂皮，落屑，皮色暗红，浸润程度较重，瘙痒无度。本病常反复发作，由急转慢，病程迁延经久难愈。通过门诊对35例湿疹的初步观察，均获得满意效果，兹介绍如下：

（一）病例分析

1. 性别与年龄：男性20例，占57.1%，女性15例，占42.3%。幼儿发病为多，老年较少。其中24天~1周岁的最多，18例，占51.4%；2岁~5岁2例，占5.7%；29岁~39岁8侧，占22.9%；55岁~62岁7例，占20%。

2. 患病时间；患病日数最少5天，最长3年。

3. 发病部位：本病多发于头面部，35例中，发于头面部者18例，占51.4%；发于全身者14例，占40%；发于下肢者3例，占8.5%。

（二）治疗方法

以疏风、凉血、解毒、利湿为主，内服、外治，表里兼顾。同时要结合临床辨证投药。

内服方：丹皮、金银花、甘草、川黄连、滑石、蝉蜕、防风、苦参、白鲜皮、蛇床子。

外洗方：苦参、白鲜皮、蛇床子、荆芥、防风、艾叶、大黄，水煎温洗。

外擦方：湿疹散。枯矾6g、雄黄4.5g、滑石15g、煅石膏30g、甘草3g、冰片1.5g，共为细末香油调擦。

（三）疗效分析

1. 治愈标准：治疗后，症状全部消失，皮肤恢复正常，追访未再复发者为痊愈。

2. 治疗效果：35 例治疗后，痊愈者 32 例占 91.4%，3 例好转占 8.5%。在全部病例治疗中，服药最少 2 剂，最多 28 剂。

（四）病案举例

案例 郑某某，男，4 个月。

初诊：1983 年 12 月 26 日。

病史：患者头及两耳周围发痒起泡流水已 20 天，经某医院诊为急性湿疹，治疗无效而前来我院诊治。症见在头耳处周围有大小不等之水泡，脓疱，糜烂，潮红流水，剧烈瘙痒，近几天并咳嗽，厌食，口渴，烦躁不安，啼哭不休，大便秘，小便黄，脉象滑数，指纹青，舌苔白腻，舌尖红，体温 37.8℃。诊为湿疹。

辨证：此证属心火太过，腠理不密，风邪侵袭皮肤，湿热之邪留于血分所致。

治则：疏风、清肺、解毒、利湿。

方用：金银花 15g　栀子 9g　生地 12g　苦参 9g
白鲜皮 9g　滑石 12g　杏仁 6g　桑皮 9g
甘草 4.5g　蛇床子 6g　花粉 6g。

水煎，日服 3 次，每次服 2 汤匙。

外洗方：荆芥 12g　防风 12g　苦参 18g　白鲜皮 12g
大黄 15g　艾叶 12g　川椒 6g

水煎，温洗。

外擦方：湿疹散（见前）以香油调搽患部。

二诊：1984 年 1 月 5 日。

服上方 3 剂及外洗，擦药后，头耳水泡、脓疱基本消失，皮肤落屑，奇痒大减，嗽除纳增，二便通利。再按原方加减，共服药 6 剂，症状完全消失，水泡，脓疱全部脱落，皮肤已恢复正常而痊愈。后来追访未再复发。

案例 2 王某某，女，2 岁。

病史：1984 年 5 月 4 日。

病史：患者头额起水泡已 5 个月，曾经某医院皮肤科诊为湿疹，久治无效并逐步蔓延至胸背，瘙痒流水。近 2 天来，发热，口渴，厌食，泄泻，夜不得寐。检查：体温 38℃，烦躁不安，满头前额及胸脊，丘疹成群满布，流水，流脓，浸淫成疮，脉滑数，舌苔白腻，舌尖红。

辨证：证属湿疹，此乃脾虚失运，心火太过，外受湿毒侵袭，水湿之气蕴蓄成热，发于皮肤，浸淫成疮。

治则：疏风、理脾、清心、解毒。

方用：苦参 12g　白鲜皮 9g　蝉蜕 4.5g　大青叶 9g
白术 9g　川连 6g　丹皮 9g　金银花 15g
薏米 30g　益元散 18g　甘草 4.5g。

水煎服，日服 3 次，每次服 2 汤匙。

洗方：苦参 15g，白鲜皮 12g，蛇床子 12g，大黄 9g，艾叶 15g，白矾 9g。水煎，温洗。外以湿疹散（同前）香油调搽患处。

服上方 3 日后，泄泻已止，纳谷增进，体温降至正常，夜寐安宁，皮肤丘疹逐步消失，瘙痒流水均轻。复诊按原方加减，服 3 剂后症状消失，皮肤恢复正常，追访未见复发。

案例 3　陶某某，男，33 岁。

初诊：1983 年 10 月 30 日。

病史：患者 2 个月前，两足起水疱，治后外敷氧化锌软膏，病情加重，且蔓延至阴部及两手，经某医院皮肤科门诊及住院治疗无效，诊为敏感性皮炎（湿疹），曾口服激素、苯海拉明、维生素，注射钙剂，外敷硼酸湿布等均未获效。阴部及两手足小丘疹满布，灼热，瘙痒无度，夜不得寐。检查：两手足及阴部丘疹满布，该处皮肤增厚，皮纹加深，暗红结痂，搔之落屑流水，脉浮滑，舌淡白、质红。

诊为：慢性湿疹。

辨证：证因风湿热毒久蕴肌肤，脉络瘀闭致成本症。

治宜：疏风、凉血、化瘀、渗湿。

方用：生地 15g　当归 9g　桃仁 6g　红花 6g
蝉蜕 6g　甘草 6g　金银花 15g　蛇床子 9g
防风 6g　丹皮 9g　白鲜皮 12g

水煎服，日服 3 次，每次服 2 汤匙。

外洗方：苦参 15g，蛇床子 12g，白鲜皮 12g，桃仁 6g，红花 6g，大黄

9g，川椒6g，紫花地丁18g。水煎，温洗。外以湿疹散（同前）香油调擦。

上方服6剂后，阴部及两足瘙痒已减，皮肤落屑，两手如故，喜凉恶热，后按原方加减共服28剂而痊愈，追访未再复发。

案例4 郭某某，女，44岁。

初诊：1984年9月4日。

患者1个月前四肢皮肤潮红，渐次出现红色丘疹，瘙痒无度，经某医院治疗无效，逐起水泡，搔后形成糜烂，浸淫成片，波及全身，夜间瘙痒增剧，影响睡眠，纳谷欠佳，大便不畅。

检查：全身湿疹满布，湿水淋漓，浸淫成片，脉滑数，舌苔黄腻，舌质正常。

诊断：湿疹。

辨证：证因湿热内蕴，复为邪袭，风湿相搏，客于肌肤而成。

治宜：祛风、清热、解毒、利湿为主。

方用：防风6g　苦参12g　连翘12g　蒲公英15g
地肤子15g　大黄9g　生地12g　蝉蜕4.5g
黄芩9g　滑石15g　甘草4.5g。

水煎服。

洗方：艾叶、菖蒲、防风、荆芥、苦参各6g。水煎，温洗。

二诊：9月9日。

上方服4剂后，痒疹均减，湿水减少，大便通畅，睡眠安宁，纳谷增进，脉沉滑。继上方加减，方用：

黄芩9g　黄柏9g　金银花15g　蒲公英15g
丹皮9g　地肤子15g　蝉蜕4.5g　苦参12g
蒺藜12g　甘草4.5g　滑石12g

4剂（每日1剂），水煎服。

三诊：9月16日。

湿疹已基本消失，皮肤干燥脱屑，偶有微痒，唯体力较弱，动作无力而微汗，脉缓，舌苔正常。再拟扶正养阴法以善其后。方用：

生黄芪12g　当归9g　白芍9g　茯苓9g
甘草3g　生地9g　丹皮9g　党参9g
石斛15g。

水煎服，4剂而痊愈。追访未再复发。

[**按语**] 该患者素有脾胃衰弱，腰痛带下之候，病虽在表，但与整体功能有关，素因脾虚，湿热内蕴，复因邪袭，风湿热邪客于皮肤，化为湿毒，湿邪偏胜故起水泡，形成糜烂；温水相结，浸淫成片，故先用祛风、清热、解毒、利湿之剂以治其标。愈后体弱而微汗，乃荣卫不和、卫阳不固所致，用扶正养阴之法而愈。

（五）体会

（1）归纳以上治疗湿疹的病例来看，致成本病的原因，多为感受风湿热毒之邪，腠理开合失权，加之内热太过，湿毒久困肌肤，邪气逗留血分，发于皮肤，浸淫成疮。

（2）对于本病的治则，我们采取疏风、凉血、解毒、利湿为主。在临证时还要根据病情的缓急，辨证施治。如风盛痒甚者，用防风、蝉蜕、蛇床子、白鲜皮等以疏风为主；血热者加丹皮、生地、水牛角等以清热凉血；湿毒过盛者用金银花、滑石、紫花地丁、连翘、薏米等以解毒利湿。对病情迁延日久，皮肤增厚之慢性病型，治疗时，除选用上述治则外，还要适当加入桃仁、红花、当归等化瘀养血之品，以恢复其脉络的功能，否则皮肤增厚，皮纹变形难以复原，如案例3。

（3）本病治疗，以内外兼顾，收效较快，若服药困难，洗擦之法也都有效。

（4）本病治疗中，应严格忌口，腥辣之物及酒类等都属禁忌，否则影响愈期或致病反复加重。

注：肖老之兄肖东明生前是福建中医学院1958年成立时第一届高考入本科一班的学生，经过6年全面系统地学习毕业，后分配至福州市人民医院中医外科从医50年为广大民众诊治疾病，能很好地把学院学到的医学知识与祖上中医外科治验相结合来诊治疾病，故疗效满意，颇得病人好评。本文是他在上班之余收集临床心得撰写而成，今特追忆。